彩图精解 一看就懂

本草纲目

黄原娟 编著

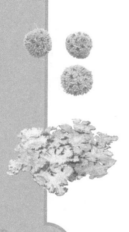

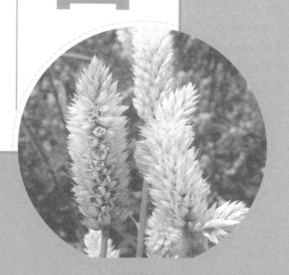

天津出版传媒集团

天津科学技术出版社

U0347041

图书在版编目（CIP）数据

本草纲目 / 黄原娟编著 . –– 天津 : 天津科学技术
出版社，2021.7
　　（彩图精解　一看就懂）
　　ISBN 978–7–5576–9520–0

　　Ⅰ . ①本… Ⅱ . ①黄… Ⅲ . ①《本草纲目》—译文 ②
《本草纲目》—注释 Ⅳ . ① R281.3

中国版本图书馆 CIP 数据核字（2021）第 132899 号

本草纲目
BENCAO GANGMU
责任编辑：梁　旭
责任印制：兰　毅
出版：天津出版传媒集团
　　　天津科学技术出版社
地址：天津市和平区西康路35号
邮编：300051
电话：（022）23332369
网址：www.tjkjcbs.com.cn
发行：新华书店经销
印刷：三河市双升印务有限公司

开本　787×1092　1/16　印张　16　字数　450 000
2021年7月第1版第1次印刷
定价：58.00元

养生是一个永恒而广泛的话题，我国自古就非常重视选用中药以保健身体和延缓衰老。在医学文献、中药养生专著中记载了很多行之有效的传统养生药方，蕴藏着极其丰富的中药养生知识，对我们的日常养生保健意义深远。

《本草纲目》一直被中国人奉为治病养生的圣典，其中的养生智慧和养生良方代代相传。古往今来，人们对于中药和中药养生的重视和深厚情感是其他民族难以理解的：在古代，中国的每一个医生都要精通中药学，懂得采药和制药；每一个读书人都尽量要通晓中药学，以便仕途不顺利时改做医生，不为良相则为名医；每一个母亲都会了解一些中草药的知识，懂得辨认常用草药，懂得随季节变化用草药调剂饮食预防疾病，懂得用草药为家人治疗常见病和较轻的外科创伤。甚至可以说，中药养生几乎已成为每一个中国人必须要知晓的生活常识，犹如布帛菽粟，与国人的生活不可须臾相离：风寒时离不了一碗热腾腾的姜汤，补血要找大枣和赤小豆，为产妇下奶要喝通草猪蹄汤，调理小儿脾胃、消食化积要吃山药米粥……中国人一生的健康与中药养生关系密切：年轻的母亲一怀孕，家人就会用一些草药加进她的饭菜汤羹，加强她和胎儿的健康。婴儿一出世，母亲就会给孩子缝制一个小药枕，填充物就是避免幼儿常见病的几种中药。到一生的尽头，家人会为死者用药液洗身，更换用药物熏制过的寿衣，再在棺椁中放一些药物随葬。

在当今社会，中药养生备受关注，从人们热衷的养生图书、中药养颜、中草药精华养发素等即可见端倪。人们期待从历史悠久、卓有成效的中药养生这一宝库中获取更多的养生智慧和力量。发掘这一宝库，汲取其精华是提高人们的生存质量、延长人类寿命的一次飞跃，具有重大意义。为帮助普通读者在日常生活中认识各类中药、了解它们的特性、功效，从而科学利用中药养生，通过运用中药养生方式来调养自身，使机体阴阳平衡、五脏调和、气血畅通，达到身体健康、延年益寿的目的，我们组织相关专业人士编撰了这部《彩图精解 一看就懂〈本草纲目〉》。

本书以《本草纲目》为底本，从中选取了常用的中药进行介绍，并按功效将这些中药分别列入清热解毒篇、祛风抗菌篇、消食通络篇、补气安神篇四大篇中。每一篇还按功效做了进一步细分，如解表药、清热药等，使读者仅从目录即可对每一种中草药的药效一目了然。同时，本书参考了《本草纲目》的编写体例和相关内容，介绍了中药的正名、采集加工、炮制技术、药理作用、性味归经、功能主治及本药方和药膳方，并列出了药方、药膳方的配方、用法、炮制方法、随症加减和禁忌等。其中一些经典的药方和药膳方是直接引自《本草纲目》，旨在挖掘本草经典巨著中的智慧和传世良方，以惠及今人。

为方便读者辨认中药，本书提供了每种药材的形态图和药材图片，图片清晰精美，立体展现植物形态，叶的脉络、花的形态都清晰可辨，帮助普通读者进行辨认，轻松掌握中药的特点。

本书内容丰富，通俗易懂，体例简明，可供广大中药养生爱好者和患者自学自用，无论有无医学基础，均可一看就懂，一学就会，是一部即查即用的家庭必备养生图书，可随时随地为自己及家人、好友找到合适的养生良方。许多药方、药膳方取材方便，简单易行，安全有效，适合普通百姓日常使用。中医讲究辨证施治，由于人与人之间存在生理和病理上的差异，因而其中所录药方和药膳方未必适合所有人，在使用时最好配合医院的诊断并遵医嘱使用，以确保安全。对于身患重疾的读者，一定要及时就医，在医生指导下使用相关的中药方和药膳，以期取得更好的疗效。

最后，愿这本书能为你送去健康，愿中药养生护佑你一生平安健康。

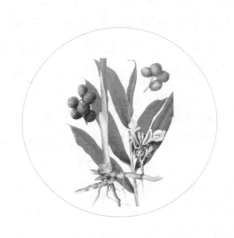

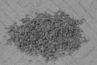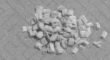

目录

1

祛风抗菌篇

泻下药

攻下药

润下药

峻下逐水药

祛风湿药

祛风寒湿药

祛风湿热药

祛风湿强筋骨药

化湿药

利水渗湿药

利水消肿药

利湿退黄药

利尿通淋药

理气药

驱虫药

消食通络篇

消食药

温里药

止血药

凉血止血药

化瘀止血药

收敛止血药

温经止血药

活血化瘀药

活血止痛药

活血调经药

活血疗伤药

破血消症药

化痰止咳平喘药

化痰药

止咳平喘药

清热解毒篇

解表散风

凉血止血

清肺舒肝

温通经脉

通阳散寒

疮毒泻火

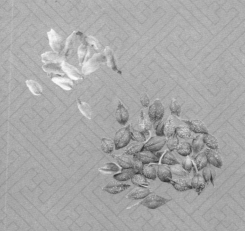

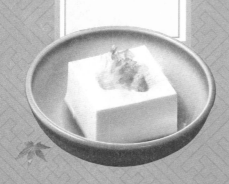

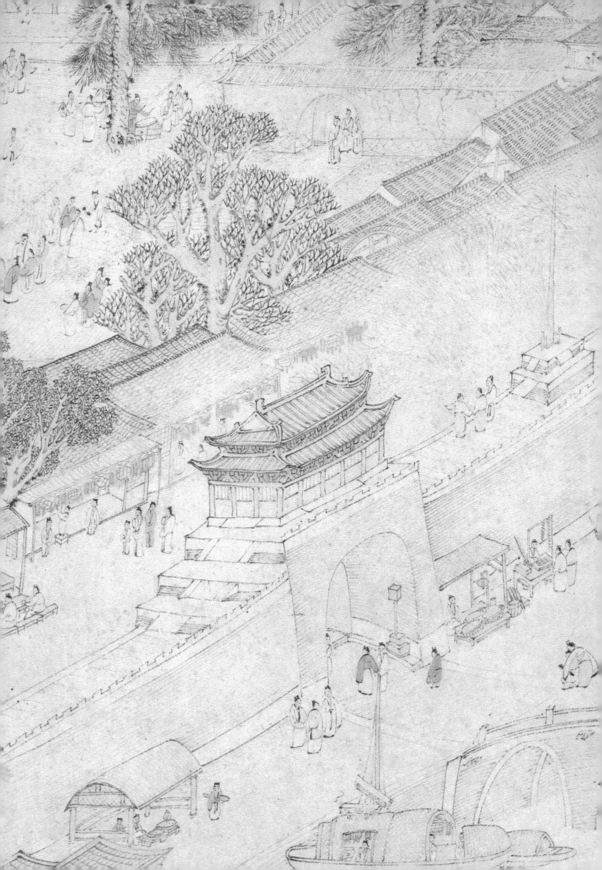

解表药

【概念】

在中医药理论中凡是解除表证，以发散表邪为主要作用的药物，统称解表药。

【功效】

解表药多属辛散轻扬之品，能促进人体发汗或者微发汗，可以使表邪由汗而得解，即发汗解表的功效。部分解表药以其宣通透达的特性，还有宣肺平喘、利水消肿、宣毒透疹、活血消痈、通痹止痛等功效。

【药理作用】

中医科学研究表明，解表药主要具有解热镇痛、促进发汗、祛痰镇咳、抗菌、抗病毒、抗过敏、抗炎作用。

【适用范围】

解表药主要用于治疗头痛身痛、恶寒发热、无汗或者有汗不畅、脉浮的外感表证。对现代临床称谓的一般感冒、上呼吸道感染、流行性感冒、流脑及乙脑初起、支气管炎、麻疹、哮喘、肺炎、风湿性关节炎、急性肾炎、化脓性皮肤病等有一定的治疗作用，部分药物还可用于治疗高血压、突发性耳聋、冠心病等。

【药物分解】

解表药根据药性和作用的不同，主要分为辛温解表药（又称发散风寒药）及辛凉解表药（又称发散风热药）两类。

辛温解表药，药性辛温。辛以散风，温可祛寒，因此具有发散风寒的作用。主要用于恶寒发热、头痛、无汗、肢体酸痛、清涕、鼻塞、苔薄白、喉痒咳嗽、脉浮的风寒表证。部分药物以辛温发散的特性，兼有平喘、利水、透疹、止痛等作用，对于麻疹、咳喘、水肿、风疹、风湿痹痛等具有上述表证的患者也可使用。中医药方常用的辛温解表药有细辛、紫苏叶、香薷、麻黄、桂枝、防风、羌活、藁本、荆芥、白芷、苍耳子、辛夷、生姜、鹅不食草、葱白、西河柳、胡荽。

辛凉解表药，药性辛凉。辛以散风，凉可祛热，因此具有发散风热的功效。主要用来治疗感冒风热或温病初起，发热恶寒、咽痛口渴、头痛目赤、脉浮数、舌苔薄黄的风热表证。部分药物在发散风热的同时，还兼具有清头目、利咽喉、宣肺、透疹之功。对于因感受风热而致的咽喉肿痛、目赤肿痛、咳嗽、疹出不畅等症均可选用。中医药方常用的辛凉解表药有薄荷、蝉蜕、葛根、牛蒡子、升麻、桑叶、柴胡、菊花、蔓荆子、淡豆豉、木贼、山芝麻、浮萍、蚕蜕。

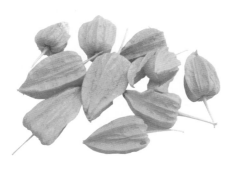

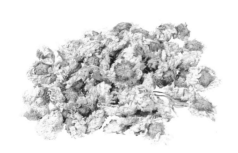

草麻黄 学名：Ephedra sinica Stapf

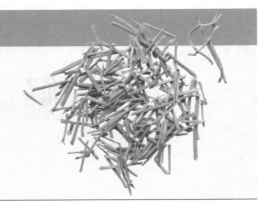

HERBA EPHEDRAE　Mahuang

〖麻 黄〗

别名：龙沙，卑相，卑盐，狗骨，草麻黄，中麻黄，木贼麻黄，麻黄草。

◎《本草纲目》记载麻黄：
"散赤目肿痛，水肿，风肿，产后血滞。"

【科 属】为麻黄科植物草麻黄、中麻黄或者木贼麻黄的干燥草质茎。

【地理分布】**1. 草麻黄** 平原、山坡、河床、干燥荒地、草原、河滩附近以及固定沙丘多有生长，常成片丛生。分布于华北以及辽宁、吉林、河南西北部、新疆、陕西等地。**2. 中麻黄** 生于海拔数百米到2 000米的干旱荒漠、戈壁、沙漠、草地或干旱山坡上。分布于华北、西北以及山东、辽宁等地，以西北地区最为常见。**3. 木贼麻黄** 生于干旱荒漠、多沙石的山地或者草地，干旱的山脊、山顶多石处。分布于华北以及陕西西部、甘肃、新疆等地。

【采收加工】秋季采割绿色茎枝，或者连根拔起，除去木质茎、残根及杂质，在通风处阴干或晾至7～8成干的时候再晒干，切段。

【药理作用】促进汗腺分泌；抗炎，解热；平喘，镇咳；增强心肌收缩力；抗病原微生物；升压；抗变态反应；兴奋中枢神经等。

【化学成分】有机酸类：肉桂酸、香草酸等；黄酮类：山柰酚、芹菜素、槲皮素、芦丁等；生物碱类：伪麻黄碱、麻黄碱、麻黄次碱等；挥发油类：β-萜品烯醇、二氢葛烯醇、月桂烯、1-α-萜烯醇等；其他：麻黄多糖、硒等无机元素。

【性味归经】辛、微苦、温。归肺、膀胱经。

【功能主治】宣肺平喘，发汗解表，利水消肿。用于风寒感冒、风水浮肿、胸闷喘咳；支气管哮喘。

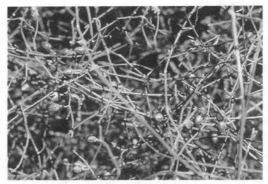

本草药方

◎ **1. 主治：**哮喘。

麻黄、白芥子各3克，茯苓12克，皂角子、半夏、紫苏子各6克。加水煎沸15分钟，滤出药液，再加水煎20分钟，去渣，两煎药液兑匀，分服，每天1～2剂。

◎ **2. 主治：**哮喘。

麻黄、炮姜各3克，附子15克，牛膝、葶苈子、杜仲、巴戟天各9克，白果20粒(打碎)，生姜4片。煎服法同1。每天1剂。

◎ **3. 主治：**哮喘。

麻黄30克，冰糖120克。麻黄、冰糖加清水一碗，在砂锅内煎致沸，澄清放石板上就成为片糖。每次服9克，早晚各服1次。

药膳养生

◎ **麻黄葛根豆豉粥**

麻黄2克，淡豆豉30克，荆芥6克，葛根20克，山栀3克，生姜3片，生石膏末30克，葱白2茎，粳米100克。各味药同入砂锅水煎沸5~10分钟，去渣取汁，入米煮稀薄粥，服食。▶发汗，清热。适用于感冒引起的高热不退，头痛无汗，肺热喘急，烦躁，咽干口渴；病毒性感染引起的高热无汗。服后汗出热退即停服。

◎ **麻黄连翘赤小豆汤**

麻黄、连翘、杏仁、甘草、生姜各6克，大枣12克，梓白皮、赤小豆各18克。各味加水一起煎汤温服。▶宣肺利气解表，清热利湿和中。适用于湿热郁蒸发黄、恶寒发热等表证者。

肉桂 学名：Cinnamomum cassia Presl

RAMULUS CINNAMOMI　Guizhi

〖桂枝〗

别名：柳桂，肉桂枝。

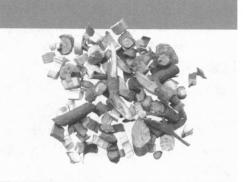

◎《本草纲目》记载桂枝：
"去伤风头痛，开腠理，解表发汗，去皮肤风湿。"

【科 属】为樟科植物肉桂的干燥嫩枝。

【地理分布】常绿阔叶林中多有生长，但多为栽培。在福建、台湾、云南、广东、广西等地的热带以及亚热带地区均有栽培，尤其以广西栽培为多，大多数为人工纯林。

【采收加工】肉桂定植2年后，采折嫩枝，去叶，晒干。

【药理作用】抗炎；解热，镇痛；抗病毒，抗菌，镇静，抗惊厥等。

【化学成分】挥发油类：桂皮醇乙酸脂、桂皮醛、苯甲醛、香豆素、β-榄香烯等；有机酸类：原儿茶酸、桂皮酸、长链脂肪酸等；其他：β-谷甾醇等。

【性味归经】辛、甘、温。归心、肺、膀胱经。

【功能主治】温通经脉，发汗解肌，平冲降气，助阳化气。用于风寒感冒、血寒经闭、脘腹冷痛、风寒湿痹、心悸、水肿、奔豚、痰饮。

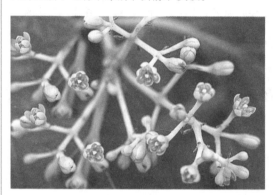

本草药方

◎ 1. 主治：冻疮未溃。

桂枝15克，草乌头、川乌头、樟脑、小茴香各30克，红花20克。一齐制成粗末，以白酒浸泡1周，去渣，涂于患处，每天2~3次。

◎ 2. 主治：硬皮病。

桂枝、天花粉、玄参、白芍、赤芍、当归、牡丹皮、姜黄、苏木、制川乌各8克，生地黄、熟地黄、鸡血藤、何首乌、鳖甲、丹参、益母草、十大功劳叶各14克。加水煎沸15分钟，滤出药液，再加水煎20分钟，去渣，两煎药液兑匀，分服，每天1剂。

◎ 3. 主治：硬皮病。

桂枝、羌活、制川乌头、防风、独活、防己、白芥子、桑寄生、当归、牛膝、玄参各10克，伸筋草、连翘、黄芪各15克。煎服法同1。每天1剂。

肢端冷痛明显加附子、丹参、泽兰、漏芦各10克；肌肉关节酸麻疼痛加泽兰、丹参、白薇、贯众各10克；咳嗽加前胡、麻黄、桔梗各10克；尿蛋白阳性加黑豆、白术、玉米须、薏苡仁各10克。

药膳养生

◎ 万应茶饮

茶叶30克，肉桂、豆蔻、陈皮、大黄、木香、厚朴、檀香、藿香、香薷、紫苏叶、木瓜、薄荷、羌活、枳壳、前胡、白术、泽泻、丁香、明党参、山楂、肉豆蔻、小茴香、砂仁、茯苓、甘草、槟榔、白扁豆、桔梗、香附、猪苓、姜半夏、白芷、苍术、茶叶各25克。每服10克，开水浸泡或者煎煮取汁，去渣，每天1次，小儿酌减，代茶饮用。▶具有疏风解表的功能。适用于外感风寒、感冒发热、暑湿痢疾、呕吐泻泄、胸满腹胀。

◎ 桂枝浸酒

桂枝40克，独活、芎䓖、甘草(炙微赤)、牛膝(去苗)、薯蓣、干姜(炮裂)、附子(炮裂去皮、脐)、踯躅花各30克(醋拌炒令干)、天雄(炮裂去皮、脐)、防风(去芦头)、杜仲(去皱皮炙微黄)、茵芋、白术各60克，白茯苓、萆薢根、猪椒根皮各80克。上细锉，用生绢袋贮，用清酒约20升，浸8天。每天空心并于夜卧时，暖1小盏服。▶适用于大风疾、风寒。

紫 苏　学名：Perilla frutescens (L.)Britt.

FOLIUM PERILLAE　Zisuye

〖紫苏叶〗

别名： 苏叶。

◎《本草纲目》记载紫苏叶：

"解肌发表，散风寒，行气宽中，消痰利肺，和血，温中，止痛，定喘，安胎，解鱼蟹毒，治蛇犬伤。"

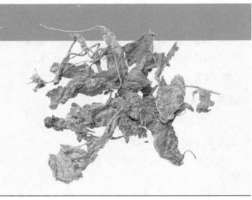

【科　属】为唇形科植物紫苏的干燥叶（或带嫩枝）。

【地理分布】全国各地广泛栽培。

【采收加工】夏秋季枝叶茂盛以及花序刚长出的时候采收，放于通风处阴干。

【药理作用】解热；镇静；增强胃肠蠕动，促进消化液分泌；祛痰止咳平喘；升高血糖；抗凝血；抗微生物；抗诱变等。

【化学成分】紫苏叶中挥发油类：异白苏烯酮、紫苏酮等。紫苏全草中挥发油类：α-蒎烯、紫苏醛、左旋柠檬烯、薄荷醇、紫苏醇等，丁香油酚。黄酮类：黄芩素等。其他类：枯酸、野黑樱苷等氰苷，缩合性鞣质等。紫苏子中脂肪酸类：硬脂酸、棕榈酸、亚油酸、油酸等。其他类：铝，氨基酸，铁、镁、钙等无机元素。

【性味归经】辛，温。归肺、脾经。

【功能主治】行气和胃，解表散寒，对于咳嗽呕恶、风寒感冒、鱼蟹中毒、妊娠呕吐有疗效。

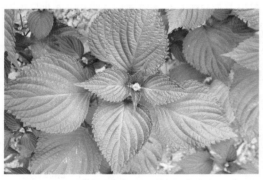

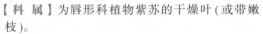

本草药方

◉ **1. 主治：咳嗽。**

紫苏叶、甜杏仁、枇杷叶、大蒜各18克，甘草5克。加水煎沸15分钟，滤出药液，再加水煎20分钟，去渣，两煎药液兑匀，分服，每天1~2剂。

◉ **2. 主治：妊娠恶阻，肝胃不和型。**

苏叶、茯苓、乌梅、姜竹茹各8克，陈皮6克，炙甘草4.5克，黄连、干姜各3克。煎服法同1。每天1剂。

◉ **3. 主治：风寒咳嗽痰喘。**

紫苏子、款冬花、杏仁、黄芩各8克，麻黄5克(蜜炙)，白果(去皮)、神曲、半夏、槟榔(炒)、甘草各6克，煎服法同1。每天1剂。

◉ **4. 主治：气短咳嗽，气虚上气喘促。**

紫苏子、官桂、半夏曲、橘红各3克，人参6克，当归、前胡、厚朴、炙甘草各2克。

煎服法同1。每天1剂。

气虚加麦门冬6克、五味子6克；阴虚加熟地黄15克。

药膳养生

◉ **紫苏生茂午时茶**

紫苏叶、岗梅、青蒿各300克，黄芩、大腹皮、陈皮、前胡、葛根、茯苓、广藿香各200克，桔梗、干姜、法半夏、羌活、石菖蒲、扁豆、厚朴、白芷、山楂、川芎、麦芽、独活各160克，枳壳、甘草各100克，茶叶末300克，砂仁65克，虫屎茶400克，荷叶、香薷各150克，柴胡、防风各90克，苍术100克。将上药制成深棕色长方形茶块，每块重11.3克，密闭保存。每次1～2块，水煎，代茶多饮。▶对于感冒发热、腹痛呕吐、头痛头晕、湿热积滞有疗效。

◉ **紫苏生茂甘和茶**

紫苏叶259克，岗梅230克，广藿香120克，荷叶130克，枳壳45克，救必应130克，柴胡80克，荆芥86克，茶叶120克，前胡45克，香薷160克，苍术58克，布渣叶60克，黄芩130克，青蒿160克，茶饼144克，槟榔72克，羌活86克，山芝麻150克，薄荷165克，甘草120克，水翁花230克，厚朴60克。制成五色药茶，每包6克。每服1～3克，代茶多饮。

▶适用于感冒发热、积滞中暑、胃痛头眩。

防 风 学名：Saposhnikovia divaricata (Turcz.) Schischk.

RADIX SAPOSHNIKOVIAE Fangfeng
〖防 风〗

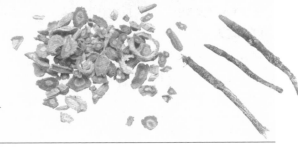

别名：铜芸，回云，回草，百枝。

◎《**本草纲目**》记载防风主治：
"*大风，头眩痛恶风，风邪目盲无所见，风行周身，骨节疼痹，烦满。*"

【**科 属**】为伞形科植物防风的干燥根。
【**地理分布**】草原、多石砾山坡上和丘陵。东北、华北及陕西、宁夏、甘肃、山东等地多有分布。
【**采收加工**】春、秋季将根挖出，除去杂质，干燥。
【**药理作用**】抗炎；镇痛、镇静、抗惊厥；解热、降温；抗菌；抑制迟发性超敏反应等。
【**化学成分**】挥发油类：己醛、α-蒎烯、β-桉叶醇、辛醛、β-没药烯、花侧柏烯、十一烷酸等；色原酮类：升麻素等二氢呋喃色原酮、亥茅酚等二氢吡喃色原酮等；香豆素类：欧芹属乙素、香柑内脂、珊瑚菜素、补骨脂素等；其他：β-谷甾醇、多糖、甘露醇、胡萝卜苷、硒、蔗糖等。

【**性味归经**】辛、甘、温。归膀胱、肝、脾经。
【**功能主治**】胜湿，止痉，解表祛风。用于破伤风、风湿痹痛、感冒头痛、风疹瘙痒。

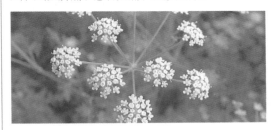

本草药方

◎ **1. 主治：破伤风。**
防风、川芎、羌活、半夏、大黄、川乌头、草乌头、白僵蚕、全蝎、白芷、南星、蝉蜕、天麻、甘草各8克，白附子12克，蜈蚣3条，琥珀3克（研分3次冲服），朱砂3克（研分3次冲服）。
加水煎煮15分钟，滤出药液，再加水煎20分钟，去渣，两煎药液兑匀，分服，每天1剂。

◎ **2. 主治：破伤风。**
防风、荆芥穗（炒，制成粗末）各30克，鱼鳔120克（炒，为粗末），黄酒1 000毫升，蜜蜡120克。
放入坛中，重汤炖4小时，饮酒100毫升，每天1~3次。服后取汗。

◎ **3. 主治：破伤风，苦笑面容，牙关紧。**
防风、天南星各5克，麝香0.1克。一起制成末，黄酒送服。

◎ **4. 主治：跌打损伤，风湿性关节痛，周身的神经痛症。**
防风12克，红花9克，当归15克，白芷、天南星各9克。以上5味，酒洗焙干，研磨成细末。成人每次服3克，热黄酒送下，早晚各服1次。病情严重的，每次服7克。

药膳养生

◎ **四时甘和茶**
防风、陈皮、稻芽、藿香、山楂、厚朴、紫苏叶、柴胡、乌药、薄荷叶、荆芥穗各3克，茶叶35克，沸水冲泡或者煎煮。每次6~12克，每天1~2次，代茶饮。▶适用于食滞饱胀、感冒、冒暑、泄泻、呕吐、醉酒。

◎ **防风粳米粥**
防风10~15克，葱白2根，粳米100克。防风、葱白煎煮取汁，去渣；粳米按常法煮粥，待粥将熟时加入药汁，煮稀粥食。▶散寒止痛，祛风解表。适用于发热、畏冷、自汗、恶风、身痛、头痛、外感风寒等症。

◎ **松叶防风酒**
防风、麻黄各30克，松叶（10月初采）160克，制附子15克，独活30克，肉桂、秦艽各20克，牛膝36克，生地30克，醇酒1 500毫升。上药捣碎，和匀，纱布包盛，酒浸净器中封口，春秋7天，冬14天，夏5天，天满开取，去渣备用。每温饮1小杯（约10毫升），每天3次。▶适用于因风湿侵表的关节疼痛、步履艰难、四肢麻木。

白芷 学名：Angelica dahurica (Fisch.ex Hoffm.) Benth. et Hook.f.

RADIX ANGELICAE DAHURICAE　Baizhi
〖白芷〗

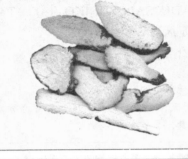

别名：芷，芳香，苻篱，泽芬，香白芷。

◎《本草纲目》记载白芷：

"治鼻渊、鼻衄，齿痛，眉棱骨痛，大肠风秘，小便出血，妇人血风眩晕，翻胃吐食，解砒毒、蛇伤，刀箭金疮。"

【科属】为伞形科植物白芷或者杭白芷的干燥根。

【地理分布】1.白芷 河南、河北等地多有栽培。2.杭白芷 栽培于安徽、江苏、湖南、湖北、浙江、四川等地。

【采收加工】夏、秋季择晴日采挖，除去杂质后，干燥。

【药理作用】抗炎，解热，镇痛；兴奋子宫；抗微生物，有光敏作用；抑制肠平滑肌蠕动等。

【化学成分】挥发油类：月桂酸甲酯、榄香烯、月桂酸乙酯、芍药醇、异香橙烯、α-草菖蒲二烯、软木花椒素、β-茴香醚等；香豆素类：新白芷醚等。

【性味归经】辛，温。归胃、大肠、肺经。

【功能主治】通窍止痛，散风除湿，消肿排脓。用于感冒头痛、鼻塞、鼻渊、眉棱骨痛、白带、牙痛、疮疡肿痛。

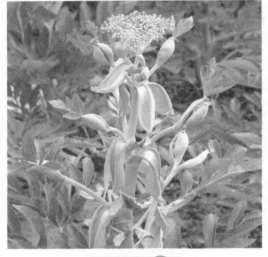

本草药方

◎ **1. 主治：血管神经性头痛。**
白芷、生地黄、当归、红花、桃仁、羌活、防风、独活各10克，川芎、白芍各15克，钩藤20克，鸡血藤30克。加水煎沸15分钟，滤出药液，再加水煎20分钟，去渣，两煎药液兑匀，分服，每天1剂。

◎ **2. 主治：血管神经性头痛。**
白芷、良姜各10克。一起制成细末，少许涂鼻孔内，每天3~4次。

◎ **3. 主治：各类疟疾。**
白芷、苍术、川芎、桂枝各等份。研磨极细粉末。疟发前2小时，取药粉1克，以纱布包裹，纳鼻孔内，疟发汗出后，取出。连续3次为一疗程。

◎ **4. 主治：手足脱皮症。**
白芷、金钱草、苍耳子、苦参、五倍子、当归各14克，狗脊30克。加水煎，熏洗于患处，每天2~3次。

药膳养生

◎ 六曲茶
藿香、白芷、香附、陈皮、槟榔、砂仁、苍术、六曲、山楂、桔梗、厚朴、甘草、法半夏、蔻壳、紫苏、麦芽、茯苓。上药研磨成末，每包6克。每次1包，沸水浸泡或用生姜1~2片同煎饮用。小儿酌减，代茶饮用。▶解表散寒，止呕，止泻。适用于伤风感冒、头痛、咳嗽、伤食腹痛、泄泻、呕吐。

◎ 白芷菊花茶
白芷、菊花各9克，开水冲泡，代茶多饮。▶适用于头痛、三叉神经痛。

◎ 甘和茶
白芷、苍术、紫苏、厚朴、薄荷、羌活、泽泻、陈皮、枳壳、半夏、桑叶、青蒿、前胡、铁苋菜、荆芥、桔梗、甘草、藿香、香薷、柴胡、佩兰、黄芩、仙鹤草、山楂、茶叶。开水泡服或煎服，代茶饮。每服6克，每天2次。▶解表散寒。适用于头痛、胸闷、中暑、风寒感冒、腹痛泄泻等。

苍耳 学名：Xanthium sibiricum Patr.

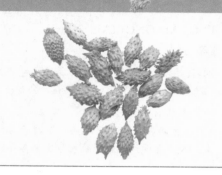

FRUCTUS XANTHII Cangerzi
【苍耳子】

别名: 苍子，牛虱子，胡寝子，苍郎种，棉螳螂，胡苍子，饿虱子，苍楝子，苍耳蒺藜，刺儿棵。

◎《本草纲目》记载苍耳子:
"炒香浸酒服，去风补益。"

【科 属】为菊科植物苍耳的干燥成熟带总苞的果实。

【地理分布】丘陵、平原、荒坡、低山、路边多有生长。

【采收加工】秋季果实成熟时摘下晒干，或者打下果实，去除杂质，晒干。

【药理作用】抗微生物；镇痛，抗炎；降血糖；抑制心肌收缩力，降血脂；减慢心率；抗氧化等。

【化学成分】挥发油类：反式石竹烯、壬醛、十六烷、十五烷、β-芹子烯等。脂肪油类：油酸、亚油酸、棕榈酸、硬脂酸等的甘油酯。其他：苍耳子苷、不皂化成分蜡醇、β-谷甾醇、脑磷脂、卵磷脂、生物碱、树脂、维生素C、色素、蛋白质；种仁含毒蛋白；种壳含戊聚糖、苍术苷、氢醌等。

【性味归经】辛，苦，温；有毒。归肺经。

【功能主治】通鼻窍，散风除湿。用于鼻渊流涕、风寒头痛、湿痹拘挛、风疹瘙痒。

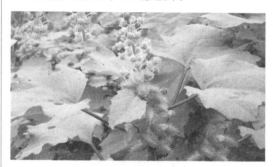

本草药方

◎ **1.主治：胃热牙痛，偏正头痛。**

苍耳子、槟榔、玉竹、石斛、石膏、麦门冬各8克。加水煎沸15分钟，滤出药液，再加水煎20分钟，去渣，两煎药液兑匀，分服，每天1剂。病重者加量。忌食刺激性食物。

◎ **2.主治：各种牙痛。**

苍耳子15克，鸡蛋1个。将苍耳子削去外皮，用瓦或者砖焙黄为末，再将鸡蛋打破，将药末倒入搅匀，炒熟食之。不放油盐。每天1次，连服3次。

◎ **3.主治：鼻息肉。**

苍耳子、细辛、苦丁香、辛夷各6克，僵蚕9克，硇砂3克，冰片0.5克。共研极细末。用本药少量吹撒于息肉处，每天2次，对息肉深者用少量脱脂棉蘸药塞放于息肉处，每天1次。

◎ **4.主治：慢性鼻窦炎。**

苍耳子100克，辛夷180克，蜂蜜250克，金银花、茜草、菊花各60克。将除蜂蜜外5味药碾碎，煎熬，最后调入蜂蜜，得药600毫升。每天服用3次，每次5~20毫升口服。

药膳养生

◎ **苍耳川芎茶**

苍耳子(去刺杵碎)、川芎各10克。水煎，取汁代饮。▶适用于风寒头痛。

◎ **苍耳粥**

苍耳子16克，粳米150克，先煎苍耳子，去渣，然后用米煮粥，空腹服。▶具有祛风消肿的功能。用于痔疮下血、鼻渊齿痛、风疹瘙疹、老人目暗不明等症。

◎ **苍耳子茶**

苍耳子12克，白芷、辛夷各6克，薄荷6克，葱白3根，茶叶6克。上药一同研磨成细末，开水冲泡，代茶饮，每天1剂。▶适用于慢性副鼻窦炎、过敏性鼻炎等。

◎ **苍耳子粳米粥**

苍耳子16克，粳米60克，苍耳子捣烂，加水适量绞取汁，放入粳米煮粥，空腹食用。▶祛风除湿。适用于风湿痹痛、皮肤瘙疹、鼻渊头痛、目暗耳鸣等症。不宜和猪肉一起食用。

玉兰 学名：Magnolia denudata Desr.

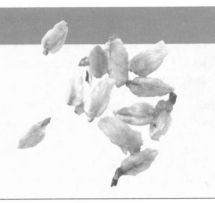

FLOS MAGNOLIAE　Xinyi
〖辛 夷〗

别名：房木、辛雉、迎春、木笔花、毛辛夷、辛夷桃、姜朴花、春花、白花树花、会春花。

◎《本草纲目》记载辛夷：

"主治鼻渊鼻鼽，鼻窒鼻疮，及痘后鼻疮，并用研末，入麝香少许，葱白蘸入数次，甚良。"

【**科 属**】为木兰科植物望春花、玉兰或者武当玉兰的干燥花蕾。

【**地理分布**】**1. 望春花** 海拔400～2 400米山坡林中多有生长。分布于陕西南部、河南西部、湖北西部、甘肃以及四川等地。**2. 玉兰** 生于海拔1 200米以下的常绿阔叶树和落叶阔叶树混交林中，现庭园普遍栽培。安徽、江西、浙江、广东、湖南等地多有分布。**3. 武当玉兰** 生于海拔1 300～2 000米的常绿、落叶阔叶混交林中。陕西、河南、湖北、甘肃、四川等地多有分布。

【**采收加工**】冬末春初花蕾未放的时候采摘，剪去枝梗，干燥。

【**药理作用**】局部收敛、刺激和麻醉作用；抗炎、抗过敏；降压；抗凝血；抗微生物；兴奋子宫等。

【**化学成分**】挥发油类：芳樟醇、龙脑、樟脑、

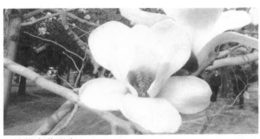
▲植物本草形态

桃金娘醇、香茅醇、α-蒎烯、β-蒎烯、月桂烯、莰烯、香桧烯、柠檬烯、葑醇等；木脂素类：辛夷木脂体、木兰木脂体、冷杉树脂酚二甲醚等；其他：E-对羟基桂皮酸乙酯、水溶性成分木兰碱等。

【**性味归经**】辛，温。归肺、胃经。

【**功能主治**】通鼻窍，散风寒。对于风寒头痛、鼻塞、鼻渊、鼻流浊涕有疗效。

本草药方

◎ **1. 主治：**慢性鼻窦炎。

辛夷、苍耳子、金银花各14克，鱼腥草、山豆根各28克，蒲公英20克，黄芩12克，天花粉、桔梗各10克，甘草、薄荷各6克。加水煎沸15分钟，滤出药液，再加水煎20分钟，去渣，两煎药液兑匀，分早晚两次服，每天1剂。

头痛较重，加白芷、川芎各10克；鼻塞较重，加菖蒲12克，皂角刺10克；鼻窦积脓，加败酱草20克；咳嗽，加杏仁10克；纳呆神疲，加白术、陈皮各10克；便秘，加大黄6克（后下）。

◎ **2. 主治：**慢性鼻窦炎。

辛夷、甘草各5克，鹅不食草13克，白芷、苍耳、薄荷各12克。煎服法同1。每天1剂。

偏于风热、热毒者加菊花、连翘、黄芩各9克；偏于湿热内盛者加黄芩、升麻各6克；偏于肺虚气弱者加诃子9克，桔梗6克，黄芪10克；偏于脾虚湿浊内盛者加山药、党参、薏苡仁各15克。

药膳养生

◎ **辛夷花茶**

辛夷花3克，苏叶6克。春季采剪未开放的辛夷花蕾，晒到半干，堆起，待内部发热后再晒到全干；苏叶切碎。上药拌匀，白开水冲泡。每天1剂，代茶饮用。▶适用于鼻塞流涕、感冒头痛、急慢性鼻窦炎、过敏性鼻炎等症。

◎ **辛夷煮鸡蛋**

辛夷花16克，鸡蛋2个。辛夷入砂锅内，加清水2碗，煎取1碗；鸡蛋煮熟去壳，刺小孔无数个，与药汁同煮片刻。饮汤食蛋，常服有效。▶滋养扶正，功能通窍止涕。适用于流浓浊涕、慢性鼻窦炎、体弱不任寒凉等。

◎ **辛夷花茶**

辛夷花6克。开水冲泡。代茶饮。也可稍加白糖。▶适用于血管痉挛性头痛、高血压。

姜 学名：Zingiber officinale Rosc.

RHIZOMA ZINGIBERIS RECENS Shengjiang
〖生 姜〗

别名: 老姜。

◎《本草纲目》记载生姜：

"生用发散，熟用和中。解食野禽中毒成喉痹。浸汁，点赤眼。捣汁和黄明胶熬，贴风湿痛。"

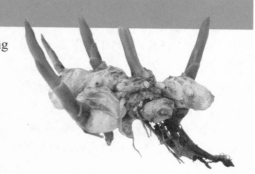

【科 属】为姜科植物姜的新鲜根茎。

【地理分布】我国中部、东南部到西南部各省广为栽培。

【采收加工】秋冬季采收，除去杂质，洗净。

【药理作用】抗炎，解热镇痛；抗惊厥；止吐；保护胃膜；抗肝损伤；抑制血小板聚集；增强心肌收缩力；抗微生物；抗氧化等。

【化学成分】挥发油类：β－甜没药烯、α－姜烯、α－姜黄烯、β－水芹烯、紫苏醛、樟烯等，姜醇；氨基酸类：天门冬氨酸、丝氨酸、谷氨酸等；其他：呋喃牛儿酮等。

【性味归经】辛，微温。归肺、脾、胃经。

【功能主治】温中止呕，解表散寒，化痰止咳。用于风寒感冒、寒痰咳嗽、胃寒呕吐。

本草药方

◎ **1. 主治：神经性呕吐。**

生姜、藿香、紫苏梗各14克。加水煎沸15分钟，滤出药液，再加水煎20分钟，去渣，两煎药液兑匀，分服，每天1~2剂。

◎ **2. 主治：肠痉挛性肠绞痛。**

生姜20克，炒白芍50克。加水煎18分钟，去渣。分服，每天1剂。

◎ **3. 主治：胆道蛔虫症。**

生姜、大枣各10克，白芍80克，乌梅、大黄、槟榔、桂枝各14克。煎服法同1。每天1剂。

◎ **4. 主治：胆囊炎。**

生姜、木通、龙胆草、黄芩、泽泻、半夏、木香、大黄、白芍、元胡各8克，茵陈、柴胡、栀子各15克。煎服法同1。每天1剂。

◎ **5. 主治：大动脉炎，大动脉炎引发无脉症。**

生姜、白芍、桂枝、熟地黄、当归、牛膝各8克，鸡血藤、黄芪各14克，大枣4枚。煎服法同1。每天1~2剂。

药膳养生

◎ **生姜红糖茶**

生姜3片，红糖适量。先煎生姜，溶入红糖，调匀，代茶多饮。▶适用于头痛身疼、发热恶寒、鼻流清涕、舌淡红、舌苔薄白、脉浮紧者。

◎ **生姜芥菜汤**

生姜10克，鲜芥菜500克。芥菜洗净切段，生姜切片，同加清水4碗，煎到2碗，食盐少量调味，日内分2次饮，同食芥菜。▶发表散寒，宣肺祛痰。适用于感冒或感冒风寒、头痛咳嗽、痰白难出、筋骨疼痛等症。

◎ **生姜粥**

鲜生姜6克，糯米100克。生姜切薄片，或将生姜16克捣汁。若用于虚寒呕逆，温中养胃，宜用糯米同煮做粥；若用于风寒感冒，宜用南粳米50克煮粥，粥成后加生姜（或姜汁）及葱白2根，再煮片刻，成稀薄粥。温热顿服，用于感冒，临睡前服，服后即睡。▶适用于怕冷、发热、头痛、风寒感冒；肺寒咳嗽、胃虚中寒性隐痛、呕逆、呕吐清水、反胃等症。

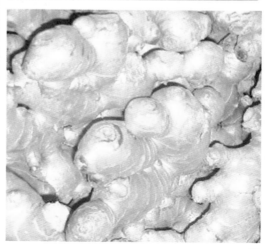

葱 学名：Allium fistulosum L.

BULBUS ALLII FISTULOSI Congbai

〖葱 白〗

别名：葱茎白，葱白头。

◎《本草纲目》记载葱白：

"除风湿，身痛麻痹，虫积心痛，止大人阳脱，阴毒腹痛，小儿盘肠内钓，妇人妊娠溺血，通乳汁，散乳痛，利耳鸣，涂犬伤，制蚯蚓毒。"

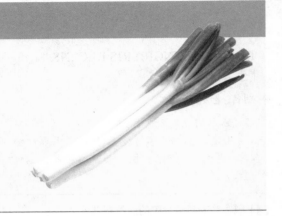

【科 属】为百合科植物葱、香葱的新鲜鳞茎。

【地理分布】1. 葱 全国各地都有栽植。2. 香葱 海拔 2 000~2 600 米草甸、河谷或者潮湿山坡多有生长。产于内蒙古以及新疆，北湿带有分布。

【采收加工】夏、秋季采挖，除去须根、叶及外膜，鲜用。

【药理作用】促进消化液分泌；抗菌，抗原虫；保护胃黏膜；驱虫；镇静，镇痛等。

【化学成分】大蒜辣素，维生素 B_1、维生素 B_2、维生素 C，甾体皂苷类成分，钙、磷、铁等无机物，脂肪，蛋白质，烟酸，糖类，色素类，胡萝卜素等。

【性味归经】辛，温。归肺、胃经。

【功能主治】通阳散寒，发散解表，解毒散结。用于风寒感冒、四肢厥逆、下利清谷、尿闭便秘、产后无乳、皮肤瘙痒、痈疡跌仆。

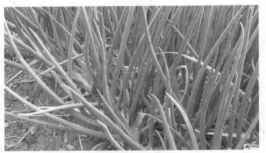

本草药方

◎ **1. 主治：乳汁不通，缺乳。**

葱白3寸为引，全瓜蒌30克，黄芪15克，王不留行12克，炮穿山甲、当归、茜草根、漏芦各15克，通草、白芷各6克。加水煎沸15分钟，滤出药液，再加水煎20分钟，去渣，两煎药液兑匀，分服，每天1剂。

体弱气血虚者加熟地黄、党参各15克，茯苓12克；自汗出表虚者倍用黄芪，加地骨皮10克；肝郁偏重加青皮、柴胡各9克；大便秘结加火麻仁10克。

◎ **2. 主治：感冒，头痛。**

葱白10根，大蒜3头。加水煎10分钟，去渣，兑入粥中。一次顿服。取微汗。每天1剂。

◎ **3. 主治：感冒，头痛，鼻塞。**

葱白15克，生姜15克（切片），红糖20克，茶叶9克。一同煎10分钟，去渣。顿服。每天1剂。

◎ **4. 主治：感冒。**

葱白1根，辛夷、苍耳子、白芷、薄荷各10克。加水煎20分钟，去渣。顿服。每天1~2剂。

药膳养生

◎ **发汗豉粥**

葱白7茎（切），荆芥、豆豉、麻黄、栀子、生姜（切）各10克，葛根15克，生石膏30克，粳米100克。先煎各味药，去渣取汁，后入米煮稀粥，空腹食。服后卧床温覆，得微汗出为度。▶祛风清热。适用于内有蕴热、外感寒邪，而见恶寒、壮热、无汗、口渴、头痛、身痛、舌红苔黄、喜饮、脉浮数等症。

◎ **葱白茶**

葱白带根1段，生姜1片，苏叶1.5克。水煎取汁。代茶饮，每次半杯。▶温中止痛。对于虚寒呕吐、口不渴、食久不化、遇寒加重等症均有疗效。

◎ **葱白酒**

葱白（连须）6根，好酒2 500毫升。葱白在沙盆内研磨成细末，放酒中煮到1 000毫升。随个人酒量饮，阳气即回。▶适用于脱阳。

◎ **葱白粥**

葱白30克，粳米60克，生姜6克，米醋6毫升。糯米和生姜煮粥，半熟的时候加入葱白，粥成加米醋，微微取汁。趁热食。▶温中止痛，解表散寒。

薄荷　学名：Mentha haplocalyx Briq.

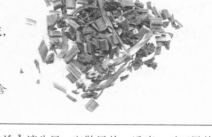

HERBA MENTHAE　Bohe
〖薄荷〗

别名： 蕃荷菜，南海荷，猫儿薄荷，升阳菜，薄苛，夜息花，仁丹草，见肿消，土薄荷。

◎《本草纲目》记载薄荷：

"利咽喉，口齿诸病。治瘰疬，疮疥，风瘙隐疹。捣汁含漱，去舌苔语涩；挪叶塞鼻，止衄血，涂蜂螫蛇伤。"

【科属】为唇形科植物薄荷的干燥地上的部分。

【地理分布】溪沟旁、路边以及山野湿地多有生长，海拔可高达 3 500 米。华中、华南、华北、华东以及西南各地多有分布。

【采收加工】大部分产区每年收割 2 次，第一次在小暑至大暑期间，第二次在寒露至霜降期间。广东、广西等温暖地区一年可收割 3 次。晾干后使用。

【药理作用】解热；镇痛；促进汗腺分泌；兴奋中枢神经；消炎，止痛，止痒；抗肝损伤；解除肠道平滑肌痉挛；抗早孕；促进胆汁分泌；促进透皮吸收；祛痰；抗微生物等。

【化学成分】氨基酸类：丙氨酸、苏氨酸、谷氨酸、天冬氨酸等；挥发油类：1-薄荷脑、1-薄荷酮、薄荷酮、乙酸薄荷酯、柠檬烯、莰烯、蒎烯、异薄荷酮、薄荷烯酮等；其他：少量鞣质、树脂、迷迭香酸等。

【性味归经】辛，温。归肺、脾经。

【功能主治】清头目，宣散风热，透疹。对于风热感冒、风温初起、喉痹、口疮、头痛、目赤、麻疹、风疹、胸胁胀闷有疗效。

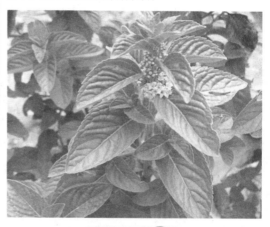

本草药方

◎ **1. 主治：发热恶寒，热多寒少，头痛咳嗽，壮热不退，夜不能眠，口干口渴，小便灼痛，鼻流清涕。**

薄荷、荆芥穗各 9 克，板蓝根 28 克，黄芩、柴胡、半夏、青蒿、秦艽各 10 克，大青叶 20 克，白僵蚕 10 克。加水煎沸 10 分钟，滤出药液，再加水煎 10 分钟，去渣，两煎药液调兑均匀，分服，每天 1~2 剂。

◎ **2. 主治：麻疹始出，咳嗽不重，流泪，畏光。**

薄荷、荸荠、紫苏叶各 10 克。加水煎 8 分钟，慢慢饮，每天 1~2 剂。

◎ **3. 主治：麻疹初期不透，身热咳嗽。**

薄荷、甘草、犀牛角各 3 克，芦根、白茅根各 10 克，蝉蜕、金银花、浙贝母、地骨皮、葛根、牛蒡子各 5 克。煎服法同 2。每天 1 剂。

药膳养生

◎ **薄荷叶茶**

薄荷叶 30 片，人参 5 克，生石膏 30 克，生姜 2 片，麻黄 2 克。上述药一同研磨为粗末，水煎，滤汁。代茶饮。▶适用于体虚或者年老者风热感冒，症见咽喉肿痛、发热头痛、咳嗽不爽等。

◎ **薄荷叶糖**

薄荷 60 克，白糖 500 克，植物油少量。白糖加水少许，小火煎稠，加薄荷粉调匀，继续熬到用筷子挑起糖液呈丝状时（以不黏手为度），停火。倒入涂有植物油的盘内，稍凉，切成小块。放在口中含化，徐咽。▶具有清利咽喉、辛凉解表的功能。适用于风热感冒、咽喉肿痛等症。

◎ **薄荷粳米粥**

薄荷 5 克，粳米 50 克。先煮粳米粥，候熟，放入薄荷，几沸，出香气，空腹食。▶疏散风热。适用于风热外感而见头目不清、发热恶风、咽痛口渴者。

牛蒡 学名：Arctium lappa L.

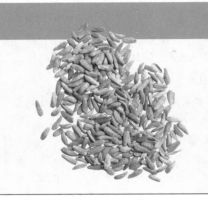

FRUCTUS ARCTII Niubangzi

『牛蒡子』

别名: 牛子, 恶实, 鼠粘子, 黍粘子, 大力子, 万把钩, 弯巴钩子, 鼠尖子。

◎《本草纲目》记载牛蒡子:
"消斑疹毒。治风湿瘾疹, 咽喉风热, 散诸肿疮痈之毒, 利凝滞腰膝之气。"

【科属】为菊科植物牛蒡的干燥成熟的果实。

【地理分布】常有栽培。野生的较多, 多生于沟边、山野路旁、荒地、山坡向阳草地、村镇附近和林边。分布于黑龙江、吉林、河南、山西、辽宁、河北、宁夏、陕西、甘肃、青海、江苏、安徽、新疆、山东、江西、浙江、湖北、四川、湖南、广西、云南、贵州等地。

【采收加工】秋季果实成熟的时候采收果序, 晒干, 打下果, 除去杂质后, 再晒干。

【药理作用】降血糖; 降血压; 抗菌; 抗病毒; 抗诱变; 抗肿瘤; 促进生长等。

【化学成分】木脂素类: 牛蒡苷元、异牛蒡苷元、牛蒡苷、罗汉松脂素、牛蒡酚F、新牛蒡素乙、拉伯酚A－E等; 脂肪酸类: 硬脂酸、棕榈酸、油酸、花生酸等; 联噻吩及其衍生物: 牛蒡子醇、牛蒡子醛、牛蒡子酸等; 其他: 不饱和直链烃、α-香树脂醇等萜类, 牛蒡甾醇, 硫胺素, 胡萝卜苷, 维生素A、维生素B_1、维生素C, 多种氨基酸和聚糖、半乳糖、木聚糖。

【性味归经】辛、苦, 寒。归肺、胃经。

【功能主治】宣肺透疹, 疏散风热, 解毒利咽。用于风热感冒、麻疹、风疹、咳嗽痰多、痄腮丹毒、咽喉肿痛、痈肿疮毒。

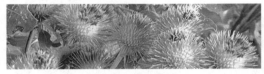

本草药方

⊙ **1. 主治:** 麻疹初期, 发热2~6天, 皮疹出现, 先见于耳后, 渐至额部, 再向躯干及四肢扩散。颗粒分明, 大小不一, 色彩红如玫瑰, 压之褪色。疹周健康皮肤存在。体温常在39℃以上。伴有咳嗽、口渴欲饮水和不安宁等症状。

牛蒡子、升麻、葛根、蝉蜕、桔梗、金银花、连翘、当归、芦根各4克, 桂枝、甘草各3克。加水煎沸9分钟, 滤出药液, 再加水煎9分钟, 去渣, 两煎药液兑匀, 分次服下, 每天1剂。

伴高热时, 用温水擦浴, 缓解热势, 一般不用退热药物; 烦躁不安者, 可给少量苯巴比妥; 咳嗽剧烈时, 加用青霉素注射液; 并发中耳炎时, 可加氨苄西林注射液; 昏迷嗜睡者, 加服安宫牛黄丸1粒。

⊙ **2. 主治:** 急性咽喉炎。

牛蒡子、桔梗各6克, 薄荷3克, 甘草5克, 玄参、草河车各10克。加水煎沸15分钟, 滤出药液, 再加水煎20分钟, 去渣, 两煎药液调兑均匀, 分早晚两次服用, 每天1剂。

药膳养生

⊙ **牛蒡子茶**

牛蒡子200克。拣去杂质, 放于锅内, 用小火炒到微鼓起, 外面呈微黄色并略有香气, 取出放凉, 研成细末。每服10克, 用开水冲泡, 当茶慢饮。
▶清热解表。适用于发热偏重、外感风热、微恶风寒、咳嗽痰少、咽红肿痛、色黄黏稠、鼻塞头痛的热毒不太严重者。

⊙ **牛蒡子粳米粥**

牛蒡子15克, 冰糖适量, 粳米80克。牛蒡子加水煎汤, 去渣后放入粳米、冰糖, 再加水煮到米花粥稠。每天2次, 温热服食。▶清热解表。适用于外感风热、咳痰不爽、感冒咳嗽、麻疹透发不畅、咽喉肿痛等症。凡胃寒、气虚、便溏者慎用。

⊙ **牛蒡根粳米粥**

牛蒡根(或牛蒡子打碎)20克, 粳米60克, 白糖适量。牛蒡根煎汤, 去渣取汁100毫升; 粳米加水煮粥, 入牛蒡根汁、白糖调匀, 温食, 每天2次。
▶小儿气虚, 腹泻者慎用。适用于流行性腮腺炎。

黑蚱 学名：Cryptotympana pustulata Fabricius

PERIOSTRACUM CICADAE Chantui

【蝉 蜕】

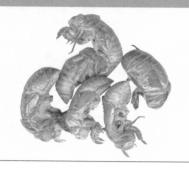

别名： 蝉衣，蝉壳，伏壳，枯蝉，蝉甲，蝉退，蝉退壳，知了皮。

◎《本草纲目》记载蝉蜕：

"治破伤风及疔肿毒疮，大人失音，小儿噤风天吊，阴肿。"

【科 属】为蝉科昆虫黑蚱的幼虫羽化的时候脱落的皮壳。

【地理分布】息栖于榆、槐、杨、柳、枫、桑等树上。辽宁以南的我国大部分地区多有分布。

【采收加工】6—9月间，由树上或者地面上收集来，除去泥沙，晒干。

【药理作用】镇静、抗惊厥；解热；抗过敏；镇痛；调节免疫功能；抗肿瘤等。

【化学成分】氨基酸类：脯氨酸、丙氨酸、酪氨酸、天门冬氨酸、亮氨酸等；其他：异黄质蝶呤、甲壳素、蛋白质、酚类化合物等。

【性味归经】甘，寒。归肺、肝经。

【功能主治】利咽，透疹，散风除热，解痉，退翳。对于风热感冒、音哑、咽痛、风疹瘙痒、麻疹不透、目赤翳障、破伤风、惊风抽搐有疗效。

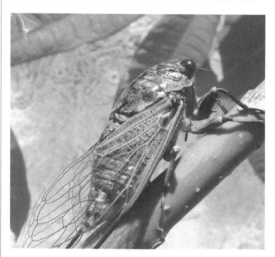

本草药方

◉ **1. 主治：脱肛。**

蝉蜕18克。研末，以麻油拌成糊糊状。涂患处，每天2次。

◉ **2. 主治：破伤风。** 初起张口不便，颈部强直，颜面肌肉痉挛，呈苦笑面容。重则牙关紧闭，全身抽搐，角弓反张症状。

蝉蜕、全蝎、天麻、僵蚕各9克，蜈蚣3条，南星12克，朱砂4克（研，冲）。加水煎沸15分钟，滤出药液，再加水煎20分钟，去渣，两煎药液兑匀，分服，每天1剂。

体温稍高者加葛根、防风各8克。

◉ **3. 主治：破伤风。** 张口不利，颈项活动不灵。

蝉蜕60克，南星6克，黄芩9克，钩藤24克，全蝎、白附子、桑叶各15克，蜈蚣20条，生石膏240克。

煎服法同2，每天1剂。

咳嗽痰多加半夏、橘红、桔梗各9克；阴虚加天花粉、麦门冬、沙参、白芍药各8克；阳虚加黄芪、党参、当归各12克；大便秘结者加芒硝、大黄各8克；产后血虚加当归、川芎各12克。

药膳养生

◉ **七星茶**

蝉蜕200克，灯芯草1000克，淡竹叶4500克，钩藤2000克，防风1800克，僵蚕210克，六曲2100克，麦芽（炒）3900克，竺黄（姜汁制）220克。将上药碎段片，混合，淡竹叶、蝉蜕、麦芽等散在为宜。每包3克，水煎，每天2次，代茶频饮。▶解表散邪。适用于小儿伤风咳嗽、积食、夜睡不宁。

◉ **蝉桔枇杷茶**

蝉蜕6克，枇杷叶15克，桔梗6克。煎汤，代茶饮。▶适用于喉炎。前两味单煎亦可代茶频饮。

◉ **蝉衣粳米粥**

蝉衣6克，粳米40克。蝉衣去头足水煎取汁，与粳米煮粥。每天1剂，分2次服，连服3天。▶辛凉透表。适用于发热咳嗽流涕、麻疹初起、目赤怕光；口腔颊部见白色疹点，泪水汪汪等症。

野葛 学名：Pueraria lobata (Willd.) Ohwi

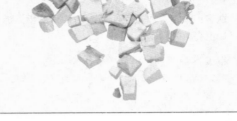

RADIX PUERARIAE Gegen

〖葛根〗

别名：干葛，甘葛，粉葛，葛麻茹，黄葛藤根，葛子根，葛条根。

◎《本草纲目》记载葛根：
"散郁火。"

【科属】为豆科植物野葛或甘葛藤的干燥根。

【地理分布】1. **野葛** 生于山坡、路边草丛中及较阴湿的地方。除新疆、西藏外，全国大部分地区均有分布。2. **甘葛藤** 栽培或野生于山石灌丛和疏林中。分布于广东、广西、四川、云南等地。

【采收加工】春、秋季采挖，除去杂质，洗净，润透，切厚片，晒干。

【药理作用】解热；抗心肌缺血；抗心律失常；扩张血管，改善循环；降血压；β-受体阻断作用；抗血小板聚集；降血糖；降血脂；促进学习记忆；抗肿瘤；抗氧化等。

【化学成分】黄酮类：葛根素、大豆苷、大豆苷元、芒柄花素、金誉异黄素；三萜类：槐花二醇、大豆皂醇、葛根皂醇、胡萝卜苷等；香豆素：葛根香豆素等；其他：尿囊素、紫檀素、氯化胆

碱、氯乙酰胆碱、琥珀酸、氨基酸、淀粉、花生酸、硒等微量元素。

【性味归经】甘、辛，凉。归脾、胃经。

【功能主治】解肌退热，生津，透疹，升阳止泻。用于外感发热头痛、项背强痛、口渴、消渴、麻疹不透、热痢、泄泻；高血压、颈项强痛。

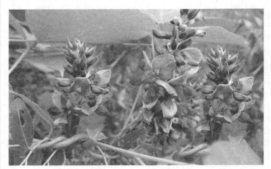

本草药方

◎ 1. **主治：外感发热、头痛、恶寒、乏力。**
葛根、连翘、白芷各16克，辛夷、浙贝母各10克，板蓝根30克。加水煎沸15分钟，滤出药液，再加水煎20分钟，去渣，两煎药液兑匀，分2次服。服后取微汗。每天1~2剂。

◎ 2. **主治：感冒，咳嗽。**
葛根15克，细辛、白芷、浙贝母各8克。加水煎，去渣。顿服。取微汗。

◎ 3. **主治：颈椎病，反复落枕，头晕痛，晨起颈部酸胀板硬，颈部肌肉有压痛，单侧上肢酸痛麻木无力。**
葛根26克，白芍30克，鸡血藤、威灵仙各15克，甘草5克，蜈蚣2条(研，冲)。煎服法同1。每天1剂。
血虚加当归20克；气虚加黄芪20克；偏热加生地黄、知母、黄檗各8克；痛甚加草乌、川乌头各5克。
外用淫羊藿、威灵仙各50克，米醋500毫升，一起煎外敷。

药膳养生

◎ **葛根粳米粥①**
葛根16克，粳米80克。先将葛根煎汤，去渣后入米煮粥。随意食。▶定惊，祛风。适用于风热感冒，症见发热头痛、挟痰挟惊、呕吐、惊啼不安等。

◎ **葛根粳米粥②**
葛根粉30克，粳米100克。煮粥，做早晚餐或点心服食。▶清热生津，降血压，止渴。适用于高血压、心绞痛、老年性糖尿病、冠心病、脾虚泄泻，或发热期间口干烦渴，以及感冒初起、发热头痛、小儿麻疹初起未透。

◎ **葛粉羹**
葛粉250克，豆豉150克，荆芥穗50克。葛粉制成面条；荆芥穗、豆豉共煮沸，去渣留汁，葛粉面条放药汁中煮熟。空腹食。▶滋肝息风开窍。适用于中风、神昏、言语謇涩、手足不遂及老年人脑血管硬化、预防中风。

柴 胡

学名：Bupleurum chinense DC.

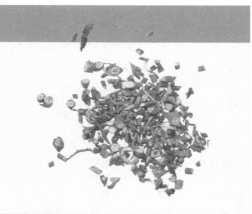

RADIX BUPLEURI　Chaihu

〖柴 胡〗

别名：地薰，茈胡，山菜，茹草，柴草。

◎《本草纲目》记载柴胡：

"治阳气下陷，平肝、胆、三焦、包络相火，及头痛眩晕，目错赤痛障翳，耳聋鸣，诸疟，及肥气寒热，妇人热入血室，经水不调，小儿痘疹余热，五痨羸热。"

【科 属】为伞形科植物柴胡或者狭叶柴胡的干燥根。

【地理分布】1.**柴胡** 生于向阳旱荒山坡、林缘灌丛、路边或者草丛中。西北、华东、东北、华北和华中地区多有分布。2.**狭叶柴胡** 生于干燥草原、向阳山坡以及灌木林缘等处。东北、华北以及陕西、山东、甘肃、江苏、广西、安徽等地多有分布。

【采收加工】春、秋季采挖，除去杂质以及残茎，干燥。

【药理作用】镇静，抗惊厥；解热；镇咳；镇痛；抗炎；抗肝损伤；降压；降血脂；抗菌，抗病毒；抑制胃液分泌；抗胃溃疡；抗肿瘤等。

【化学成分】挥发油类：月桂烯、柠檬烯、桃金娘烯醇、里哪醇、葎草烯等；有机酸类：岩芹地酸、岩芹酸、亚油酸等；黄酮类：山奈苷、槲皮素、福寿昌醇等；皂苷类：三萜皂苷、柴胡皂苷元 A 等；其他：β－谷甾醇等甾醇，钙、钾、铝等无机元素。

【性味归经】苦，微寒。归肝、胆经。

【功能主治】疏肝解郁，疏散退热，升举阳气。对于感冒发热、胸胁胀痛、寒热往来、月经不调、脱肛、子宫脱垂有疗效。

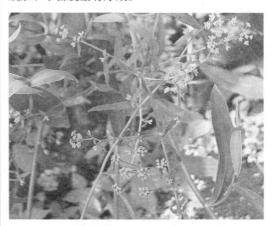

本草药方

1. 主治：缺乳。

柴胡、木通各15克，黄芪18克，薏苡仁28克，猪蹄1个（另煎）。加水煎沸15分钟，滤出药液，再加水煎20分钟，去渣，两煎药液兑匀，每天1剂。猪蹄煎液兑在一起分次服用，每天1剂。

2. 主治：脾虚型白带。

柴胡、苍术、淮山药、白术、车前子（包煎）、党参、炒白芍、薏苡仁各8克，荆芥、陈皮各5克，炙甘草4.5克。煎服法同1。每天1剂。

痰湿重者，去柴胡、白芍，加制半夏、厚朴、茯苓各8克；带下不止者加藕节、扁豆花、椿根皮各8克；脘闷纳呆者加砂仁4克（后下），枳壳5克，鸡内金8克，焦山楂曲8克。

药膳养生

干金茶

柴胡、陈皮、羌活、紫苏、桔梗、荆芥、广藿香、香薷、枳壳、半夏、香附、贯众、川芎各50克，甘草、苍术、薄荷、茶叶各100克，石菖蒲30克，厚朴80克，玉叶金花100克。将上药研成黄褐色粗粉，每包12克。每次1包，水煎数沸，每天2次，儿童减半，代茶饮。▶清热解毒。适用于四季伤风感冒、腹痛身酸痛、中暑发热、呕吐泄泻。

柴胡粳米粥

柴胡9克，海藻、郁金各15克，佛手9克，粳米60克，红糖适量。将前4味煎汤，去渣后入粳米、红糖共煮做粥。每天1剂。连续服15剂。▶舒肝解郁。对于甲状腺功能亢进见肝郁气滞者有疗效。

桑叶 学名：Morus alba L.

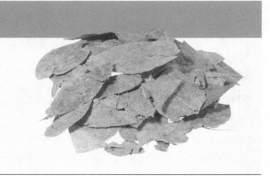

FOLIUM MORI　Sangye

《桑叶》

别名：黄桑，家桑，铁扇子，荆桑，蚕叶。

◎《本草纲目》记载桑叶：

"治劳热咳嗽，明目，长发。"

【科 属】为桑科植物桑的干燥叶。

【地理分布】丘陵、村旁、山坡、田野等处多有生长，多为人工栽培。分布于全国各地。

【采收加工】10～11月霜降后采收，除去杂质，搓碎，去柄后，筛去灰屑。

【药理作用】降血糖；抗菌；降血脂；促进蛋白质合成等。

【化学成分】黄酮类：槲皮素、芦丁、黄芪黄酮、异槲皮苷等；甾醇：菜油甾醇、β-谷甾醇、蛇麻酯醇等；甾酮类：蛇皮甾酮、昆虫变态激素牛膝甾酮等；其他：生物碱、丁酸、挥发油、丙酸等有机酸、谷氨酸等氨基酸，天冬氨酸，锌硼、铜、锰等微量元素，果糖，溶血素，蛋白质等。

【性味归经】甘，苦，寒。归肺、肝经。

【功能主治】清肺润燥，疏散风热，清肝明目。对于风热感冒、肺热燥咳、头晕头痛、目赤昏花有疗效。

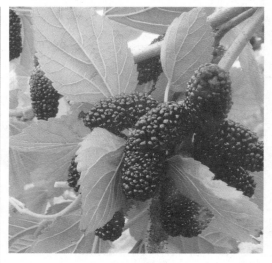

本草药方

◉ **1. 主治：低热，轻度咳嗽，风热，风疹，皮肤斑丘疹呈红色。耳后，枕部淋巴结肿大。**

桑叶、牛蒡子、金银花、蝉蜕、赤芍、竹叶、紫草、生地黄各8克，薄荷5克。加水煎沸15分钟，去渣分次服下，每天1～2剂。

◉ **2. 主治：硬皮病。**

桑叶、连翘各10克，赤小豆30克，麦门冬、天门冬、南沙参、杏仁、生地黄、薏苡仁、金银花各15克。加水煎沸15分钟，滤出药液，再加水煎20分钟，去渣，两煎药液兑匀，每天1剂。

◉ **3. 主治：急性结膜炎。**

桑叶或菊花适量。水煎后倒入杯或碗中，将患眼接近热气熏之。冷却后用此水洗眼。

◉ **4. 主治：迎风流泪，沙眼。**

桑叶28克。水煎取滤液，熏洗患处。

药膳养生

◎ **桑叶菊花杏仁粳米粥**

桑叶10克，菊花8克，甜杏仁10克，粳米80克。前2味煎汤，去渣后入杏仁、粳米煮粥。每天1剂，连服数剂。▶对于风热所致的慢性鼻炎有疗效。

◎ **桑菊竹叶茶**

桑叶、菊花各8克，白茅根、苦竹叶各40克，薄荷4克，白糖20克。开水浸泡10分钟，或煎煮5分钟，入糖。频饮。▶适用于恶寒发热、头痛身疼，或鼻塞流涕、腮部肿胀不甚、局部不红、舌苔薄白、脉浮数。

◎ **桑仁糯米粥**

桑仁50克，糯米80克，薏米40克，大枣10个，冰糖8克。先将桑仁浸泡片刻，洗净后与糯米、薏米同入砂锅煮粥，煮熟加冰糖溶化即可。▶益肝补肾，养血明目。适用于肝肾阴虚引起的头晕目眩、视力减退、耳鸣、腰膝酸软、须发早白，以及肠燥便秘等症。每日3次空腹食，可经常食用，但平素大便溏稀或泄泻者忌用。忌用铁器蒸煮。

菊　学名：Chrysanthemum morifolium Ramat.

FLOS CHRYSANTHEMI　Juhua

【菊花】

别名： 节花，金精，日精，甘菊，真菊，金蕊，家菊，馒头菊，簪头菊，甜菊花，药菊。

◎《本草纲目》记载菊花：

"治头目风热，风旋倒地，脑骨疼痛，身上一切游风令消散，利血脉，并无所忌。"

【科　属】为菊科植物菊的干燥头状花序。药材按产地和加工方法的不同，分为"滁菊""亳菊""杭菊""贡菊"。

【地理分布】为栽培种，培育的品种极多，头状花序多变化，形色各异。全国各地均有栽培。药用菊花以安徽、河南、浙江栽培最多。

【采收加工】9—11月当花盛形时采集。亳菊花系将花枝折下，捆成小把，倒挂阴干，然后剪下花头；滁菊花系摘取头状花序，经硫黄熏过，晒到六成干时，用筛子筛，使花序成圆球形，再晒干；贡菊系摘下头状花序，上蒸笼蒸过，晒干；杭菊用炭火烘干。

【药理作用】抗菌；增加冠脉流量、扩张冠脉；抗肝损伤等。

【化学成分】黄酮类：槲皮素、藤黄菌素、金合欢素的多种苷类、黄芩苷等；其他：天门冬氨酸等氨基酸，谷氨酸，锰、铜、锂等微量元素，腺嘌呤，菊苷，胆碱，绿原酸，维生素E等；挥发油类：乙酸龙脑酯、龙脑、金合欢醇、金合欢烯、菊烯醇等。

【性味归经】甘，苦，微寒。归肺、肝经。

【功能主治】平肝明目，散风清热。用于头痛眩晕、目赤肿痛、风热感冒、眼目昏花。

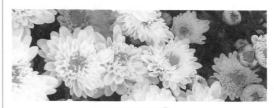

本草药方

◎ 1. 主治：发热恶寒，鼻塞，头痛眩晕，胸腹满闷，食少纳呆，舌苔白腻。

菊花、黄芩、连翘、金银花、大黄各28克，滑石45克，荆芥穗、薄荷、石菖蒲、藿香各18克，川贝母、木通各15克，神曲、白蔻仁各12克。以上共研为粗末。每次煎服25克。每天1~2次。

◎ 2. 主治：脚丫湿烂，流水痒痛。

菊花、甘草各5克，枯矾、金银花各9克，青黛12克，当归15克，薏苡仁28克。加水煎汤，每晚睡前用药汤洗脚1次，洗后再上药膏（附方：白芷、黄檗、青黛各8克，紫草、生地各15克，当归、枯矾各12克，轻粉5克）。

◎ 3. 主治：疔疮。

菊花、金石斛、银花各15克，紫花地丁、蒲公英、生地黄各28克，夏枯草18克，七叶一枝花10克，生甘草5克。加水煎沸15分钟，滤出药液，再加水煎20分钟，去渣，两煎药液兑匀，分3次服，每天1剂。

药膳养生

◎ 桑菊连翘酒

菊花、连翘各40克，桑叶30克，薄荷、甘草各10克，桔梗20克，杏仁30克，芦根35克，江米酒1 000克。上药捣碎，浸泡酒中，密封，5天后去渣取汁，备用。每次15毫升，早、晚各1次。▶适用于风温初起、邪客上焦、发热不重、微恶风寒、咳嗽鼻塞较重、口微渴。

◎ 桑菊香豉饮

菊花、香豉各10克，桑叶、梨皮各8克。水煎取汁，代茶饮。▶辛凉甘润，轻透肺卫。对于温燥初起发热、微恶风寒、头痛少汗、咳嗽少痰、咽干鼻燥、口渴等症有疗效。

◎ 桑菊薄竹饮

菊花、桑叶各6克，薄荷4克，白茅根、苦竹叶各28克，开水浸泡10分钟，或煎煮5分钟，代茶频饮。▶辛凉解表，清热散结。对于风热感冒、发热头痛、目赤咽痛有效；对小儿痄腮恶寒身热、头身疼痛、腮部肿胀等症有疗效。小儿用可调入白糖适量。

大豆 学名：Glycine max (L.) Merr.

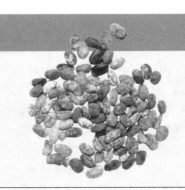

SEMEN SOJAE PREPARATUM Dandouchi
〖淡豆豉〗

别名： 香豉，淡豉，豆豉，豉。

◎《本草纲目》记载淡豆豉：
"下气，调中。治伤寒温毒发痘，呕逆。"

【科　属】为豆科植物大豆的成熟种子的发酵加工品。

【地理分布】全国大部地区均产，东北为主产区。

【采收加工】取桑叶、青蒿各 70～100 克，加水煎煮，滤过，煎液拌入净大豆 1 000 克中，汤吸尽后，蒸透，取出，稍凉，再放入容器，用煎过的桑叶、青蒿渣覆盖，闷使发酵，取出，除去药渣，洗净，放入容器内再焖 15～20 天，至充分发酵、香气溢出时，取出，略蒸，干燥。

【药理作用】促进汗腺分泌；解热；抗炎等。

【化学成分】蛋白质，脂肪，维生素 B_1，碳水化合物，维生素 B_2，苯酸，酶，铁、钙、磷盐等。

【性味归经】苦、辛，凉。归肺、胃经。

【功能主治】除烦，解表，宣发郁热。对于寒热头痛、感冒、虚烦不眠、烦躁胸闷有疗效。

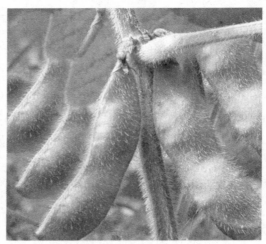

本草药方

◎ **1. 主治：哮喘，遇寒即发，反复，面白舌淡。**
淡豆豉 20 克，红砒石 2 克。分别研细，混合均匀，装入胶囊。每次以冷开水送服 2 粒，每周 1 次。

◎ **2. 主治：回乳方。**
淡豆豉 28 克，三花酒 28 毫升。将豆豉和入三花酒捣成糊状，用鸡毛蘸涂于两乳上，干后再涂，保持湿润。

◎ **3. 主治：回乳方。**
淡豆豉 30 克，薄荷 15 克。加水煎沸 15 分钟，滤出药液，再加水煎 20 分钟，去渣，两煎药液兑匀，分服，每天 1 剂。

◎ **4. 主治：小儿 1～4 岁，面色萎黄，不进饮食，腹胀如鼓，虚烦不眠，日渐羸瘦。**
淡豆豉 10 粒，巴豆 1 粒（略去油）。上药研匀如泥，丸如粟米大。每服 10 丸，生姜汤送下。不拘时服。

药膳养生

◎ **葱豉黄酒**
淡豆豉 15 克，葱 30 克，黄酒 60 克。豆豉放砂锅内，加水 1 小碗，煎煮 10 分钟，再把洗净切断的葱（带须）放入，继续煎煮 5 分钟，加黄酒，立即出锅。趁热顿服。▶对于风寒感冒、头痛、发热、无汗、虚烦，以及呕吐、泄泻等症有疗效。

◎ **淡豉葱白煲豆腐**
淡豆豉 10 克，葱白 15 克，豆腐 3 块。豆腐加水 1 碗，略煎，入豆豉，煎取大半碗，再入葱白，滚沸即出锅，趁热服（豆豉可不吃）。随后盖被取微汗。▶发散风寒。对于伤风鼻塞、外感风寒、鼻流清涕等症有疗效。

◎ **葱豉粳米粥**
1. 淡豆豉 10 克，粳米 50 克，葱白若干。先煎淡豆豉，去渣取汁，入米煮粥，临熟下葱白，空腹温食。▶疏风散寒，发汗解肌。对于有恶寒、鼻塞、风寒外感，无汗等症有疗效。

2. 豆豉 10 克，葱白 3 寸段，粳米 50 克。粳米淘洗净，煮粥，熟前加豆豉、葱白煮沸。趁热服食得汗。▶解表发汗。对于外感风寒有疗效。

清 热 药

【概念】

在中医药理论中凡是以清解里热、泄除里热证为主要作用的药物，称为清热药。

【功效】

清热药多寒凉，具有解毒、清热泻火、清虚热、凉血等功效。

【药理作用】

中医科学研究表明，清热药主要具有抗病毒、抗菌、抗毒素、抗病原虫、抗肿瘤、解热、抗炎、增强免疫功能的作用。

【适用范围】

清热药主要用于不恶寒反恶热，发热、口渴、呼吸急促、心烦口苦、大便干结、小便短赤，或者兼便秘、腹胀、苔黄的里热证。对现代临床称谓的感染性发热、急性传染病、白血病、某些变态反应性疾病、某些心血管疾病等有一定的治疗作用。

【药物分类】

清热药根据性能不同，主要分以下五类。

清热泻火药，以清泄气分邪热为主。主要用于口渴、高热、烦躁、汗出，严重的脉洪大，神昏谵语的气分实热证。这类药物各有不同的作用部位，分别适用于胃热、肺热，如芦根、花粉、淡竹叶、竹叶、西瓜翠衣、鸭跖草、谷精草、决明子、寒水石、夜明砂等。

清热燥湿药，药性苦寒。苦能燥湿，寒能清热，因此具有清热燥湿的作用，并能清热泻火。主要用于身热不扬、胸膈痞闷、舌苔黄腻的湿温、小便短赤或暑温夹湿证；用于痞满吐利的湿热蕴结脾胃证；用于泄泻、痢疾、痔瘘肿痛的湿热壅滞大肠证；用于耳中流脓、黄疸尿赤的湿热蕴蒸肝胆证；用于带下色黄或热淋灼痛的湿热下注证，关节红肿热痛的湿热流注关节证；用于湿疮、湿疹的湿热浸淫肌肤证；用于各脏腑火热证。中医药方常用的清热燥湿药有黄连、黄芩、黄檗、秦皮、白鲜皮、龙胆、苦参、三棵针、苦豆子、马尾连。

清热解毒药，以清热解毒为主。主要用于丹毒、瘟毒发斑、痈肿疔疮、痄腮、热毒下利、咽喉肿痛、虫蛇咬伤、水火烫伤、癌肿的火热壅盛证以及其他急性热病。中医药方常用的清热解毒药有忍科藤、金银花、连翘、蒲公英、紫花地丁、金莲花、野菊花、苦地丁、甜地丁、天葵子、大青叶、板蓝根、重楼、拳参、青黛、鱼腥草、金荞麦、白头翁、马齿苋、大血藤、败酱草、鸦胆子、马勃、广豆根、委陵菜、射干、北豆根、青果、锦灯笼、金果榄、土茯苓、白蔹、木蝴蝶、冬凌草、千里光、四季青、漏芦、穿心莲、白花蛇舌草、半边莲、熊胆等。

清热凉血药，药性咸寒。咸能入血，寒能清热，因此具有清血分热邪、清解营分的作用。主要用于身热夜甚、心烦不寐、舌绛、脉细数，甚至斑疹隐隐、神昏谵语的热入血分证；用于舌謇肢厥、神昏谵语、舌质红绛的邪陷心包证；用于吐血衄血、舌色紫绛、尿血便血、躁扰不宁、斑疹紫暗，甚或昏狂的热入血分证；也可用于其他疾病引起的血热出血证。中医药方常用的清热凉血药有玄参、牡丹皮、地黄、赤芍、紫草、水牛角。

清虚热药，以清虚热、退骨蒸为主。主要用于午后发热、骨蒸潮热、虚烦不寐、手足心热、盗汗遗精、舌红少苔、脉细而数的肝肾阴虚，虚火内扰证；用于热退无汗、夜热早凉、脉象细数、舌质红绛的温病后期，邪热未尽，伤阴劫液证。中医药方常用的清虚热药有白薇、青蒿、地骨皮、胡黄连、银柴胡。

石膏

GYPSUM FIBROSUM　Shigao

〖石膏〗

别名：白虎，细石，软石膏，玉大石，冰石。

◎《本草纲目》记载石膏：

"除时气，头痛，身热，三焦大热，皮肤热，肠胃中结气，解肌发汗，止消渴烦逆，腹胀暴气，喘息咽热，亦可作浴汤。"

本草药方

◎ **1. 主治：牙痛。**

生石膏15克，玄参、焦山栀各8克，大黄、白芍药各5克，乌梅2克，炙细辛1克。加水煎沸15分钟，滤出药液，再加水煎20分钟，去渣，两煎药液兑匀，分服，每天1剂。

◎ **2. 主治：牙痛。**

石膏15克，露蜂房28克，大青盐、白芷、黄檗、升麻各10克，北细辛3克。煎服法同1。每天1剂。

风热疼痛加重石膏30克，加鲜生地黄20克、牡丹皮10克；右边齿痛加重石膏一倍，再加枳壳10克、大黄12克；左边齿痛加柴胡、龙胆草各10克，栀子6克；伴便秘加大黄15克(后下)、地骨皮10克、黄芩12克；若门齿痛加黄连10克、知母6克；风寒疼痛加防风15克、荆芥12克、蝉蜕6克；伴有牙衄加黄连、黄芩各12克，鲜生地20克，大黄12克，牡丹皮10克，栀子炭6克。

◎ **3. 主治：阳明热壅，面肿热，时毒发颐。**

石膏(碎)32克，知母18克，甘草6克，糯米10克，上4味，以水1斗煮米熟，去滓，温服1升，每日3服。

◎ **4. 主治：高血压病(阴虚肝阳上亢者)。**

生石膏30克，生、熟地各15克，淮牛膝9克，生石决明15克，麦冬12克，灵磁石、生白芍、生牡蛎各15克。水煎，每日1剂，日服2次。

◎ **5. 主治：骨蒸唇干口爆，欲得饮水止渴。**

石膏300克(碎，绵裹)，大乌梅20枚。上二味，以水7升，煮取4升，去滓，以蜜三合，稍稍饮之。

◎ **6. 主治：热嗽喘甚者，久不愈。**

石膏100克，甘草25克(炙)。上为末。每服9.375克，新汲水调下，残生姜汁、蜜调下。

◎ **7. 主治：诸金刃所伤，血出不止。**

石膏、槟榔、黄连(去须)各50克，黄檗25克。上为细末，随少多掺敷疮上，血定，便入水不妨。

【科 属】为硫酸盐类矿物硬石膏族石膏，主要含水硫酸钙。

【地理分布】在气候干燥地区的内海或湖盆地多有分布。全国多数地区都有石膏矿藏分布，如山西、陕西、内蒙古、河南、甘肃、宁夏、新疆、山东、青海、安徽、四川、湖北、云南、贵州、西藏等地。

【采收加工】多于冬季采挖，除去泥沙及杂石可得。

【药理作用】解渴；解热；增强免疫功能等。

【化学成分】二水合硫酸钙($CaSO_4 \cdot 2H_2O$)，铝、钙、铁、硅、镁等无机元素。

【性味归经】甘、辛，大寒。归肺、胃经。

【功能主治】除烦止渴，清热泻火。用于高热烦渴、肺热喘咳、胃火亢盛、外感热病、牙痛、头痛。

药膳养生

◎ **石膏茶**

生石膏40克，紫笋茶末6克。生石膏捣末，加水适量，煎取药汁，过滤去渣。每日1剂，开水冲泡代茶饮。▶适用于流行性感冒、流行性乙型脑炎、中暑、胃火牙痛等。

◎ **石膏粥**

1. 生石膏40克，葱白3茎，豆豉10克，粳米100克。先煎豆豉、石膏，去渣取汁，入米煮粥，欲熟，入葱白，更煮片刻，空腹食。▶清热，除烦。对于热病烦渴、心烦头痛、口干舌焦，甚则神昏谵语等症有疗效。

2. 石膏40克，葱白4茎，豆豉、生姜各10克，粳米100克。先煎石膏，次下葱、豉、姜，再煎，去渣取汁，入米煮粥。空腹食用。若渴加葛根30克。▶祛风清热。对于疮疡初起、全身恶寒、发热、头痛较重，局部红、热、肿、痛等有疗效。

知 母 学名：Anemarrhena asphodeloides Bge.

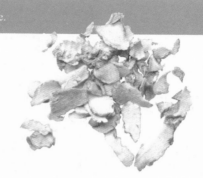

RHIZOMA ANEMARRHENAE　Zhimu
【知 母】

别名： 连母，水参，货母，韭逢，东根，苦心，儿草，兔子油草，山韭菜，虾草。

◎《本草纲目》记载知母：

"安胎，止予烦，辟射工、溪毒。泻肺火，滋肾水，治命门相火有余。"

【科 属】为百合科植物知母的干燥根茎。

【地理分布】向阳干燥山坡、丘陵草丛中或者草原地带，常成群生长。东北、华北以及陕西、宁夏、甘肃、江苏、山东等地多有分布。

【采收加工】春、秋季采挖，除去须根、枯叶和泥土，晒干称为"毛知母"。趁鲜剥去外皮，晒干为"知母肉"。

【药理作用】降血糖；解热；抗病原微生物；抗血小板聚集等。

【化学成分】多糖类：知母多糖 A、知母多糖 B、知母多糖 C、知母多糖 D；皂苷类：知母皂苷 A–Ⅰ、知母皂苷 A–Ⅱ、知母皂苷 A–Ⅲ、知母皂苷 B–Ⅱ、知母皂苷 B 等；有机酸类：鞣酸、烟酸等；其他：双苯吡酮类、木脂素类、铁、铜、锌、锰等微量元素。

【性味归经】苦、甘，寒。归肺、胃、肾经。

【功能主治】生津润燥，清热泻火。对于外感热病、高热烦渴、肺热燥咳、内热消渴、骨蒸潮热、肠燥便秘等症均有疗效。

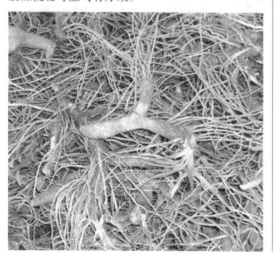

本草药方

◎ **1. 主治：高热，肺部感染。**

知母 24 克，金银花、甘草各 10 克，生石膏 58 克，粳米 1 撮。加水煎沸 15 分钟，滤出药液，再加水煎 20 分钟，去渣，两煎药液兑匀，分服，每天 1 剂。

◎ **2. 主治：高热，汗出，口渴，脉洪大。**

知母 30 克，甘草、生姜各 20 克，生石膏 200 克。煎服法同 1。每天 1 剂。

◎ **3. 主治：慢性支气管炎，咳嗽、吐黄痰。**

知母、莱菔子各 9 克，金银花、生石膏、鱼腥草各 18 克，炒苏子、杏仁、浙贝母各 10 克，白芥子、甘草、陈皮各 6 克，麻黄 5 克。煎服法同 1。每天 1 剂。

◎ **4. 主治：大面积烧伤后溃疡，低热，腰膝酸软，头目眩晕，舌红少津，口干咽干，有瘀斑。**

知母 6 克，丹参、生地黄各 18 克，牡丹皮、银花各 15 克，连翘 12 克，白芍、赤芍、茯苓各 9 克。煎服法同 1。分服。每天 1 剂。

药膳养生

◎ **二母蒸鳖**

知母、贝母各 6 克，柴胡、前胡、杏仁各 4 克，黄酒适量，鳖鱼（鳖）1 只（约重 500 克），食盐少许。将鳖鱼去头及内脏，洗净，切块，放大碗中，加入 5 味药及黄酒、食盐，再加水浸过肉，切，上笼蒸 1 小时，趁热分顿食用。▶滋阴退热。对于妇女长期低热不退者有疗效。

◎ **二母团鱼汤**

知母、贝母各 16 克，甜杏仁、银柴胡各 13 克。将鳖洗净，取肉切块，与四药同入锅内，加适量水，煎煮至肉熟。饮汤食肉，也可加食盐少许调味。另亦可将药焙研为末，以鳖骨、甲煎汤，取汁合丸用。▶滋阴清热，润肺止咳。对于肺肾阴虚、手足心热、骨蒸潮热、咳嗽、盗汗、咽干等症；或肺结核患者属阴虚发热者有疗效。

栀子 学名：Gardenia jasminoides Ellis

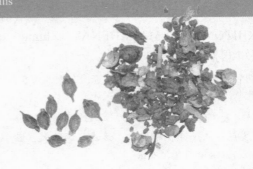

FRUCTUS GARDENIAE Zhizi

〖栀子〗

别名： 木丹，鲜支，卮子，越桃，山栀子，黄荑子，黄栀子。

◎《本草纲目》记载栀子：

"治吐血衄血，血痢下血，血淋，损伤瘀血，及伤寒劳复，热厥头痛，疝气，汤火伤。"

【科 属】为茜草科常绿灌木栀子的干燥成熟的果实。

【地理分布】丘陵山地或者山坡灌林中多有生长。西南、中南以及江苏、浙江、安徽、福建、江西、台湾等地多有分布。

【采收加工】10月中下旬，果皮变为红黄色的时候采收，除去果柄杂物。直接将其晒干或者烘干。

【药理作用】抗肝损伤，促进胆汁分泌，促进胰液分泌；泻下；抗菌；抗炎；镇静；降血压等。

【化学成分】有机酸类：奎宁酸等，氯原酸；环烯醚萜类：异栀子苷、栀子苷、山栀苷、去羟栀子苷、栀子酮苷等；挥发油类：丹皮酚等，含有棕榈酸；黄酮类：栀子素等；三萜类：藏红花素、红花酸等；其他：多糖、D-甘露醇、熊果酸、胆碱等。

【性味归经】苦，寒。归心、肺、三焦经。

【功能主治】清热利尿，泻火除烦，凉血解毒。对于热病心烦、血淋涩痛、黄疸尿赤、目赤肿痛、血热鼻衄、火毒疮疡有疗效；外治扭挫伤痛均有疗效。

本草药方

◎ **1. 主治：风热型睑腺炎。**

栀子、木通、白芷、黄芩、桑白皮、当归、赤芍药、桔梗、连翘各12克。加水煎沸15分钟，滤出药液，再加水煎20分钟，去渣，两煎药液兑匀，分服，每天1剂。

◎ **2. 主治：泪囊闭塞，流泪不止，目赤涩痛，侧头痛，心烦易怒，失眠，口苦咽干，便秋尿赤。**

生栀子、黄芩、木通、龙胆草、泽泻、柴胡、车前子、生大黄（后下）各10克，甘草5克，生地黄30克。煎服法同1。分早晚两次服，每天1剂。服药后流泪大减者生大黄改熟大黄，流泪消失者停药，改服杞菊地黄丸善后巩固。

◎ **3. 主治：风性结膜炎。**

栀子、龙胆草各9克，银花、黄檗、菊花各15克，黄芩10克，甘草5克。煎服法同1。每天1剂。

◎ **4. 主治：湿热黄疸。**

茵陈18克，栀子9克，大黄6克。上3味，以水12升，先煮茵陈，减6升，内2味，煮取3升，去滓，分3服。

◎ **5. 主治：伤寒下后，心烦服满，卧起不安者。**

栀子（劈）14个，厚朴（炙，去皮）12克，知实（水浸，炙令黄）4枚。上3味，以水3.5升，煮取1.5升，去滓。分2服，温进1服（得吐者，止后服）。

◎ **6. 主治：感冒高热。**

山栀子根100克，山麻仔根50克，鸭脚树二层皮100克，红花婆头婆根50克，煎服；或加酒少许服。

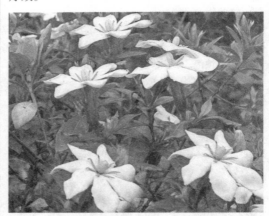

药膳养生

◎ **栀子粳米粥**

栀子仁10克，粳米80克，共煮成粥。▶有镇静、利胆、降压、抑制真菌作用。对于目赤肿痛、蚕豆黄、乳腺炎、急性黄疸型肝炎、肾炎水肿、腮腺炎等有疗效。

夏枯草 学名：Prunella vulgaris L.

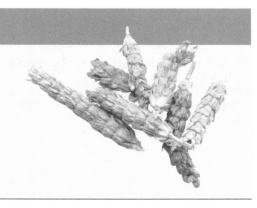

SPICA PRUNELLAE　Xiakucao

【夏枯草】

别名：夕句，乃东，铁色草，棒槌草，类笼草，牛低头，六月干等。

◎《本草纲目》记载夏枯草：

"能解内热，缓肝火。"

【科 属】为唇形科植物夏枯草的干燥的果穗。

【地理分布】路旁、荒地以及山坡草丛中多有生长。全国大部分地区均有分布。

【采收加工】夏季果穗呈棕红色的时候采收，除去杂质后，晒干。

【药理作用】调节免疫功能；降血糖；降压；抗炎；抗菌，抗病毒等。

【化学成分】皂苷类：夏枯草苷等；黄酮类：金丝桃苷、芦丁等；香豆素类：东茛菪素、伞形花内酯等；三萜类：熊果酸、齐墩果酸等；其他：维生素C、全草中含挥发油等。果穗含有胡萝卜苷、熊果酸、含硫多糖夏枯草素等；花序中含迷迭香酸、熊果酸、花色苷类、鞣质。

【性味归经】辛、苦，寒。归肝、胆经。

本草药方

◎ **1. 主治：结膜炎，目赤肿痛。**
夏枯草、蔓荆子、牡丹皮、黄芩、连翘、桑白皮各10克，菊花、金银花、蒲公英各15克，荆芥、薄荷(后下)、甘草各5克。加水煎沸15分钟，滤出药液，再加水煎20分钟，去渣，两煎药液兑匀，分服，每天1剂。小儿用量酌减。

◎ **2. 主治：急性结膜炎。**
夏枯草15克，赤芍药、菊花各8克，川黄连4克。煎服法同1。每天1剂。

◎ **3. 主治：单纯疱疹病毒性角膜炎。**
夏枯草、黄芩、大青叶、蒲公英、赤芍药、菊花各15克，板蓝根、钩藤(后下)各30克，薄荷(后下)、柴胡、蝉蜕各10克，甘草5克。煎服法同1。每天1剂。

◎ **4. 主治：角膜溃疡，目赤肿痛。**
夏枯草、大黄、生地黄各15克，蒲公英、金银花、板蓝根、生石膏各30克，龙胆草、知母、天花粉、赤芍药、玄明粉各10克，甘草5克。煎服法同1。每天1剂。

【功能主治】明目，清肝火、消肿，散结。对于目赤肿痛、目珠夜痛、瘰疬、瘿瘤、头痛眩晕、乳痈肿痛、淋巴结结核、甲状腺肿大、乳腺增生、高血压有疗效。

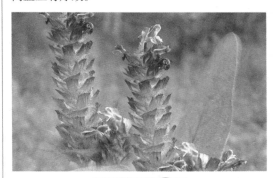

药膳养生

◎ **夏枯草露**
夏枯草500克。夏枯草浸2小时，洗净，放入蒸馏器中，蒸馏得芳香蒸馏液。每服30毫升，每天3次。▶化痰散结，清肝明目。对于肝阳上亢、头目眩晕、早期高血压、目赤肿痛、急性黄疸型传染性肝炎、菌痢等症有疗效。

◎ **夏枯草荷叶茶**
夏枯草10克，荷叶12克(新鲜荷叶半张)。一起煎汤，取汁。代茶饮。▶对于肝肾阴虚风火上亢，或头晕耳鸣，平素常头痛目眩，突然发生口眼歪斜，舌强言謇，半身不遂，手足重滞，苔黄，舌质红，脉弦滑数等症有疗效。

◎ **夏枯草煲猪肉**
夏枯草25克，猪瘦肉60克。猪肉切成薄片；夏枯草装纱布袋中、扎口，一起放入锅内，加水，小火炖至肉熟烂，弃药袋，调味。食肉饮汤。每天1剂，分2次。▶清肝热，散郁结。对于肝经有热或肝阳上亢头痛眩晕、结核、瘰疬等症有疗效。

瓜蒌 学名：Trichosanthes kirilowii Maxim.

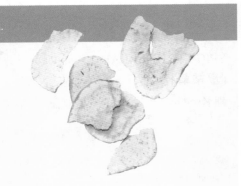

RADIX TRICHOSANTHIS　Tianhuafen
〖天花粉〗

别名：瓜蒌根，白药，瑞雪，天瓜粉、花粉、屎披根蒌粉。

◎《本草纲目》记载天花粉主治：
"消渴身热，烦满大热，补虚安中，续绝伤。"

【科　属】为葫芦科植物瓜蒌的干燥根。

【地理分布】海拔200～1800米的山坡林地、灌丛中、草地和村旁田边均有生长。分布于华东、华北、中南以及辽宁、甘肃、陕西、贵州、四川、云南。

【采收加工】秋末采挖，除去须根，刮去外皮，纵向剖成2～4瓣，粗大者再横切成数段和斜片晒干。也有不刮皮、切瓣、切段而直接晒干的。

【药理作用】抗肿瘤；引产，抗早孕；同时具有免疫刺激和免疫抑制作用；抗艾滋病病毒等。

【化学成分】天花粉多糖，天花粉蛋白。瓜蒌根中含有植物凝集素、α-甘露糖苷酶、β-半乳糖苷酶等多种酶，丙氨酸、缬氨酸等棕榈酸，氨基酸，α-菠菜甾醇等成分。

【性味归经】甘、微苦，微寒。归肺、胃经。

【功能主治】消肿排脓，清热生津。对于热病烦渴、肺热燥咳、疮疡肿毒、内热消渴均有疗效。

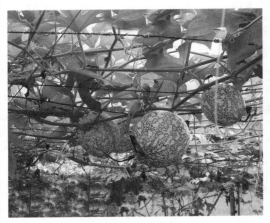

本草药方

◎ **1. 主治：热病烦渴，高热神昏，大便燥结。**
天花粉、龟板、犀角、白茅根、酸枣仁、鳖甲、知母、羚羊角各15克，枸杞子24克，生石膏、白芍药、牡丹皮、地骨皮、菊花、茵陈各9克，生地黄60克。加水煎沸15分钟，滤出药液，再加水煎20分钟，去渣，两煎药液兑匀，分服，每天1剂。

◎ **2. 主治：长期性低热，肺热燥咳。**
天花粉15克，菊花20克，柴胡、地骨皮、黄芩、半夏各10克，大枣5枚，甘草4克，蒲公英25克，金银花30克。煎服法同1。每天1剂。

◎ **3. 主治：肺炎，发热，内热，咳嗽，胸痛。**
天花粉、龙胆草、百部各30克，桑白皮、藕节各60克，天门冬、葶苈子各90克，栀子、地骨皮、海浮石、枇杷叶、石膏、黄芩各15克，大黄、杏仁、黄连各9克，羚羊角5克，薄荷、桔梗、炙麻黄、甘草各5克，黑枣2枚。加清水12碗，煎成1碗。分4次服。

药膳养生

◎ **天花粉山药粥**
鲜天花粉16克（干品亦可），鲜山药80克（干品亦可，但不可炒）。天花粉切成骨牌片，一起放锅内，加水适量，小火慢煮至烂熟。淡食为佳，亦可入少许酱油或食盐调味服食。▶固肾安中，生津止渴。对于消渴之口干舌燥、尿频量多等症有疗效。

◎ **天花粉粳米粥**
天花粉30克，粳米100克。先煎天花粉，去渣，取汁，入米煮粥，随意食用。▶清肺，止渴，生津。对于消渴及肺热咳嗽等症有疗效。

◎ **玉露糕**
天花粉、葛根、桔梗各15克，绿豆粉600克，白糖200克。将天花粉、葛根、桔梗切片烘干后，研磨成细末待用。将绿豆粉、白糖与药末混匀后，加水调湿，放在抹了油的饭盒内，上笼沸水大火蒸约30分钟即可。▶清热生津、润肺益胃、祛痰止咳。对于中老年人有咽喉干燥、唾液减少、舌面光滑少苔、口角皲裂疼痛、脱落皮屑等一系列症状者有疗效。

芦苇
学名：Phragmites communis(L.) Trin.

RHIZOMA PHRAGMITIS Lugen
〖芦根〗

别名： 芦苇根，苇根，芦茹根，芦柴根，芦通，苇子根，芦芽根，甜梗子，芦头等。

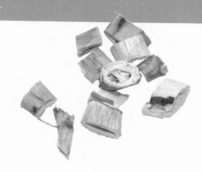

◎《本草纲目》记载芦根：

"主消渴，客热止，小便利。"

【**科 属**】为禾本科植物芦苇的新鲜或者干燥根茎。

【**地理分布**】河流、池沼岸边浅水中多有生长。全国大部分省区都有分布。

【**采收加工**】一年均可采挖，除去芽、须根以及膜状叶，鲜用或者晒干。

【**药理作用**】增强免疫功能等。

【**化学成分**】脂肪酸类：咖啡酸等，龙胆酸；挥发油类：阿魏酸、丁香醛、香草酸、松柏醛等；其他：氨基酸、甾醇，多元酚，生育酚，蛋白质，薏苡素，氯、钾、硫、钙、铁等无机元素。

【**性味归经**】甘，寒。归肺、胃经。

【**功能主治**】除烦，止呕，清热生津，利尿。对于热病烦渴、肺热咳嗽、胃热呕哕、热淋涩痛、肺痈吐脓有疗效。

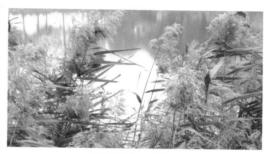

本草药方

◎ **1. 主治：慢性肺炎。**

芦根60克，冬瓜仁、薏苡仁各30克，瓜蒌皮、黄精各15克，杏仁、桑白皮、川贝母、前胡、地龙、车前子各10克，甘草5克。加水煎沸15分钟，滤出药液，再加水煎20分钟，去渣，两煎药液兑匀，分服，每天1~2剂。

◎ **2. 主治：传染性肺炎，肺热咳嗽，少痰，气短胸痛等症。**

芦根、沙参、金银花、薏苡仁、枇杷叶各30克，百合、陈皮、神曲、连翘、天门冬、山楂、麦芽各10克，黄连、甘草各5克，三七粉3克(另包，冲服)。煎服法同1。每天1剂。

◎ **3. 主治：急性支气管炎，气急咳嗽，无汗，张口抬肩，体温发热升高。**

芦根、蒲公英、生石膏各30克，杏仁、麻黄、桑叶、甘草、菊花各5克。煎服法同1。每天2剂。

◎ **4. 主治：肺脓肿，发热恶寒，咳唾黄痰，头身痛，胸痛，便干溺短。**

芦根、金银花各15克，僵蚕、桔梗、黄芩各10克，蝉蜕、薄荷各5克。煎服法同1。分服，每天2剂。

药膳养生

◎ **芦根茶**

1. 芦根50克，鲜萝卜200克，青橄榄8个，葱白7段。▶对于防治流行性感冒有疗效。

2. 芦根。水煎。代茶饮。▶对于牙龈出血有疗效。

◎ **芦根北粳米粥**

新鲜芦根120克，北粳米50克。新鲜芦根洗净，切段，去节，入砂锅水煎，去渣后入北粳米煮稀粥。每天3次，稍温服食。▶对于舌燥少津、烦热口渴、热病津伤、胃热呕逆、肺热咳嗽和肺痈痿等症有疗效。凡胃寒呕吐、咳嗽者不宜服食。

◎ **芦根竹茹汤**

鲜芦根100克，竹茹30克，蜜糖适量。前二药水煎取汁去渣。加蜜糖调匀服。▶和胃止呕。对于呃逆、胃热呕吐等症有疗效。

◎ **芦根绿豆粥**

芦根100克，绿豆100克，苏叶10克，生姜10克。先煎生姜、芦根、苏叶，去渣取汁，入绿豆，煮粥，随意食用。▶和胃止呕，利尿解毒。对于小便赤涩、湿热呕吐及热病烦渴，解河豚或其他鱼、蟹中毒等症有疗效。

淡竹叶 学名：Lophatherum gracile Brongn.

HERBA LOPHATHERI　Danzhuye

〖淡竹叶〗

别名：竹叶门冬青，迷身草，三鸡米，长竹叶，山冬，地竹，林下竹等。

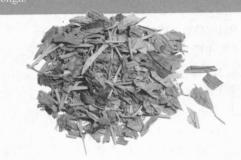

◎《本草纲目》记载淡竹叶：

"去烦热，利小便，清心。"

【科　属】为禾本科草本植物淡竹叶的干燥茎叶。

【地理分布】山坡林下或者沟边阴湿处多有野生。分布于长江流域以南和西南地区。

【采收加工】夏季未抽花穗前采割，晒干。

【药理作用】解热；利尿；升高血糖；抑菌等。

【化学成分】叶中和茎中含三萜和甾类：白茅素、芦竹素、蒲公英赛醇、菜油甾醇、β－谷甾醇等；地上部分含酚性成分、有机酸、氨基酸、糖类。

【性味归经】甘、淡，寒。归心、胃、小肠经。

【功能主治】清热除烦，利尿。对于热病烦渴、小便赤涩淋痛、口舌生疮有疗效。

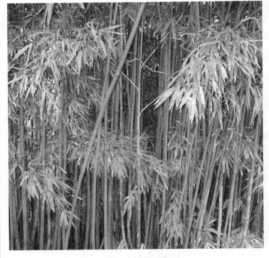

本草药方

◎ **1. 主治：口舌生疮，舌下囊肿。**

淡竹叶、槟榔各5克，连翘、党参、甘草各8克，大黄5~6克，黄连、牵牛子各5克。加水煎沸15分钟，滤出药液，再加水煎20分钟，去渣，两煎药液兑匀，分服，每天1剂。小便赤热加木通；口渴加生地黄、莲子心；发热加栀子，去党参；疼痛甚加牡丹皮、丹参。

◎ **2. 主治：慢性肾盂肾炎。**

淡竹叶、熟地黄、石斛、山药、生地黄、茯苓、泽泻各10克，金银花、连翘各15克，车前子、土茯苓各30克。煎服法同1。每天1剂。

◎ **3. 主治：小便赤涩淋痛，尿频尿急。**

淡竹叶、木通各10克，土茯苓、生地黄、金银花各15克，甘草、栀子各5克。煎服法同1。每天2剂。

◎ **4. 主治：尿血。**

淡竹叶、白茅根各15克。水煎服，每日1剂。

◎ **5. 主治：热淋。**

淡竹叶20克，灯芯草15克，海金沙10克。水煎服，每日1剂。

药膳养生

◎ **淡竹叶饮**

淡竹叶20克，切碎，加水400克，煎半小时，去渣，取汁，加白糖适量。代茶饮。▶清心除烦，利尿通淋。对于口舌生疮、心烦、小便涩痛、尿赤等症有疗效。

◎ **淡竹叶北粳米粥**

淡竹叶30克，北粳米60克，冰糖适量。淡竹叶加水煎汤，去渣后入粳米、冰糖，煮粥。早晚各1次，稍温顿服。▶对于温热病中心火炽盛、口渴多饮、心烦目赤、牙龈肿痛、口舌生疮、小便短赤或淋痛等症有疗效。此粥宜稀薄，以利小便；胃寒及无热证者忌食。

◎ **淡竹叶粟米粥**

淡竹叶30毫升，黄芩10克，蜜15克，生石膏20克，粟米100克。先煎黄芩、石膏，去渣取汁，下米煮粥，欲熟时，入淡竹叶及蜜，搅匀候熟，随意食用。▶清热除烦。对于壮热烦渴、外感热病、或小便赤涩、心胸烦闷、大便干燥等症有疗效。

西瓜 学名：Citrullus lanatus (Thunb.)Mansfeld

EXOCARPIUM CITRULLI　Xiguacuiyi
《西瓜翠衣》

别名：西瓜青，西瓜翠。

◎《本草纲目》记载西瓜翠衣主治：
"口、舌、唇内生疮，烧研噙之。"

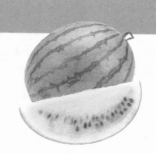

【科 属】为葫芦科植物西瓜的干燥的果皮。

【地理分布】全国各地均产。

【采收加工】夏季收集西瓜皮，削去内层柔软的部分，洗净，晒干。

【药理作用】消除黄疸；利尿等。

【化学成分】果皮含蜡质、糖、甜菜碱；果汁含瓜氨酸、苹果酸、葡萄糖、果糖、番茄红素、蔗糖、维生素 C 等。

【性味归经】甘，凉。归脾、胃经。

【功能主治】止渴，清暑解热，利小便。对于小便短少、水肿、暑热烦渴、口舌生疮有疗效。

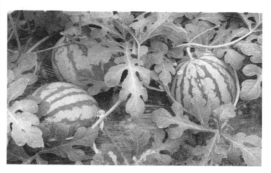

本草药方

◎ **1. 主治：小便短少，不畅。**
西瓜皮、冬瓜皮、葫芦皮各60克。加水煎沸15分钟，滤出药液，再加水煎20分钟，去渣，两煎药液兑匀，分服，每天1剂。

◎ **2. 主治：口舌生疮，口腔溃疡。**
西瓜霜50克，梅片9克，青黛15克，黄连18克，硼砂、青果核、炉甘石、人中白各100克，飞石膏250克。一起研为细末，过100目筛装净瓶，每瓶4克，密封高压消毒备用。将药末吹撒或涂敷患处，一般每天5次（上午2次，下午2次，睡前1次）。

◎ **3. 主治：四肢浮肿初起。**
西瓜皮晒干60克（鲜的120克，去瓤留皮0.3厘米厚），老黄瓜皮干者30克（或鲜者60克）。水煎服。以上2种用水煎热1茶杯内服，每剂煎服2次。

◎ **4. 主治：小儿汗闭性暑热症，发热持续不退，体温高，不出汗，发热不稳定。**
鲜西瓜翠衣30克，西洋参（先煎）、麦冬、竹叶、知母、石斛、黄连各5克，荷梗15克，甘草3克，粳米12克。清水煎服。每天1剂，以病愈为度。

◎ **5. 主治：肾炎，水肿。**
西瓜皮须用连髓之厚皮，晒干者入药为佳，若中药店习用之西瓜翠衣则无著效；干者65克，白茅根鲜者100克。水煎，一日3次分服。

◎ **6. 主治：白喉。**
西瓜霜100克，人中白5克（煅），辰砂10克，雄精1克，冰片5克。共研细末。如非白喉，减去雄精。

药膳养生

◎ **西瓜皮汤**
新鲜西瓜皮，白糖适量。西瓜外层绿色薄皮，切碎，水煮30分钟，去渣取汁，加适量白糖搅匀，凉后代茶饮，当天饮完。▶为清凉防暑饮。

◎ **西瓜番茄茶**
西瓜、番茄适量。西瓜取瓤，去子，绞汁；番茄沸水烫，去子，剥皮，用纱布绞汁，二汁合并，代茶饮。▶用于清解暑热、治食欲不佳以及消化不良等症。

◎ **西瓜番茄汁**
西瓜1 500克，番茄1 000克。番茄洗净，西瓜取瓤，去子；分别绞汁液，两液合并，代茶随意饮。▶滋阴，清热而止渴。适用于高热、口渴心烦、因胃阴虚而有热之食少纳呆、小便短赤、消化不良等症，是夏季清凉防暑饮。

◎ **西瓜子仁糯米粥**
西瓜子50克，糯米30克。西瓜子和水捣烂，煎水去渣取汁，入米煮稀粥，随意食用。▶清肺润肠，和中止渴。

小决明 学名：Cassia tora L.

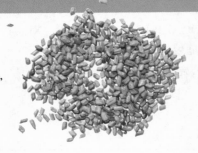

SEMEN CASSIAE　Juemingzi

【决明子】

别名：草决明，羊明，羊角，还瞳子，假绿豆，马蹄子，羊角豆，野青豆，蓝豆，羊尾豆。

◎《本草纲目》记载决明子：
"主治青盲，目淫肤，赤白膜，眼赤痛，泪出。"

【科 属】为豆科植物决明或者小决明的干燥成熟的种子。

【地理分布】**1. 决明** 路边、丘陵、山坡疏林下、荒山多有生长。我国南部各省均有分布。**2. 小决明** 生于山坡、河边。中南、西南、华东以及辽宁、河北、山西、吉林等地多有分布。

【采收加工】秋季采收成熟果实，打下种子，晒干，除去杂质。

【药理作用】抗菌；泻下；降血脂；降血压；抗肝损伤；抗血小板聚集；促进胃液分泌等。

【化学成分】蒽醌类：大黄素甲醚、大黄素、芦荟大黄素、大黄酚、决明子素、决明素等；氨基酸类：胱氨酸、组氨酸等；甾醇类：豆甾醇、菜油甾醇；其他：决明苷、硬脂酸、棕榈酸等。

【性味归经】甘、苦、咸，微寒。归肝、大肠经。

本草药方

◎ **1. 主治：流行性传染出血性结膜炎。**

决明子、当归、生地黄、菊花、桑叶、荆芥、薄荷、大青叶、川芎各10克，桃仁、红花各6克，甘草3克。加水煎沸15分钟，滤出药液，再加水煎20分钟，去渣，两煎药液兑匀，分早晚两次服，每天1剂。

眼睑发痒加地肤子、蝉蜕各10克；发热甚加金银花、连翘各10克；大便秘结不通加大黄、芒硝各9克；白睛充血显著加牡丹皮10克；恶风寒加防风10克；前额痛加白芷10克；畏光睛珠痛加夏枯草10克。

◎ **2. 主治：视网膜炎、中心视网膜静脉阻塞。视力骤减，甚至仅辨明暗，耳鸣耳聋，头痛眩晕，心烦易怒，面部烘热，失眠多梦，口燥咽干，舌红绛，脉弦细或数细。**

决明子、茯苓、生地黄、生石决各20克，丹参、茺蔚子各15克，牛膝、钩藤、地龙、黄檗、知母、夏枯草各10克，木贼6克。煎服法同1。每天1剂。

【功能主治】润肠通便，清热明目。对于畏光多泪、目赤涩痛、目暗不明、头痛眩晕、大便秘结有疗效。

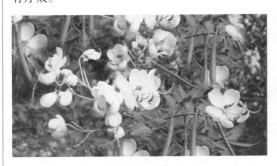

药膳养生

◎ **决明子茶**

决明子15克，夏枯草8克。决明子炒至稍鼓起香味，待凉，碾碎；夏枯草切碎，开水冲泡。代茶饮，每天1剂。▶对于高血压、头痛、青光眼、角膜溃疡、急性眼结膜炎、大便秘结等症有疗效。

◎ **决明子粥**

炒决明子16克，白菊花10克，粳米150克，冰糖少许。先煎炒决明和白菊花，去渣取汁，再入粳米煮粥，加冰糖少许。▶清肝降火，平肝潜阳。适用于肝火上炎、目赤肿痛、肝阳上扰之头晕，高血压病，头痛，高脂血症及便秘。

◎ **决明子烧茄子**

决明子30克，豆油250克，茄子500克。决明子捣碎加水适量，煎30分钟，去渣缩浓汁至2汤匙待用。茄子洗净切斜片，放热油中炸至两面焦黄，捞出控油。将锅内余油留下的3克放火上，用蒜片炝锅后把炸好的茄片入锅，把姜、葱等和用决明子汁调匀的淀粉倒入锅内翻炒，滴几滴明油颠翻。每天2次，佐餐食。▶清肝降逆，润肠通便。对于高脂血症、高血压病、冠心病有疗效。

鸭跖草 学名：Commelina communis L.

HERBA COMMELINAE Yazhicao

《鸭跖草》

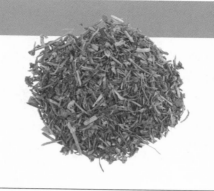

别名： 翠蝴蝶，竹节菜，竹鸡草，竹叶菜，碧蝉花，竹节草，水竹子，露草，帽子花，竹叶兰。

◎《本草纲目》记载鸭跖草：
"消喉痹。"

【科 属】为鸭跖草科植物鸭跖草的干燥的地上部分。

【地理分布】野生于山坡丛林下。现多栽培于海拔800～1 000米的土丘缓坡上或者山脚斜坡。广西、云南、贵州、四川、湖北、江西等地为其主产地。

【采收加工】夏秋季采收，鲜用或者晒干。

【药理作用】抗菌。

【化学成分】鲜花含黄鸭跖草苷、蓝鸭跖草苷。

【性味归经】甘，微苦，凉。归肝、胃经。

本草药方

◎ **1. 主治：感冒，头痛，发热，咽喉肿痛。**
  鸭跖草30克，连翘15克，桔梗、板蓝根、金银花、甘草各10克。加水煎沸15分钟，滤出药液，再加水煎20分钟，去渣，两煎药液兑匀，分服，每天2剂。

◎ **2. 主治：大叶性肺炎，反复咳嗽，发热。**
  鸭跖草60克，虎杖、鱼腥草、小蓟、平地木、蒲公英、黄芩、败酱草各30克。煎服法同1。每天1剂。

◎ **3. 主治：尿血，尿急，急性肾炎。**
  鸭跖草60克。煎服法同1。每天1剂。

◎ **4. 主治：黄疸性肝炎。**
  鸭跖草120克，瘦猪肉60克。水炖，服汤食肉，每日1剂。

◎ **5. 主治：手指蛇头疔。**
  鲜鸭跖草，合雄黄捣烂，敷患处，一日一换。初起能消，已化脓者，能退癀止痛。

◎ **6. 主治：高血压。**
  鸭跖草50克，蚕豆花15克。水煎，当茶饮。

◎ **7. 主治：水肿，腹水。**
  鲜鸭跖草100~150克。水煎服，连服数日。

◎ **8. 主治：五淋，小便刺痛。**
  鲜鸭跖草枝端嫩叶200克。捣烂，加开水一杯，绞汁调蜜内服，每日3次。体质虚弱者，药量酌减。

【功能主治】消肿定痛，散瘀止血。对于吐血、咯血、衄血、便血、外伤出血、崩漏、跌打损伤、胸腹刺痛、瘀血肿痛均有疗效。

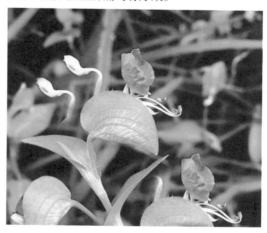

药膳养生

◎ **鸭跖草茶**
  鸭跖草35克，蚕虫花15克。水煎取汁。代茶饮。
  ▶适用于高血压病。

◎ **鸭跖薄荷汁**
  鸭跖草120克，鲜薄荷60克。洗净、捣烂、绞汁。每服1酒杯，用适量凉开水兑匀，频频含咽。▶清热解毒，利咽喉。对于咽喉肿痛、梗塞不利属热证者有疗效。

◎ **鸭跖车前蜜汁**
  鸭跖草50克，车前草60克，蜂蜜适量。前两者洗净、捣烂、绞取汁液，加蜂蜜调服。▶清热利尿通淋。对于热淋小便短赤或湿热小便不利等症有疗效。

◎ **鸭跖草炖肉**
  鸭跖草16克，炖肉食。▶能兴奋子宫、收缩血管，并能缩短凝血时间。

青葙 学名: Celosia argentea L.

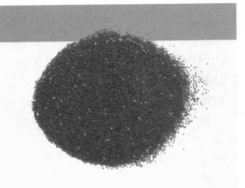

SEMEN CELOSIAE Qingxiangzi

〖青葙子〗

别名: 野鸡冠花, 狗尾巴, 牛尾巴花子。

◎《本草纲目》记载青葙子:
"治肝脏热毒冲眼, 赤障青盲翳肿, 恶疮疥疮。"

【科 属】为苋科植物青葙的干燥成熟的种子。

【地理分布】坡地、平原、路边较干燥的向阳处多有生长。全国大部分地区均有分布。

【采收加工】7—9月种子成熟的时候, 割取地上部分或者摘取果穗晒干, 收集种子, 除去杂质。

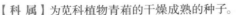

本草药方

1. 主治: 视神经萎缩症。

青葙子、地肤子(去壳)、建泽泻、车前子、菟丝子、白茯苓、辽细辛、麦门冬(去心)、茺蔚子、五味子、枸杞子、薏仁(去壳)、葶苈子、北防风、枯黄芩、杏仁(去皮尖炒)、肉桂心各58克, 白羖羊肝一具(竹刀切薄片, 新瓦焙干), 熟地黄88克。共研细面, 炼蜜为丸。每丸重8克, 每服1丸, 早晚各服1次, 温开水送下。

2. 主治: 青光眼症。

青葙子、夜明砂、石决明、新砂仁各8克, 蝉蜕5克。加水煎沸15分钟, 滤出药液, 再加水煎20分钟, 去渣, 两煎药液兑匀, 分早晚两次服, 每天1剂。

3. 主治: 白内障症。

青葙子、山栀子、赤芍药、木贼各15克, 石决明、决明子各30克, 大黄、荆芥各5克, 羌活3克。研为细末, 每服10克, 麦门冬15克, 煎汤送下药末。

4. 主治: 中心性视网膜炎症。

青葙子、麦门冬、枸杞子、当归、桑葚子各10克, 沙参、生地黄、丹参各15克, 川楝子5克。煎服法同2。每天1剂。

5. 主治: 风毒气眼, 翳膜遮睛, 不计久新, 及内外障眼。

青葙子、车前子、五味子、枸杞子、地肤子、茺蔚子、决明子、葶苈子(炒)、麦冬(去心)、细辛(去苗)、官桂(去粗皮)、生地黄、赤茯苓、泽泻(去土)、防风(去叉)、黄芩(去黑心)各30克, 上为细末, 炼蜜为丸, 如梧桐子大, 每服20丸, 加至30丸。每日3次。

【药理作用】扩瞳; 降眼压; 抑菌; 降血压等。

【化学成分】棕榈酸胆甾烯酯, β-谷甾醇, 对羟基苯甲酸, 蔗糖, 硝酸钾, 脂肪油, 烟酸等。

【性味归经】苦, 微寒。归肝经。

【功能主治】明目退翳, 清热泻火。对于多泪畏光、目赤肿痛、视物昏花、眼生翳膜、肝火头痛眩晕均有疗效。

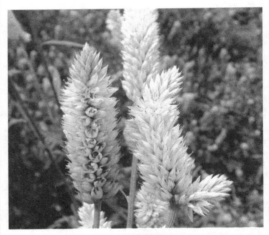

药膳养生

◎ 青葙子速溶饮

青葙子300克, 白糖400克。青葙子冷水泡透, 加水适量, 煎煮20分钟取药液, 再加水煎, 一齐煎3次, 合并药液。文火浓缩药液到稍黏稠将要干锅时, 停火, 待冷后, 拌入白糖粉, 把药液吸净, 混匀, 晒干, 压碎, 装瓶。每次10克, 沸水冲化, 饮用, 每天3次。▶清肝明目。对于高血压、偏头痛、目赤肿痛等症有疗效。

◎ 青葙子炖鸡肝

青葙子16克, 鸡肝600克, 加少许调味料炖熟烂。▶具有养肝明目的功效。

猪 学名：Sus scrofa domestica Brisso

FEL SUS SCROFA DOMESTICAE Zhudanzhi

【猪胆汁】

◎《本草纲目》记载猪胆汁：

"通小便，敷恶疮，杀疳蟹，治目赤目翳，明目，清心脏，凉肝脾。入汤沐发，去腻光泽。"

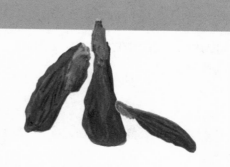

本草药方

◎ 1. 主治：百日咳。

猪胆汁（烘干，研粉）、淀粉各20克，白糖50克。共研末调匀。每次服0.3克，每天3次。

◎ 2. 主治：痈毒。

猪胆2个，雄黄9克，露蜂房2个，冰片5克。各为细末，共为膏，敷患处，每天2次。

◎ 3. 主治：痤疮。

鲜樱桃枝叶30克，鲜桃树枝叶50克，鲜槐树枝叶、鲜柳树枝叶各40克，鲜猪苦胆多个。将枝叶切碎，加水煎煮至沸，加入猪胆汁，熏洗面部。每天3次，每次加入猪苦胆1个。

◎ 4. 主治：翳膜。

猪胆1只，硇砂（细研）穰在猪胆中成膏，系定，悬当风处，候白衣如霜出，扫下收瓷盒子内，旋用柱子点入眦中，觉痒乃罢，便无翳膜，未尽再点之。

◎ 5. 主治：黄疸。

猪胆1个，鸡蛋1个。共调匀，不拘时服。连服3次。

◎ 6. 主治：伤寒五六日，斑出。

猪胆、苦酒各3合，鸡蛋1个。三味合煎三沸，强人尽服之，羸人须煎六七沸，分为2次服，汗出即愈。

◎ 7. 主治：大便燥结。

猪胆、蜂蜜，煎服。

◎ 8. 主治：少阴病，下利脉微者，与白通汤，利不止，厥逆无脉，干呕烦者。

葱白4茎，干姜50克，附子1枚（生，去皮，破八片），人尿五合猪胆汁一合。上五味，以水3升，煮取1升，去滓，内胆汁、人尿，和令相得，分温再服。

◎ 9. 主治：口中干燥无津液而渴。

雄猪胆5枚，定粉（《纲目》引作天花粉）50克。上二味，以酒煮胆，候皮烂，即入粉研细，同煎成煎，丸如鸡头大，每服2丸，含化咽津。

【科属】为猪科动物猪胆汁的干燥品。

【地理分布】全国各地均有饲养。

【采收加工】宰杀后，剖腹取出胆囊，取胆汁鲜用或将胆囊挂起晾干，或在半干时稍稍压扁，再干燥。

【药理作用】平喘，镇咳；抗炎；抗菌；抗肿瘤；抗过敏；抗氧化；镇静；兴奋中枢神经；促进胆汁分泌，溶解胆结石；抑制心肌收缩力；降血脂等。

【化学成分】猪去氧胆酸，猪胆酸，胆红素等。

【性味归经】苦，寒。归肺、肝、胆经。

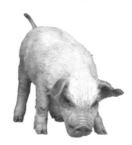

【功能主治】清热解毒，清肺化痰。对于咳喘、痰多不爽、百日咳、咽喉肿痛、目赤肿痛、湿热黄疸、疮痈肿痛、热结便秘等均有疗效。

药膳养生

◎ 猪胆酒

猪胆1个，白酒1杯。将猪胆汁冲入白酒内。每次空腹温饮2口，每天3次。每天1个猪胆，5天1疗程。▶适用于黄疸。

◎ 猪胆绿赤豆粉

猪胆4个，绿豆、赤小豆各300克。猪胆汁倒入瓷盆；二豆洗净，冷水浸泡半小时，滤干，倒入胆汁盆内，浸泡3天，每天拌动2次。盆加盖，旺火隔水蒸3小时，至豆熟。苦胆汁液多，用小火慢煨至快干，胆汁全部渗入豆中，取出，将胆汁豆进一步烘干或晒干，磨成细粉，装瓶，加盖备用。每次10克，开水冲服，每天2次。两个月为1疗程。▶清热解毒，利水。对于肝硬化、慢性肝炎、体实偏热者有疗效。

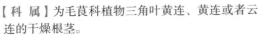

黄 连　学名：Coptis chinensis Franch.

RHIZOMA COPTIDIS　Huanglian

〖黄连〗

别名： 味连，雅连，云连，川连。

◎《本草纲目》记载黄连：

"去心窍恶血，解服药过剂，烦闷及巴豆、轻粉毒。"

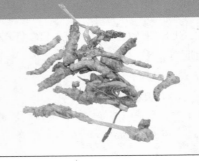

【科　属】为毛茛科植物三角叶黄连、黄连或者云连的干燥根茎。

【地理分布】**1. 黄连** 海拔 1 000～2 000 米山地密林中或者山谷阴凉处多有生长。野生或栽培。湖北、陕西、湖南、四川、贵州等地多有分布。在湖北西部、四川东部有较大量栽培。**2. 三角叶黄连** 栽培于四川峨眉以及洪雅一带海拔 1 600～2 200 米的山地林下。**3. 云连** 海拔 1 500～2 300 米的高山寒湿的林荫下野生或栽培。云南西北部以及西藏东南部等地多有分布。

【采收加工】秋季采挖，除去须根以及泥沙，干燥，摘去残留须根后可使用。

【药理作用】解热；抗炎；抗原虫；抗病原微生物；抗心肌缺血；抗心律失常；抗溃疡；抑制血小板聚集；抑制中枢神经；促进胆汁分泌；正性肌力作用；降血压；降血糖；兴奋胃肠平滑肌；抗肿瘤；抗放射等。

【化学成分】生物碱类：黄连碱、小檗碱、甲基黄连碱、药根碱、巴马亭等；其他：镁、铝、钾等无机元素。

【性味归经】苦，寒。归心、脾、胃、肝、胆、大肠经。

【功能主治】清热燥湿，泻火解毒。用于湿热痞满、呕吐吞酸、泻痢、黄疸、高热神昏、心火亢盛、心烦不寐、血热鼻衄、目赤、牙痛、消渴、痈肿疔疮、外治湿疹、湿疮、耳道流脓。

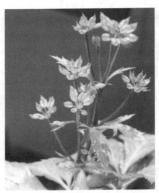

本草药方

◎ **1. 主治：** 高热神昏，败血症，烦躁，口渴欲饮，面红目赤，大便胶滞不爽，小便短赤，湿热痞满不畅。

　　黄连、甘草各 6 克，玄参 30 克，连翘、生地黄、金银花、麦门冬、牡丹皮各 10 克，犀牛角 3 克（研磨，冲服）。加水煎沸 15 分钟，滤出药液，再加水煎 20 分钟，去渣，两煎药液兑匀，分服，每天 1 剂。

◎ **2. 主治：** 败血症，高热，头痛，口渴，湿热痞满不畅。

　　黄连、连翘、蒲公英、知母、半枝莲、金银花、黄芩、紫花地丁各 20 克，党参、桂枝、玄参、生地黄、生姜各 10 克。煎服法同 1。每天 1 剂。

◎ **3. 主治：** 体热下利。

　　葛根 15 克，甘草 6 克，黄芩 9 克，黄连 9 克。上四味，以水 8 升，先煮葛根，减 2 升，纳诸药，煮取 2 升，去滓，分温再服。方中臣以黄芩、黄连清热燥湿，厚肠止痢。

药膳养生

◎ **黄连莲子汤**

　　黄连 10 克，党参 15 克，莲子肉 30 克。水煎温服。▶清热燥湿，止痢。适用于肠热下痢或湿热下痢、便下稀水、恶臭异常、肛门灼热，或下痢脓血、里急后重等症。

◎ **黄连猪肚丸**

　　黄连 90 克，黄芪、赤茯苓、人参、柴胡各 30 克，木香、地骨皮各 15 克，桃仁、鳖甲各 45 克，猪肚 1 个。人参去芦；鳖甲用醋涂，炙黄；桃仁用热水烫浸去皮尖，以麸炒微黄；诸药共为末；猪肚用食盐揉搓，洗净，把药末纳入猪肚，以线缝合，上笼蒸熟烂，捣泥，丸如梧桐子大。每服 30 丸，饭前用米汤送下。▶益气养阴，清热补虚。适用于妇人虚劳发热羸瘦、乏力，或骨蒸发热、闭经等症。

黄芩 学名：Scutellaria baicalensis Georgi

RADIX SCUTELLARIAE Huangqin

【黄芩】

别名： 腐肠，黄文，印头，内虚，黄金条根，元芩。

◎《本草纲目》记载黄芩：

"治风热湿热头疼，奔豚热痛，火咳，肺痿喉腥，诸失血。"

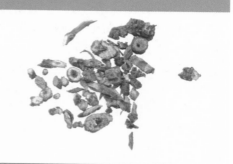

【科属】为唇形科植物黄芩的干燥根。

【地理分布】海拔60～2 000米的向阳干燥山坡、荒地上均有生长，常见于路边。内蒙古、吉林、河南、河北、陕西、山西、山东、甘肃等地广为分布。

【采收加工】春、秋两季采挖，除去须根以及泥沙，晒后撞去粗皮。

【药理作用】抗病原微生物；解热；抗炎；抗变态反应；降血压；利尿；降血脂；镇静；抗氧化；抗肝损伤等。

【化学成分】黄酮类：黄芩苷、黄芩苷元、汉黄芩

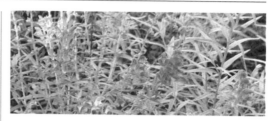

素、黄芩素等；其他：苯乙醇糖苷、挥发油、蔗糖、葡萄糖、硒、苯甲酸等。

【性味归经】苦，寒。归肺、胆、脾、大肠、小肠经。

【功能主治】泻火解毒，清热燥湿，安胎，止血。对于湿温、暑湿胸闷呕恶，泻痢，湿热痞满，肺热咳嗽，黄疸，血热吐衄，高热烦渴，胎动不安，痈肿疮毒有疗效。

本草药方

◎ **1. 主治：急性肠炎，腹痛腹泻。**

黄芩、车前子、藿香、山楂各15克，地锦草28克，木香10克，炙甘草3克。加水煎沸15分钟，滤出药液，再加水煎20分钟，去渣，两煎药液兑匀，分服，每天1剂。

◎ **2. 主治：肠炎，腹泻。**

黄芩、地榆、黄连各30克。研为细末。每次冲服10克，每天3次。

◎ **3. 主治：外阴瘙痒疼痛，白带多而色黄，溲赤便艰，心情暴躁易怒，苔薄黄或黄糙，口舌热疹，脉弦。**

黄芩、柴胡、山栀子、泽泻、龙胆草、当归、生地黄、车前子（包煎）、木通各8克，生甘草4克。煎服法同1。每天1剂。

便秘加生大黄9克（后下）；心烦失眠加夜交藤、合欢皮各15克，赤茯苓9克。

◎ **4. 主治：经后感冒。**

黄芩、桔梗、淡豆豉、法半夏、白薇、党参各9克，柴胡、苏叶各12克，玉竹10克，薄荷（后下）、炙甘草各6克，生姜3片，生葱白3根，红枣2个。水煎内服。可复煎。每天3次。

药膳养生

◎ **黄芩茶**

黄芩16克。研磨粗末，沸水冲泡。代茶饮。▶清热泻火。对于上焦肺火盛或郁热导致的急性结膜炎有疗效。

◎ **生地黄芩竹叶汤**

黄芩、生地黄15克，淡竹叶25克，白糖适量。以上三味药分别洗净，置瓦煲内，加水4碗，煲出味，去渣，加白糖调味搅匀。▶适用于口腔溃疡，饮用几次即可治愈。

◎ **黄芩汤**

黄芩12克。研磨成细末。用水600毫升，煮取300毫升，每次温饮150毫升。▶清热止血。对于鼻衄、吐血、下血、妇人漏下血不止等症有疗效。

◎ **车前黄芩茶**

黄芩10克，车前子20克，白糖25克。将车前子、黄芩洗净后放入砂锅，加入清水适量，先用大火烧沸，再用小火煎煮30分钟，滤去渣，放入白糖即可。每日2次，适量饮用。▶止疼痛，止泄泻。适用于慢性肠炎患者。肾虚精滑、无内湿热者慎饮。

黄皮树 学名：Phellodendron chinense Schneid.

CORTEX PHELLODENDRI Huangbo

〖黄檗〗

别名: 檗木，檗皮，檗荣。

◎《本草纲目》记载黄檗：
"敷小儿头疮。"

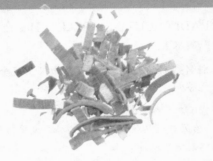

【科 属】为芸香科植物黄皮树或者黄檗的干燥的树皮。

【地理分布】**1. 黄檗** 生于山地杂木林中山谷溪流的附近。分布于东北以及华北。**2. 黄皮树** 生于杂木林中。浙江、陕西南部、江西、四川、湖北、云南、贵州、广西等地均有分布。

【采收加工】剥取树皮后，除去栓皮，晒干。

【药理作用】抗病原微生物；解热；抗炎；兴奋胃肠平滑肌；抗原虫；降血压；抗心律失常；增强心肌收缩力；降血糖；抑制中枢神经；抗血小板聚集；祛痰；镇咳等。

【化学成分】二水合硫酸钙（$CaSO_4 \cdot 2H_2O$），铝、钙、铁、硅、镁等无机元素。

本草药方

◎ **1. 主治：外阴溃疡症。**

连翘、丹参、天花粉、黄檗、防风、赤芍、车前子（包煎）、生山栀子各8克，蒲公英15克，金银花、生地黄各12克，生甘草4克。加水煎沸15分钟，滤出药液，再加水煎20分钟，去渣，两煎药液兑匀，分早晚两次服，每天1剂。

◎ **2. 主治：汗出色红，染衣被，红汗症。**

黄檗、黄芩各10克，黄连6克，当归、茜草各15克，生地黄、熟地黄、龙骨各20克，黄芪30克。煎服法同1。分服，每天1剂。

◎ **3. 主治：血精症。**

黄檗、藕节、苍术、蒲黄、山栀子各10克，生地黄、滑石各15克，木通、小蓟、车前草、当归、泽泻各12克，甘草5克。煎服法同1。每天1剂。

◎ **4. 主治：不射精症。**

黄檗6克，柴胡、知母、生地黄、酸枣仁各15克，枳实、山茱萸肉各12克，大黄（后下）、地骨皮各10克，卷柏9克，穿山甲5克，蜈蚣3条。煎服法同1。分服，每天1剂。

【性味归经】苦，寒。归肾、膀胱经。

【功能主治】清热燥湿，解毒疗疮，泻火除蒸。对于湿热泻痢、带下、黄疸、脚气、热淋、痿躄、骨蒸劳热、遗精、盗汗、湿疹瘙痒、疮疡肿毒有疗效。盐黄檗滋阴降火，对于盗汗骨蒸、阴虚火旺有疗效。

药膳养生

◎ **黄檗野菊茶**

黄檗6克水煎，约10分钟，入野菊花6克，再煎约1分钟，代茶饮。▶治目赤肿痛，湿疹色红，口舌生疮，风火牙痛。

以上二药加倍煎后，外洗可治湿疹、痈疖、烫伤，含漱可治口疮。其所含生物碱对金黄色葡萄球菌、肺炎球菌、白喉杆菌、痢疾杆菌等均有效。

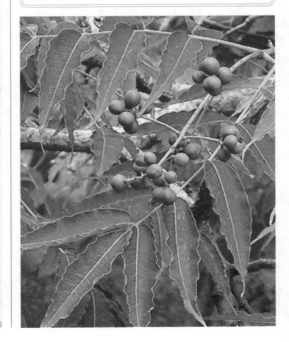

龙胆或条叶龙胆

学名：Gentiana scabra Bge.&Gentiana manshurica Kitag

RADIX GENTIANAE　　Longdan

〖龙胆〗

别名： 陵游，草龙胆，龙胆草，苦龙胆草，地胆草，胆草，山龙胆，四叶胆。

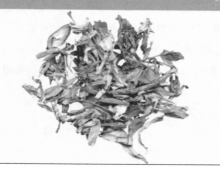

◎《本草纲目》记载龙胆：
"疗咽喉痛，风热盗汗。"

【科　属】为龙胆科植物龙胆、条叶龙胆、三花龙胆或者坚龙胆的干燥根以及根茎。

【地理分布】**1. 龙胆** 海拔400～1 700米的路边、山坡草地、河滩灌丛中以及林下草甸多有生长。东北以及内蒙古、陕西、河北、江苏、新疆、安徽、江西、浙江、福建、湖南、湖北、广西、广东等地多有分布。**2. 条叶龙胆** 海拔110～1 100米的山坡草地或者潮湿地区。分布于东北以及山西、河北、山东、陕西、安徽、江苏、浙江、广东、广西、湖北、湖南等地。**3. 三花龙胆** 生于海拔440～950米的林间空地、草地、灌丛中。分布于东北以及河北、内蒙古。**4. 坚龙胆** 海拔1 100～3 000米的山坡、草地、灌丛、林下以及山谷多有生长。分布于广西、湖南、贵州、四川、云南等地。

【采收加工】春、秋两季采挖，洗净，干燥。

【药理作用】抗肝损伤；抗炎；抗过敏；促进胆汁分泌；抗病原体；降温；增强消化功能；抗惊厥；镇静，降血压等。

【化学成分】黄酮类：当药苷等；环烯醚萜类：龙胆黄苷四乙酰化物、龙胆苦苷、龙胆三糖、龙胆黄碱、当药苦苷等。

【性味归经】苦，寒。归肝、胆经。

【功能主治】泻肝胆火，清热燥湿。对于阴肿阴痒、湿热黄疸、强中、带下、胁痛、目赤、耳聋、湿疹瘙痒、口苦、惊风抽搐有疗效。

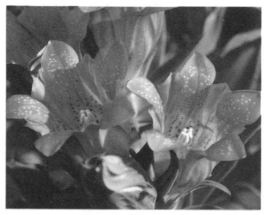

本草药方

◎ **1. 主治：湿热型带下症。**

龙胆草、山栀子、泽泻、酒黄芩、柴胡、木通、车前子各10克，白花蛇舌草、生地黄、败酱草、当归各15克，甘草5克。加水煎沸15分钟，滤出药液，再加水煎20分钟，去渣，两煎药液兑匀，分早晚两次服，每天1剂。兼见脾虚者加山药、薏苡仁各15克；腹痛甚者加香附、元胡各10克。

◎ **2. 主治：视物模糊，瞳神紧小。**

龙胆草、桑白皮、茺蔚子、牡丹皮、白芍药、黄芩、栀子、蔓荆子各10克，金银花20克，生地黄15克，甘草5克，羚羊角3~5克（锉末，先煎30分钟），蒲公英30克。煎服法同1。每天1剂。

药膳养生

◎ **龙胆草粳米粥**

龙胆草、泽泻、柴胡、车前子、栀子、木通、黄芩各6克，甘草2克，粳米150克。前9味分别洗净，装入纱布袋，水煎20分钟捞出药包，将洗净的粳米放入药汁，再加适量水，煮稀粥。趁热食，每天2次，3～5天为1疗程。▶适用于副性腺感染。

◎ **龙胆草清饮**

龙胆草6克，野菊花、苍耳子、白芷各10克，蜂蜜30克。前4味分别洗净、晾干、切碎，同放入砂锅，加水浸泡片刻，煎煮30分钟，用洁净纱布过滤，去渣，取滤汁放入容器，待其温热时，兑入蜂蜜，拌和均匀即可。早晚2次分服。▶清热解毒，通窍止痛。对于鼻咽癌疼痛、肝郁火旺者尤为适宜。

苦 参　学名：Sophora flavescens Ait.

RADIX SOPHORAE FLAVESCENTIS　Kushen

〖苦 参〗

别名：苦骨，川参，凤凰爪，牛参，山槐根，地参。

◎《本草纲目》记载苦参：

"心腹结气，症瘕积聚，黄疸，溺有余沥，逐水，除痈肿，补中，明目止泪。"

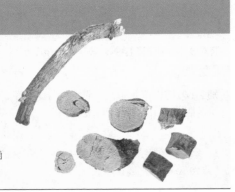

【科 属】为豆科植物苦参的干燥根。

【地理分布】生于沙地或者向阳山坡、草丛，以及溪沟边。全国各地均有分布。

【采收加工】春、秋两季采挖，除去根头以及小支根，洗净，干燥，或者趁鲜切片，干燥后可使用。

【药理作用】抗病原微生物；抗肿瘤；抗炎；平喘；抗过敏；抗心律失常，抗心肌缺血，有正性肌力作用；抑制机体免疫功能；降血压；扩张血管，抑制中枢神经；升高白细胞等。

【化学成分】黄酮类：异苷类、苦参醇 C、脂肪酸类、挥发油等；生物碱类：异苦参碱、苦参碱、槐果碱、槐实碱、氧化苦参碱等。

【性味归经】苦，寒。归心、肝、胃、大肠、膀胱经。

【功能主治】清热燥湿，利尿，杀虫。对于热痢、便血、黄疸尿闭、阴肿阴痒、赤白带下、湿疮、湿疹、疥癣麻风、皮肤瘙痒有疗效；外治滴虫性阴道炎有疗效。

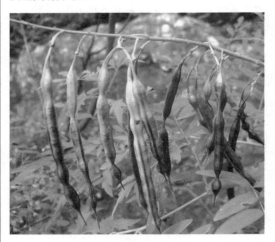

本草药方

◎ **1. 主治：**发高热，麻疹，流清涕，头面及躯干有少许玫瑰色疹，且面色黯，咳嗽，头昏。

　　苦参、紫草、枳壳、甘草各3克，金银花10克，木通、牛蒡子、防风、荆芥、蝉蜕各5克。加水煎沸10分钟，滤出药液，再加水煎10分钟，去渣，两煎药液兑匀，分服，每天1剂。

◎ **2. 主治：外阴白色病变症。**

　　苦参、紫草、蒲公英、蛇床子、黄檗各15克，地肤子30克。加水煎汤，每天熏洗坐浴1次，3个月为1疗程。

　　痒甚加川花椒、枯矾、鹤虱各8克；溃疡加五倍子、狼毒各5克；干涩者加淫羊藿、地骨皮各10克。

◎ **3. 主治：外阴白斑病变症。**

　　苦参、地肤子、蛇床子、百部各30克，蒲公英、雄黄、紫草茸、防风各20克。上药加水煎液，过滤去渣，趁热熏洗患处，每天1剂。

◎ **4. 主治：外阴白色病变症。**

　　苦参、透骨草、射干各20克，食盐、龙骨、白矾、枯矾各10克，绿矾5克。加水煎汤，温度适宜坐浴1小时，每天1次，1月为1疗程。

药膳养生

❦ **苦参酒**

　　苦参1 200克，露蜂房（锉）200克。用水20升，煮取10升，去滓浸法曲1 800克。4天，炊黍米14 000克，酿酒常法。酒熟，每食后饮8毫升，每天2次，夜1次，渐加到20毫升，以瘥为度。▶适用于白癫。

❦ **苦参天麻酒**

　　苦参500克，黍米5 000克，酒曲750克，白鲜皮200克，天麻80克，露蜂房75克。上药用水7 500克，煮到1半，去渣浸曲，4天，酿酒常法，酒熟压去糟渣，贮存备用。饭后饮1小杯，每天2次，夜1次。渐加至3小杯，以愈为度。▶对于遍身白屑，搔之则痛有疗效。

白蜡树 学名：Fraxinus chinensis Roxb.

CORTEX FRAXINI Qinpi

〖秦皮〗

别名: 秦白皮，蜡树皮。

◎《本草纲目》记载秦皮主治：
"风寒湿痹洗洗寒气，除热，目中青翳白膜……"

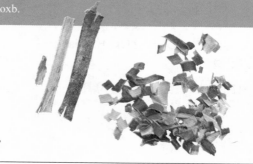

【科 属】为木樨科植物白蜡树、苦枥白蜡树、尖叶白蜡树或者宿柱白蜡树的干燥枝皮。

【地理分布】**1. 白蜡树** 产于中国南北各地。多为栽培，也常见于海拔 800 ~ 1 600 米的山地杂木林中。**2. 苦枥白蜡树** 山坡、路旁、河岸多有生长。分布于东北、华北以及长江流域、黄河流域，福建、浙江、广东、贵州、广西、云南等地。**3. 尖叶白蜡树** 山地杂木林中多有生长。分布于中国南方各地区。**4. 宿柱白蜡树** 海拔 1 300 ~ 3 200 米的山坡杂木林中多有生长。分布于陕西、河南、四川、甘肃。

【采收加工】春、秋两季剥取，晒干。

【药理作用】抗炎；抗菌；利尿；镇痛等。

【化学成分】秦皮素葡萄糖苷，秦皮乙素，七叶素，七叶苷，甘露醇，七叶亭，七叶灵等。

【性味归经】苦、涩、寒。归肝、胆、大肠经。

【功能主治】收涩，明目，清热燥湿。对于泄泻、热痢、目赤肿痛、赤白带下、目生翳膜均有疗效。

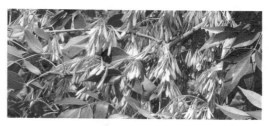

本草药方

◎ **1. 主治：疗疮。**

白蜡50克，乳香120克，制没药、百草霜、铜绿各125克，麻油200克，黄蜡250克，松香500克。

将麻油入锅中煎沸至155℃，入制松香，溶化后，下白、黄蜡，溶后过滤去渣，再倒入锅内，下制乳香120克，候涨潮，落潮后再倒入制没药，又经涨潮落潮后，下铜绿，最后放入百草霜，再经涨潮落潮后，倒入盛器冷却即可。每次用3克，视疗疮大小加减用量。将药膏揉捏成圆形薄饼，中厚边薄，贴敷患处，以纱布覆好，胶布固定。

◎ **2. 主治：痉挛性结肠炎，黏液便性结肠炎，结肠过敏，腹痛腹泻，黏液大便。**

秦皮、木香各10克，炮姜5克，白术、党参、茯苓各15克。加水煎15分钟，滤出药液，再加水煎，两次药液兑后，分服。每天1剂。

◎ **3. 主治：巩膜炎病变。**

秦皮、防风、细辛、甘草、川黄连各45克，龙脑0.5克。捣成细末，以水一大碗，浸药末3天3夜，煎滤去渣，再放入蜜120克，煎6沸，密封瓷瓶内，每次用吸头吸取2~3点滴眼，每天3次。

药膳养生

◎ **秦皮乌梅汤**

秦皮12克，乌梅30克。将上2味加适量水煎煮，去渣取汁，临服用时加白糖适量。每天2次，早、晚空腹服，每天1剂，连服5天。▶清热利湿杀虫，适用于滴虫性阴道炎，症见带下黄臭、阴痒等症。

◎ **还睛神明酒**

秦皮15克，石决明、草决明、生姜、石膏、白芍、泽泻、肉桂、芥子、薏苡仁、山萸肉、当归、黄芩、沙参、淡竹叶、柏子仁、防风、制乌头、辛夷、人参、川芎、白芷、瞿麦穗、桃仁、细辛、朴硝、炙甘草、车前子、地肤子各10克，黄连18克，龙脑1.5克，丁香6克，珍珠3颗，醇酒2.5千克。将33味捣碎，用纱布包贮，以酒浸于净器中，封口，春夏7日后开取，秋冬14日后开取，去渣备用。每日饭后温饮1 ~ 2 小酒杯。▶对于眼睛视物昏暗不愈、内外障失明等症有效。

◎ **温中汤**

秦皮15克，白芍12克，党参、白术、茯苓、防风、焦神曲、焦山楂各9克，炙甘草、陈皮各6克，炮姜3克。水煎服，每天1剂，每天服2次。▶脾失健运，湿热蕴于肠中，肝脾气滞者服之有效。功能健脾温中，清肠化湿。

连翘 学名：Forsythia suspensa(Thunb.) Vahl

FRUCTUS FORSYTHIAE　Lianqiao

〖连翘〗

别名： 旱连子，空翘，空壳，落翘。

◎《本草纲目》记载连翘：
"茎叶主心肺积热。"

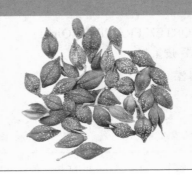

【科 属】为木樨科植物连翘的干燥果实。

【地理分布】山坡灌丛、疏林以及草丛中多有生长。河北、河南、陕西、山东、甘肃、安徽、江苏、四川、湖北等地广为分布。

【采收加工】秋季果实初熟还带有绿色时采收，除去杂质，蒸熟，晒干，习称为"青翘"；果实熟透时采收，晒干，除去杂质，习称"老翘"或者"黄翘"。

【药理作用】抗炎；解热；抗病原微生物；抗肝损伤；镇吐；降血压等。

【化学成分】三萜类：齐墩果酸、白桦脂酸、熊果酸、松脂素等；酚类：连翘酚等；木脂素类：连翘苷元等、连翘苷；挥发油类：龙脑、樟脑、黄樟醚、香叶醛、芒樟醇、α-蒎烯、β-蒎烯、柠檬烯、莰烯、对聚伞花烯等；其他：β-谷甾醇、

黄酮类成分、硒等微量元素。

【性味归经】苦，微寒。归肺、心、小肠经。

【功能主治】消肿散结，清热解毒。对于瘰疬、痈疽、乳痈、丹毒、温病初起、风热感冒、高热烦渴、热入营血、热淋尿闭、神昏发斑等均有疗效。

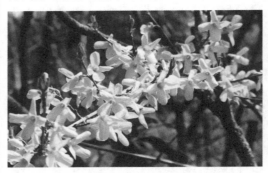

本草药方

◎ **1. 主治：急性咽喉炎，有开口下咽困难、疼痛等症状。**

生地黄30克，玄参24克，麦门冬18克，白芍药（炒）、牡丹皮、川贝母各12克，薄荷叶7克，甘草6克。加水煎沸15分钟，滤出药液，再加水煎20分钟，去渣，两煎药液兑匀，分服，每天2剂。重者3剂。

大便燥结数日不通，加清宁丸、玄明粉各6克；咽喉肿痛，加生石膏12克；面赤身热或舌苔黄色，加金银花12克、连翘6克。

◎ **2. 主治：急性牙周炎。**

连翘、生地黄各12克，生石膏20克（先煎），天花粉15克，当归、牡丹皮、升麻、大黄各10克，竹叶、黄连各6克。煎服法同1。每天1剂。

◎ **3. 主治：高热，因于外感。**

连翘、金银花各20克，生石膏、板蓝根各28克，柴胡15克，黄芩、半夏各10克，薄荷、蝉蜕、甘草各6克。煎服法同1。每天1剂。

药膳养生

◎ **牛蒡连翘饮**

连翘6克，牛蒡子6克，黄芩、荆芥各6克，甘草4克，芦根15克，白糖30克。将以上药物放入锅内，加水600毫升，煎煮2次，每次20分钟，滤去药渣，合并煎液。在药液内加入白糖，拌匀即成。▶补脾胃，益气阴。对于小儿夏季发热、热邪潜留而不解等症均有疗效。虚寒者忌食。

◎ **荆芥连翘汤**

连翘、荆芥、防风、当归、川芎、白芍、柴胡、枳壳、黄芩、山栀、白芷、桔梗各等份，甘草减半。水煎，饭后服。▶用于肾经风热、两耳肿痛、胆热移脑之鼻渊。

◎ **薄荷连翘汤**

连翘、生地各15克，金银花30克，牛蒡子、知母各9克，鲜竹叶6克，薄荷、绿豆衣各3克。水煎服。▶疏风祛邪，清热解毒。对于牙龈肿痛、腮肿而热、口渴舌红、脉浮数有疗效。

蒲公英　学名：Taraxacum mongolicum Hand.-Mazz.

HERBA TARAXACI　Pugongying
〖蒲公英〗

别名： 蒲公草，仆公英，蒲公罂，婆婆丁，黄花地丁，蒲公丁，黄花草。

◎《本草纲目》记载蒲公英：
"掺牙，乌须发，壮筋骨。"

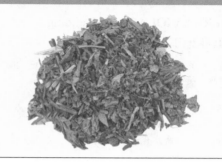

【科　属】为菊科植物蒲公英、碱地蒲公英或者同属数种植物的干燥全草。

【地理分布】**1. 蒲公英** 路旁、山坡草地、河岸沙地以及田间多有生长。华北、东北、华中、华东、西南以及陕西、甘肃、青海等地多有分布。**2. 碱地蒲公英** 生于稍潮湿的盐碱地或原野上。东北、华北以及河南、甘肃、陕西、新疆、青海等地多有分布。

【采收加工】春季至秋季花初开的时候采挖，除去杂质，洗净，晒干。

【药理作用】抗胃溃疡；抗病原微生物；抗肝损伤；抗肿瘤等。

【化学成分】植物甾醇类：蒲公英赛醇、蒲公英甾醇、蒲公英醇、β-谷甾醇、豆甾醇等；其他：苦味质、肌醇、树脂、皂苷、胆碱、菊糖、果糖、有机酸、蔗糖、葡萄糖、蝴蝶梅黄素、叶黄素等。

【性味归经】苦、甘、寒。归肝、胃经。

本草药方

◎ **1. 主治：湿热，高热。**

蒲公英、板蓝根各60克，黄芩、柴胡、羌活各15克，荆芥、当归各10克，甘草5克。加水煎沸15分钟，滤出药液，再加水煎20分钟，去渣，两煎药液兑匀，分服，每天1剂。

◎ **2. 主治：急性肾盂肾炎，湿热，尿急尿频。**

蒲公英、紫花地丁、土茯苓、车前子各30克，茯苓、黄芪、太子参、白术、山药、泽泻各10克，鸡内金5克。煎服法同1。每天1剂。

◎ **3. 主治：泌尿系感染，尿频尿急，尿痛。**

蒲公英、金钱草、金银花、白茅根、大青叶、紫花地丁各20克，旱莲草、知母、连翘、生地黄、黄檗、牛膝、栀子、海金沙各10克，玄参、玉竹、丹参、甘草、木通各5克。煎服法同1。每天1剂。

【功能主治】消肿散结，清热解毒，利尿通淋。对于疔疮肿毒、目赤、咽痛、乳痈、瘰疬、肠痈、湿热黄疸、肺痈、热淋涩痛有疗效。

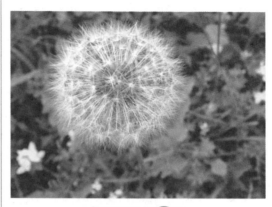

药膳养生

◎ **蒲公英清热汤**

鲜蒲公英100克。蒲公英洗净，水煎取汁。▶清肝明目，解毒消痈。适用于目赤肿痛，或翳肉遮眼，或赤脉络目。胆囊炎见胁肋痛。呕吐，或有恶寒发热等症。除内服外，用药汁少许洗眼或点眼。

◎ **蒲公英清热解毒茶**

1. 蒲公英60克。上药制为粗末，水煎，取汁。代茶饮。▶清热解毒。对于湿热蕴结所致的膀胱炎、泌尿系感染等症有疗效。

2. 蒲公英20克。上药洗净，晒干，切碎，水煎。代茶饮，每日1剂，连服3～5天。▶适用于流行性感冒、扁桃体炎、急性咽炎、支气管炎等症。

◎ **清热绿豆粥**

蒲公英10克，绿豆30克，冰糖适量。蒲公英水煎取汁。绿豆煮糜粥，调入药汁、冰糖。每天1剂，分3次服。▶清热解毒。对于小儿鹅口疮有疗效。

紫花地丁 学名：Viola yedonensis Makino

HERBA VIOLAE　Zihuadiding

〖紫花地丁〗

别名： 堇堇菜，箭头草，地丁，羊角子，地丁草，宝剑草，紫地丁，小角子花。

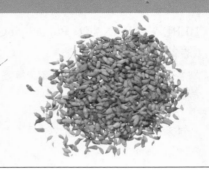

◎《本草纲目》记载紫花地丁：
"主治一切痈疽发背，疔肿瘰疬，无名肿毒恶疮。"

【科 属】为堇菜科植物紫花地丁的干燥全草。

【地理分布】生于荒地、田间、林缘、山坡草丛或者灌木丛中。全国大部分地区多有分布。

【采收加工】春、秋两季采收，除去杂质，晒干。

【药理作用】抗病原微生物等。

【化学成分】黄酮类，苷类，软脂酸，蜡，对羟基苯甲酸，丁二酸，硒等无机元素。

【性味归经】苦，辛，寒。归心、肝经。

【功能主治】凉血消肿，清热解毒。对于痈疽发背、疔疮肿毒、毒蛇咬伤、丹毒有疗效。

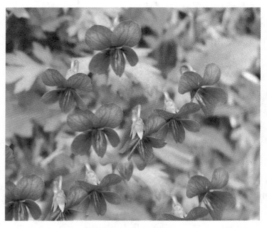

本草药方

◎ **1. 主治：蛇头疔。**

紫花地丁、蒲公英、七叶一枝花各30克，连翘、菊花、银花、赤芍各20克。加水煎沸15分钟，滤出药液，再加水煎20分钟，去渣，两煎药液兑匀，分服，每天1剂。

◎ **2. 主治：痈症初起，红肿热痛，发热恶寒。**

荆芥穗、蒲公英、银花、白芷、防风、紫花地丁、柴胡、连翘、浙贝母、当归、玄参、天花粉、瓜蒌、桔梗、黄芩各10克，甘草、黄连、红花各5克。煎服法同1。每天1剂。

◎ **3. 主治：疽，根深蒂固，附筋着骨。**

紫花地丁、当归、银花、蒲公英、菊花各15克，黄芪40克，苍术、白芷、薏苡仁、黄檗各10克，草果、白矾各5克。煎服法同1。每天1剂。

◎ **4. 主治：有头疽初起，心烦恶心，恶寒发热。**

紫花地丁、桔梗、黄芩、天花粉、赤芍、薄荷、蒲公英、栀子各8克，银花24克，生姜、甘草各5克。煎服法同1。每天1剂。

◎ **5. 主治：各种疗毒，痈疮疔肿，局部红肿热痛，或发热，舌红脉数者。**

金银花9克，野菊花、蒲公英、紫花地丁、紫背天葵子各3.6克。先水煎，后加五灰酒半盏；药渣再如法煎服，盖被取汗。

药膳养生

◎ **清解除湿汤**

紫花地丁、生石膏（先煎）各15克，板蓝根、生苡仁、车前子（布包）各12克，银花、连翘、知母、生地、赤芍、丹皮、土茯苓、生甘草各10克。水煎服，每天1剂，分早、中、晚3次服完。▶治疗水痘重证，证属邪毒内陷、热燔气营型。对于痘疹过大、过密、遍及全身，疹色或红或紫相夹杂，壮热不退，烦躁不安、口渴，伴见口糜咽痛、咳嗽、大便秘结、溲黄赤少，舌红少苔或无苔或苔黄燥，脉弦数或脉洪数等症有疗效。

◎ **猪蹄解毒汤**

紫花地丁、野菊花、蒲公英、连翘、赤芍、牛膝各10克，猪蹄1只，金银花、生地、天花粉各30克。将猪蹄去毛、洗净，劈为两块。将诸药装入纱布，扎紧袋口，与猪蹄共放入锅中，加清水适量，先用大火烧沸，后小火炖1小时，至猪蹄烂熟即可。吃猪蹄喝汤，分2次服用，常服有效。▶对于糖尿病并发湿性坏疽、局部脓水臭秽者有疗效。

野菊 学名：Chrysanthemum indicum L.

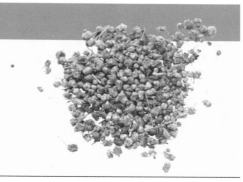

FLOS CHRYSANTHEMI INDICI　Yejuhua

〖野菊花〗

别名： 山菊花、千层菊、黄菊花。

◎《本草纲目》记载野菊花：

"治痈肿疔毒，瘰疬眼瘜。"

【科 属】为菊科植物野菊的干燥头状花序。

【地理分布】山坡草地、河边水湿地、灌丛、海滨盐渍地，以及田边、路旁多有分布。广布于华北、东北、华中以及西南各地。

【采收加工】秋、冬两季花初开放的时候采摘，晒干，或者蒸后晒干。

【药理作用】解热；增强吞噬细胞的吞噬功能；抗病原微生物；抗心肌缺血；降血压；抑制血小板聚集等。

【化学成分】野菊花醇、野菊花内酯、野菊花酮、野菊花三醇、菊油环酮；有机酸类：棕榈酸、熊果酸、亚桐酸、亚油酸等；其他：木樨草素、刺槐苷、胡萝卜苷、菊黄质、挥发油、豚草素等。

【性味归经】苦、辛，微寒。归肝、心经。

【功能主治】清热解毒。对于目赤肿痛、疔疮肿毒、头痛眩晕均有疗效。

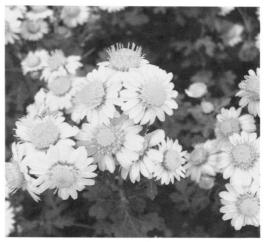

本草药方

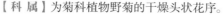

● **1. 主治：感冒，发热，舌红，咽痛。**

野菊花、薄荷、霜桑叶、淡豆豉各15克，甘草8克。加水煎10分钟，去渣，顿服。每天2剂。

● **2. 主治：化脓性骨髓炎。**

野菊花20克，蒲公英、半边莲、银花、七叶一枝花、紫花地丁、生地黄各30克，当归13克，赤芍12克，黄连、山栀子各10克。加水煎沸15分钟，滤出药液，再加水煎20分钟，去渣，两煎药液兑匀，分服，每天1剂。

热甚者加生石膏、大青叶、白花蛇舌草各30克，知母10克；口渴加花粉30克；便秘加生大黄10克(后下)；痛甚加乳香、没药各10克；化脓时加炮山甲15克、皂刺10克、黄芪30克。

● **3. 主治：慢性前列腺炎。**

野菊花、马齿苋、苦参、败酱草各30克，延胡索15克，当归、槟榔各10克。加水煎成1.5~2升。坐浴半小时，每晚1次。

药膳养生

◎ **败酱草野菊粳米粥**

野菊花10克，败酱草15克，粳米适量。一起煮粥，粥熟放适量白糖食。每天2次，7天为1个疗程。
▶清热解毒消炎。对于急性盆腔炎、症见带下黄多、发热、下腹疼痛等有疗效。

◎ **野菊花叶酒**

野菊花叶1千克，果酒适量。将上药洗净，捣烂绞汁，备用。口服，每次服药汁30毫升，兑入果酒30毫升，搅匀服之，每天服2次，药渣外敷患处。▶清火解毒、通经活络。对于疮疖、肿毒有疗效。禁忌吃葱蒜等辛热发物。

◎ **苦参野菊酊**

野菊花、百部、凤眼草各90克，苦参310克，樟脑50克，白酒5升。将前4味捣碎，置容器中，加入白酒，密封浸泡6天后，过滤去渣，留液，再加入樟脑(研粉)，待溶化后，即可取用。外用，取药酊涂擦皮损区处，每天涂擦1~2次，以愈为度。
▶灭菌止痒。对于脂溢性皮炎、皮肤瘙痒、单纯糠疹、玫瑰糠疹等症有疗效。

蕺菜 学名：Houttuynia cordata Thunb.

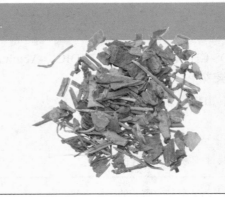

HERBA HOUTTUYNIAE　Yuxingcao

【鱼腥草】

别名：岑菜，蕺，蕺菜，紫蕺，九节莲，肺形草，紫背鱼腥草，臭腥草。

◎《本草纲目》记载鱼腥草：

"散热毒痈肿，疮痔脱肛，断痁疾，解硇毒。"

【科 属】为三白草科植物蕺菜的干燥的地上部分。

【地理分布】沟边、溪边以及潮湿的疏林下多有生长。分布于我国中部、东南到西南部各省区。

【采收加工】夏季茎叶茂盛花穗多时收割，除去杂质，晒干。

【药理作用】抗病毒，抗菌；利尿；提高机体免疫力等。

【化学成分】甾醇类：豆甾醇、菜豆醇、菠菜醇等；其他：氯化钾、蕺菜碱、硫酸钾等；黄酮类：槲皮苷、金丝桃苷、异槲皮苷等；有机酸类：亚油酸、棕榈酸、油酸、硬脂酸等；挥发油类：月桂烯、鱼腥草素、乙酸龙脑酯、芳樟醇、桉油素、石竹烯、龙脑等；氨基酸类：异亮氨酸、丙氨酸、亮氨酸、天冬门氨酸、缬氨酸等。

【性味归经】辛，微寒。归肺经。

【功能主治】消痈排脓，清热解毒，利尿通淋。对于肺痈吐脓、热痢、痰热咳喘、痈肿疮毒、热淋均有疗效。

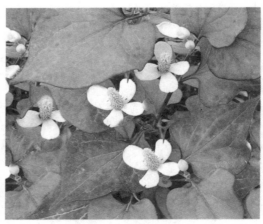

本草药方

◎ **1.主治：口腔扁平苔藓，胃胀，体沉身倦，恶心，渴不欲饮，大便不畅。**

鱼腥草、焦神曲、土茯苓、连翘各15克，半夏、泽泻、焦白术、陈皮、升麻各10克。加水煎沸15分钟，滤出药液，再加水煎20分钟，去渣，两煎药液兑匀，分服，每天1剂。

若糜烂较大、分泌物增多，加七叶一枝花、炒薏苡仁、生石膏各30克，杏仁、紫花地丁草各10克，砂仁2克。

◎ **2.主治：小儿急惊风。**

鱼腥草、黄荆条各28克，钩藤10克。加水煎，去渣，分数次服，每天1剂。

◎ **3.主治：鼻窦炎。**

鱼腥草200克，黄芩、葛根、浙贝母、天花粉、苍耳子各150克，薄荷70克，龙胆草10克。共为细末，炼蜜为丸，每丸重10克。每次1丸，每天服3次，小儿酌减。

药膳养生

◎ **鱼腥草煲猪肺**

鲜鱼腥草60克，猪肺200克。猪肺洗净切块，除泡沫，与鱼腥草同煮汤，盐少许调味，饮汤食猪肺。▶止咳，清热解毒。对于肺热咳嗽、痰血脓臭、痔疮疼痛等症有疗效。

◎ **鱼腥草拌莴笋**

鲜鱼腥草100克，鲜莴笋500克，调料适量。鲜鱼腥草择洗干净，沸水略焯后捞出，加盐少许拌和腌渍待用。鲜莴笋摘去叶子，剥去皮，洗净，切成4厘米长的小段，纵切成粗丝，盐少许腌渍，沥水待用。将鱼腥草、莴笋丝放盘内，加入酱油、味精、香油、醋、姜、葱、蒜和匀食。▶清热解毒，利湿排脓。可治疗脓痰腥臭，肺痈胸痛；痰黄黏稠，肺热咳嗽；带下量多，质黏味臭；膀胱湿热，小便短赤热痛等症。

金荞麦 学名：Fagopyrum dibotrys (D.Don) Hara

RHIZOMA FAGOPYRI DIBOTRYIS　Jinqiaomai

《金荞麦》

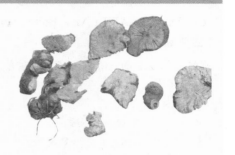

别名：天荞麦根，金锁银开，苦荞头，野荞子，铁石子，透骨消，野荞麦。

◎《本草纲目》记载金荞麦：

"主痈疽恶疮毒肿，赤白游疹，虫蚕蛇犬咬，并醋摩傅之，亦捣茎叶傅之。恐毒入腹，煮汁饮。"

【科 属】为蓼科植物金荞麦的干燥根茎。

【地理分布】路边、沟旁较阴湿地多有生长。中南、西南、华东和甘肃、陕西等地多有分布。

【采收加工】秋季采挖，洗净，晒干。

【药理作用】抗炎；抗菌；抗肿瘤；解热；祛斑。

【化学成分】黄酮类：矢车菊素、芦丁等；原花色素缩和性单宁混合物：表儿茶素、表儿茶素-3-没食子酸酯、原矢车菊素等；其他：海柯皂苷元、野荞麦苷、β-谷甾醇、鞣质、挥发油等。

【性味归经】微辛、涩，凉。归肺经。

【功能主治】排脓祛瘀，清热解毒。用于肺脓肿、麻疹合并肺炎、扁桃体周围脓肿。

本草药方

◎ **1. 主治：**疮毒，疖肿，丹毒，乳痈及无名肿毒症。

鲜荞麦叶60克。水煎服，每天1剂；或荞麦面炒黄，用米醋调成糊状，涂于患处，早晚更换。

◎ **2. 主治：**痔疮。

取3个公鸡胆汁和荞麦面适量，做成绿豆大的丸药，每天服2次，每次6克。

◎ **3. 主治：**活血化瘀，消痈散结，行气止痛，止血祛瘀。

金荞麦、金花果、化血丹、鸡血藤各20克，紫珠叶50克。以上5味药，研为细末，每天服4次，每次10克。鸡蛋清兑温开水调服。服药期间，忌辛辣香燥及酸冷饮食。

◎ **4. 主治：**原发性痛经。

金荞麦根50克（鲜品则用70克）。上为1剂量，水煎服。每剂煎服2次，每次约服200毫升。正常月经来潮前4天用药，连服2剂。服用2个月经周期为1疗程。一般连服3个疗程。

◎ **5. 主治：**鼻咽癌。

鲜野荞麦、鲜汉防己、鲜土牛膝各30克。水煎服。另取灯芯草捣碎口含，用垂盆草捣烂外敷。

◎ **6. 主治：**脱肛。

鲜天荞麦、苦参各300克。水煎，趁热熏患处。

◎ **7. 主治：**闭经。

野荞麦鲜叶90克（干叶30克），捣烂，调鸡蛋4个，用茶油煎熟，加米酒共煮，内服。

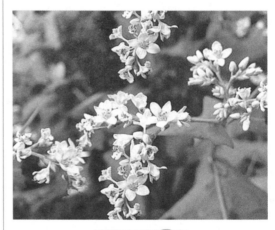

药膳养生

◎ **荞麦甘草汤**

荞麦叶16克，甘草3克。水煎服，每天2次。▶对风疹有效。

◎ **荞面丸**

炒荞麦研末。水泛为丸，每服6克，每天2次，开水送服。▶对慢性泻痢，妇女白带有效。

◎ **荞面糊**

荞麦面炒香，用适量开水搅成糊状服用。▶可治夏季痧症。

◎ **荞面饼**

荞麦子，磨粉后筛去壳，加红糖烙饼或煮熟食用。▶对黄汗、发热、泻痢有效。

白头翁 学名：Pulsatilla chinensis (Bge.) Regel

RADIX PULSATILLAE Baitouweng

〖白头翁〗

别名： 野丈人，胡王使者，白头公，翁草，犄角花，老翁花。

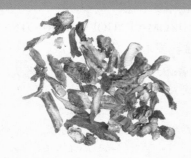

◎《本草纲目》记载白头翁：
"赤痢腹痛，齿痛，百骨节痛，项下瘤疬。"

【科 属】为毛茛科植物白头翁的干燥的根部。

【地理分布】平原或低山山坡草地、林缘或者干旱多岩石的坡地多有生长。分布于华北、东北以及河南、甘肃、陕西、山东、江苏、湖北、安徽、四川。

【采收加工】春、秋两季采挖，除去叶以及残留的花茎和须根，保留根头白绒毛，去净泥沙，晒干。

【药理作用】抗病毒，抗菌；镇静，镇痛；抗阿米巴原虫。

【化学成分】皂苷类：白头翁皂苷 B_4、白头翁皂苷 A_3、白头翁皂苷 B 等；其他：有机酸、白头翁酯、葡萄糖、阿拉伯糖等。

【性味归经】苦，寒。归胃、大肠经。

【功能主治】凉血止痢，清热解毒。对于热毒血痢、阴痒带下；阿米巴痢均有疗效。

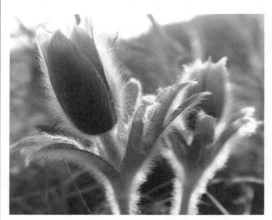

本草药方

◎ **1. 主治：** 阿米巴痢疾，大便黏液脓血。时愈时发。功能化瘀解毒驱虫。

白头翁、白芍药、黄连、秦皮、党参、黄芩、肉桂、木香各15克，甘草、干姜、陈皮各5克。加水煎沸15分钟，滤出药液，再加水煎20分钟，去渣，两煎药液兑匀，分服，每天1剂。

◎ **2. 主治：** 滴虫性肠炎，腹痛腹泻。

白头翁、仙鹤草根各45克，石榴皮27克，苦参60克，凤尾草、辣蓼各21克，铁苋菜、苦楝根皮、广木香、槟榔各15克，甘草12克。煎服法同1。每天1剂。

◎ **3. 主治：** 阿米巴疾病，便脓血。

白头翁60克，山药30克。共煮成粥，去渣，加入适量白糖。送服三七粉1克和鸦胆子仁30粒（装入胶囊内）。每天2剂。

◎ **4. 主治：** 热毒痢疾。

白头翁15克，黄檗12克，黄连6克，秦皮12克。上药4味，以水7升，煮取2升，去滓，温服1升，不愈再服1升。

◎ **5. 主治：** 休息痢，日夜不止，腹内冷痛。

白头翁50克，黄丹100克（并白头翁入铁瓶内烧令通赤），干姜50克（炮裂，锉），茛菪子0.5升（以水淘去浮者，煮令芽出，曝干，炒令黄黑色），白矾100克（烧令汁尽）。上药捣为末，以醋煮面糊和丸，如梧桐子大。每服食前，以粥饮下10丸。

药膳养生

◎ **白头翁清热解毒茶**

白头翁30克。水煎15分钟，去渣，滤汁。代茶徐徐温饮。▶对于麻疹退后、腹痛、身热不退、大便黏腻、里急后重、脓血混杂等均有疗效。

◎ **白头翁清热解毒汤**

白头翁60克，木槿花、银花、白糖各30克。前3味煎取浓汁200毫升，入白糖，溶后温服。每天3次。▶清热解毒，凉血止痢。对于痢下赤白、湿热痢、里急后重、肛门灼热、起病急骤、疫毒痢、壮热烦躁、痢下赤白或纯下血痢、急性菌痢及中毒型急性菌痢均有疗效。中毒型急性菌痢待病情稳定后，做辅助治疗。虚寒疾病忌服。

马齿苋 学名：Portulaca oleracea L.

HERBA PORTULACAE Machixian
【马齿苋】

别名： 马齿草，马苋，马齿菜，五行草，长命菜，九头狮子草，长寿菜。

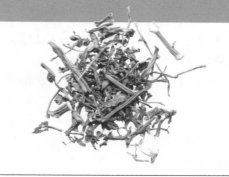

◎《本草纲目》记载马齿苋：

"散血消肿，利肠滑胎，解毒通淋。治产后虚汗。"

【科 属】为马齿苋科植物马齿苋的干燥的地上部分。

【地理分布】田野路边以及庭院废墟等向阳处多有生长。分布于全国各地。

【采收加工】夏、秋两季采收，除去残根以及杂质，洗净，略蒸或者烫后晒干。

【药理作用】兴奋子宫平滑肌；抗菌；降血压；松弛骨骼肌；降低胆固醇；利尿等。

【化学成分】马齿苋素甲、乙；儿茶酚胺类：去甲肾上腺素、多巴胺、多巴；甾体类：β-香树脂醇、忌扁豆醇等；有机酸类：苹果酸、枸橼酸、草酸、草酸盐；其他：酰化甜菜色苷、生物碱、强心苷、黄酮、香豆素、蒽醌类化合物。

【性味归经】酸，寒。归肝、大肠经。

【功能主治】凉血止血，清热解毒。对于热毒血痢、痈肿疔疮、湿疹、丹毒、蛇虫咬伤、便血、痔血、崩漏下血等均有疗效。

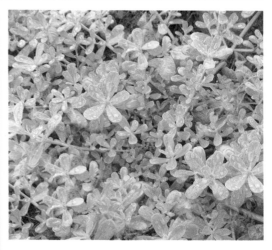

本草药方

◎ **1. 主治：百日咳。**

马齿苋28克。加水煎，去渣，再加白糖适量，分服，每天2剂。

◎ **2. 主治：疟疾。**

未开花含苞马齿苋枝头7个，红糖25克。共捣如泥。分别敷于双侧内关穴上，24小时换1次。

◎ **3. 主治：急性肾盂肾炎，小便热而赤、短而涩。**

马齿苋100克。加水煎沸15分钟，滤出药液，再加水煎20分钟，去渣，两煎药液兑匀，分服，每天2剂。

◎ **4. 主治：慢性肾盂肾炎。**

马齿苋、萹蓄、赤小豆、野菊花、车前草各15克。加水煎沸15分钟，滤出药液，再加水煎20分钟，去渣，两煎药液兑匀，分服，每天1剂。

药膳养生

◎ **马齿蒸鸡蛋**

生马齿苋适量，鸡蛋1个。马齿苋适量，捣绞汁200毫升。鸡蛋取白，加少量水搅匀，蒸熟，入马齿苋汁，搅匀。微温顿饮，每天2次。▶清热解毒止带。对于赤白带下有疗效。脾胃虚寒肠滑作泻及脾虚带下者不宜用。

◎ **马齿苋红米粥**

鲜马齿菜150克、红米100克及调料适量。马齿菜洗净，切碎，水煎取汁，与红米同煮粥，调入适量盐、酱等。早晚餐温热服食。▶清热解毒止痢，调气行血散结。对于产后气血不调及赤白痢疾等均有疗效。

◎ **马齿苋绿豆汤**

鲜马齿菜150克（或干品40克），绿豆80克。马齿苋洗净、切碎，与绿豆加水煎至豆熟，取汁500毫升，分2次温服，每天1剂。▶清热解毒治痢。对于痢疾、痈肿疮疡、肠炎等有疗效。虚寒痢及脾虚泄泻者不宜用。

酸 浆 学名：Phrysalis alkekengi L. var. franchetii (Mast.)Makino

CALYX SEU FRUCTUS PHYSALIS　Jindenglong
〖锦灯笼〗

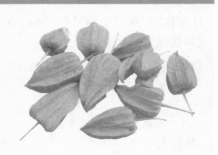

别名： 酸浆实，挂金灯，金灯笼，灯笼果，灯笼儿，红灯笼。

◎《本草纲目》记载锦灯笼：
"治热烦满，定志益气，利水道。"

【科 属】为茄科植物酸浆的干燥宿萼或者带果实的宿萼。

【地理分布】路边、村旁、旷野、山坡以及林缘等地多有生长。我国除西藏外，各地都有分布。

【采收加工】秋季果实成熟、宿萼呈红色或者橙红色的时候采收，晒干。

本草药方

◎ **1. 主治：细菌传染性肺炎。**
锦灯笼、马勃、黄芩、百部、天将壳、南天竹子、旋复花各8克，开金锁、鸭跖草、鱼腥草、全瓜蒌各15克，甘草5克。加水煎沸15分钟，滤出药液，再加水煎20分钟，去渣，两煎药液兑匀，分服，每天2剂。

◎ **2. 主治：细菌传染性单核细胞增多症。急性高热，伴有寒战、头痛、头昏。**
板蓝根、蒲公英、地骨皮、紫花地丁各20~30克，白薇、知母、荆芥各20克，玄参、生地黄、沙参各15克，甘草10克。煎服法同1。每天2剂。脾肿大加鳖甲、郁金、竹茹、厚朴、代赭石、石斛各10克；淋巴结肿大加夏枯草、瓦楞子、生牡蛎各20克；咽峡炎加牛蒡子、锦灯笼、山豆根、百合各15克。

◎ **3. 主治：上呼吸道感染，高热咳嗽，咽痛。**
锦灯笼、甘草、薄荷各10克，生石膏、金银花、板蓝根各30克，知母、连翘各15克。煎服法同1。每天2剂。

◎ **4. 主治：疟疾。**
锦灯笼草根7株。去梗叶，洗净，连须切碎，酒2碗，煮鸭蛋2枚，同酒吃。

◎ **5. 主治：疝气。**
锦灯笼根50克（洗净），青壳鸭蛋1个。水、酒各半炖服，每天服1次。

◎ **6. 主治：热咳咽痛。**
锦灯笼草，为末，白汤服，仍以醋调敷喉外。

【药理作用】抗乙肝病毒。

【化学成分】组氨酸，赖氨酸等多种氨基酸；甾醇类：24-甲基胆甾醇、胆固醇、24-甲基胆甾烷；萜类：α-胡萝卜素、酸浆果红素、番茄烃；黄酮类：木樨草素-7-β-D-葡萄糖苷；内酯类：酯浆苦素A、酯浆苦素B等；生物碱类：澳洲莨菪碱、莨菪碱、红苦豆碱等。

【性味归经】苦，寒。归肺经。

【功能主治】利咽，化痰，清热解毒，利尿。对于咽痛音哑、痰热咳嗽、小便不利、湿疹有疗效；外治天疱疮有疗效。

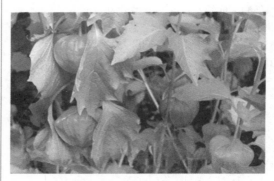

药膳养生

◎ **酸浆清热解毒茶**
酸浆草5克煎汤，代茶饮。▶清热解毒。对于咽部红肿生疮有疗效。

◎ **酸浆草清毒茶**
酸浆草5克，冰糖适量。上药研粗末，沸水冲泡，入糖令溶。代茶频饮。▶对于急慢性咽喉炎、急性扁桃腺炎均有疗效。

◎ **酸浆酒**
酸浆草1握。研取自然汁，与醇酒相拌。▶适用于小便不通、气满闷。

地黄 学名：Rehmannia glutinosa Libosch.

RADIX REHMANNIAE Dihuang

〖地 黄〗

别名： 干地黄，生地，生地黄。

◎《本草纲目》记载地黄：

"解诸热，通月水，利水道。捣贴心腹，能消瘀血。"

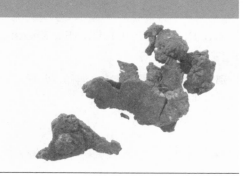

【**科 属**】为玄参科植物地黄的新鲜或者干燥块根。

【**地理分布**】海拔50～1 100米的山坡以及路旁荒地等处多有野生。内蒙古、辽宁、河南、河北、陕西、山西、山东、浙江、湖北、湖南、江苏、安徽、四川等地广为分布。

【**采收加工**】秋季采挖后，除去芦头、须根以及泥沙，鲜用或晾干即可。

【**药理作用**】抗肿瘤；降血糖，抗炎；抗真菌；促进骨髓造血干细胞增殖等。

【**化学成分**】萜及其苷类：二氢梓醇、梓醇、乙酰梓醇、单密力特苷、桃叶珊瑚苷、益母草苷、密力特苷、地黄苷A、地黄苷B、地黄苷C、地黄苷D等；糖类：葡萄糖、水苏糖、棉子糖等；其他：氨基酸、微量元素、胡萝卜苷、各种甾醇类、有机酸类等成分。

【**性味归经**】甘、寒。归心、肝、肾经。

【**功能主治**】养阴，清热凉血，生津。对于热病舌绛烦渴、阴虚内热、内热消渴、骨蒸劳热、衄血、吐血、发斑发疹有疗效。

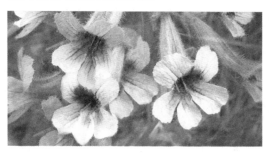

本草药方

◎ **1. 主治：脱发，慢性进行性脱发。**

生地黄、鹿角胶、山茱萸、肉苁蓉、白芍、山药、桑葚子各15克，何首乌、柴胡、熟地黄各25克，牡丹皮、菟丝子各12克。加水煎沸15分钟，滤出药液，再加水煎20分钟，去渣，两煎药液兑匀，分服，每天1剂。或以蜜为丸，每次10克，每天3次。

◎ **2. 主治：脱发。**

生地黄15克，熟地黄10克，赤芍、川芎各5克。煎服法同1。每天1剂。

◎ **3. 主治：脂溢性脱发。**

生地黄、黑芝麻梗、何首乌、柳树枝各30克。加水煎，熏洗热敷头部，每天3次。

◎ **4. 主治：胃中湿热郁积，实火牙痛。**

生地黄、升麻各15克，大黄、芒硝(另包冲服)、当归各12克，生石膏10克，牡丹皮8克，黄连5克，甘草4克。除芒硝外，余药加水煎服法同1，每天1剂。芒硝第一次冲服2/3，第二次冲服余1/3，取泻为度。

药膳养生

◎ **地黄花粟米粥**

地黄花适量，粟米100克。地黄花阴干，捣罗为末，每服3克。先以粟米煮粥，待熟将花末加入，搅匀，更煮令沸，随意食用。▶清热滋肾，止渴除烦。对于消渴及肾虚腰痛有疗效。

◎ **地黄豆瓣酱**

干地黄粉100克，豆瓣酱300克。地黄洗净，干燥，粉碎为细粉，加入豆瓣酱调匀，放置6天(继续发酵)，蒸熟。随意食用。▶滋阴清热。对于妊娠小便赤热或尿血症有疗效。

◎ **地黄汁酒**

地黄汁100升，酒20升。上药与酒相搅，重煎。温服，每天3次，每次10毫升。▶对于骨髓中冷痛有疗效。

◎ **地黄蒲黄酒**

生地黄(切、炒)20克，蒲黄(炒)、生姜(切炒)各6克。以无灰酒3盏，同煎至2盏，去滓。分温3服，未下更服。▶对于妊娠堕胎、胞衣不出有疗效。

玄参

学名: Scrophularia ningpoensis Hemsl.

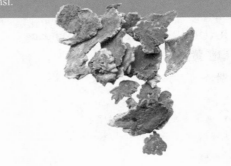

RADIX SCROPHULARIAE Xuanshen

【玄参】

别名: 重台, 正马, 玄台, 鹿肠, 鬼藏, 黑参, 野脂麻, 元参, 山当归。

◎《本草纲目》记载玄参:
"滋阴降火, 解斑毒, 利咽喉, 通小便血滞。"

【科 属】为玄参科植物玄参的干燥根。

【地理分布】生于山坡林下。山西、河北、河南、陕西、浙江、江西、江苏、安徽、湖北、湖南、福建、四川、广东、贵州广为分布。

【采收加工】冬季茎叶枯萎的时候采挖, 除去幼芽、根茎、须根以及泥沙, 烘干后可使用。

【药理作用】解热; 抗菌; 提高耐缺氧能力, 增加心肌营养性血流量等。

【化学成分】环烯醚萜类: 哈巴苷元、哈巴苷、桃叶珊瑚苷、浙玄参苷A、浙玄参苷B、6-对甲基梓醇以及苷元等; 其他: 苯丙苷类化合物、油酸、硬脂酸、植物甾醇、葡萄糖、生物碱、天冬酰胺、微量挥发油。

【性味归经】甘、苦、咸, 微寒。归肺、胃、肾经。

【功能主治】泻火解毒, 凉血滋阴。对于热病伤阴、舌绛烦渴、津伤便秘、温毒发斑、目赤、咽痛、骨蒸劳嗽、瘰疬、痈肿疮毒、白喉有疗效。

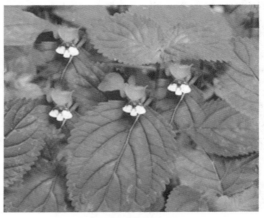

本草药方

◎ **1. 主治:** **感冒, 头痛, 目赤, 口干渴。**
　　玄参50克。加水煎30分钟, 去渣。顿服。每天1剂。

◎ **2. 主治:** **夏季发热, 倦怠乏力。**
　　玄参、熟地黄、赤芍、生地黄、麦门冬、天门冬、党参、沙参、茯苓、黄芪、牡丹皮、泽泻、黄芩各10克, 甘草5克。加水煎沸15分钟, 滤出药液, 再加水煎20分钟, 去渣, 两煎药液兑匀, 分服, 每天1剂。

◎ **3. 主治:** **早期骨髓炎合并骨质增生。**
　　玄参、茯苓各15克, 木瓜、牡丹皮、生地黄、羌活各15克, 山茱萸、苍术各10克, 寄生、续断、连翘、秦艽、丹参、牛膝、杜仲各20克, 薏苡仁30克, 细辛5克, 浙贝母8克。煎服法同2。每天1剂。

◎ **4. 主治:** **大叶性肺炎, 咳嗽, 发烧。**
　　玄参、麦门冬、生地黄、天门冬各30克, 金银花、连翘各60克。煎服法同2。每天1剂。

药膳养生

◎ **玄参麦冬甘桔茶**

　　1. 玄参、麦冬15克, 生甘草6克, 苦丁茶、桔梗、桑白皮各10克。将上药水煎, 或置温水瓶内以开水泡25分钟, 入冰糖少许调味, 代茶饮。▶对于麻疹后期声嘶, 唇红舌燥, 伴有咳嗽, 舌苔白滑或扁桃腺炎有疗效。

　　2. 玄参、桔梗、麦冬、甘草各6克。水煎、滤汁, 去渣, 代茶慢饮。▶养阴清热。对于无痰, 肺阴不足所致之喉痒、咳嗽, 口渴咽干等有疗效。

◎ **玄参麦冬银花茶**

　　玄参、山豆根、麦冬、茅根各5克, 黄芩、银花、生地、沙参各8克, 毛藤藕片、白花蛇舌草各30克。共研细末, 加水煎, 取汁, 去渣。代茶温饮。▶作为鼻咽喉癌症放疗后出现热性反应之辅助治疗。

◎ **玄参青果清热茶**

　　玄参10克, 青果4枚。玄参切片, 青果捣碎, 煎水, 代茶频饮。▶对于急、慢性喉炎, 扁桃腺炎, 咽炎有疗效。

牡丹 学名：Paeonia suffruticosa Andr.

CORTEX MOUTAN RADICIS　Mudanpi
〖牡丹皮〗

别名：牡丹根皮，丹皮，丹根。

◎《本草纲目》记载牡丹皮：
"和血、生血、凉血，治血中伏火，除烦热。"

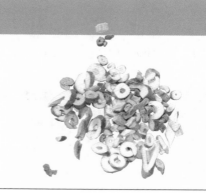

【科 属】为毛茛科植物牡丹的干燥的根皮。
【地理分布】全国各地均有分布。
【采收加工】秋季采挖根部，除去细根，剥取根皮后，晒干即可使用。
【药理作用】镇痛，镇静；解热，降温；抗炎；催眠；抗菌；降低心肌耗氧量，增加冠脉流量；抗凝血，抗动脉粥样硬化；降血压；增强免疫功能；抗变态反应等。
【化学成分】有机酸：没食子酸等；酚类：牡丹酚苷、牡丹酚、特丹酚新苷、牡丹酚原苷；萜类：氧化芍药苷、芍药苷、苯甲酰芍药苷。
【性味归经】苦、辛，微寒。归心、肝、肾经。
【功能主治】活血化瘀，清热凉血。对于温毒发斑、吐血衄血、无汗骨蒸、夜热早凉、痈肿疮毒、跌打伤痛、经闭痛经有疗效。

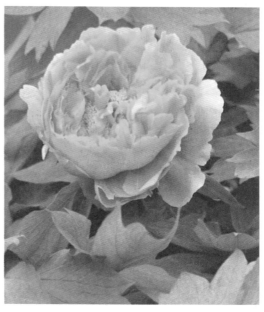

本草药方

◎ **1. 主治：长期低热。**
牡丹皮、生姜、薄荷各10克，丹参30克，茯苓、当归、柴胡、白术、白芍、栀子各15克，甘草5克。加水煎沸15分钟，滤出药液，再加水煎20分钟，去渣，两煎药液兑匀，分服，每天1剂。
◎ **2. 主治：过敏性紫癜。**
牡丹皮、浙贝母、菊花、桑叶、苍耳子各12克，地榆30克，辛夷8克，甘草、薄荷各2克。煎服法同1。每天1剂。
◎ **3. 主治：过敏性紫癜，外感风邪型。**
牡丹皮5克，连翘15克，生地黄、金银花、山楂各10克，紫草2克。煎服法同1。每天1剂。
◎ **4. 主治：血小板减少性紫癜，舌苔黄腻，有紫斑紫点，舌红。鼻齿衄血，月经过多，大便下血，色紫晦暗，尿血。**
牡丹皮、茜草、地榆各30克，生地黄100克，赤芍15克。煎服法同1。每天1剂。

药膳养生

◎ **牡丹叶粳米粥**
牡丹叶、决明子、漏芦（去芦头）各10克，雄猪肝100克，粳米50～100克。肝洗净切块，先煎前3味药，去渣取汁，后入肝、米，煮粥。空腹食。
▶活血消积。对于小儿癖瘕，症见两胁下出现结块，时痛时止，痛时才能触及等症有疗效。

◎ **牡丹皮乌龟汤**
牡丹花30克，乌龟2只，精盐、黄酒适量。牡丹皮冷水冲洗；乌龟宰杀后从侧面剖开，去内脏，洗净，用烫水除去薄膜，与丹皮同入砂锅，冷水浸，中火烧开，加黄酒2匙、精盐半匙，小火慢煨2小时，至龟肉酥烂。吃龟肉喝汤，每次1小碗，每天2次。
▶滋阴补肾，清热降火，补心凉血。对于血尿反复发作、肾阴亏损、久治不愈者有疗效。

紫草 学名：Lithospermum erythrorhizon Sieb.et Zucc.

RADIX LITHOSPERMI　Zicao

〖紫草〗

别名： 藐，紫丹，地血，鸦衔草，紫草根，山紫草，红石根，红紫草，野紫草。

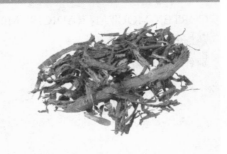

◎《本草纲目》记载紫草：
"治斑疹痘毒，活血凉血，利大肠。"

【科　属】为紫草科植物新疆紫草、紫草或者内蒙紫草的干燥根。

【地理分布】1.**新疆紫草** 海拔2 500～4 200米的砾石山坡、草地以及草甸处多有生长。分布于新疆、甘肃以及西藏西部。2.**紫草** 生于灌丛、向阳山坡草地或者林缘。分布于东北以及河南、河北、陕西、山西、甘肃、宁夏、青海、山东、江西、湖北、湖南、江苏、安徽、广西、贵州、四川等地。3.**内蒙紫草** 生于戈壁、荒漠草原、向阳石质山坡、湖滨砾石沙地。河北北部、内蒙古、宁夏、新疆、甘肃西部、西藏广为分布。

【采收加工】春、秋两季采挖，除去泥沙后，干燥。

【药理作用】抗病原微生物；抗炎；镇痛；镇静；解热；抗生育；兴奋心肌收缩力等。

【化学成分】萘醌类：紫草醌、乙酰紫草醌、紫草烷、异丁酰紫草醌、β-羟基异戊酰紫草醌、β,β-二甲基丙烯酰紫草醌、去氧紫草素、异戊酰紫草素、当归酸紫草素酯、乙酰紫草素、β,β-二甲基丙烯酰阿卡宁、β-乙酰氧基异戊酰阿卡宁等。

【性味归经】甘、咸，寒。归心、肝经。

【功能主治】活血，凉血，解毒透疹。对于斑疹紫黑、血热毒盛、疮疡、湿疹、麻疹不透、水火烫伤有疗效。

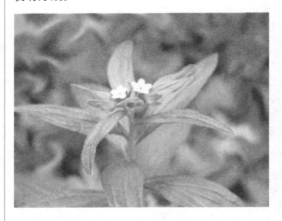

本草药方

◎ **1. 主治：小儿惊风。**
紫草、龙胆草、连翘、银花、牡丹皮、蒲公英、黄芩各15克，生石膏50克，川贝母、杏仁各10克。加水煎沸15分钟，滤出药液，再加水煎20分钟，去渣，两煎药液兑匀，分服，每天1剂。

◎ **2. 主治：小儿急性黄疸型肝炎，面目身黄，发热，不欲食。**
紫草、白鲜皮、板蓝根、莴草、萱草、赤芍、葛根、车前子、石斛、茵陈各10克。煎服法同1。每天1剂。

◎ **3. 主治：小儿乙型肝炎。**
紫草、红花、紫花地丁各2克，半枝莲、白花蛇舌草、泽泻、牡丹皮、红花、当归、郁金、赤芍、柴胡各6克，甘草3克。煎服法同1。每天1剂。

药膳养生

◎ **紫草根茶**
紫草根15克，红糖适量。上药为粗末，沸水冲泡片刻，入红糖令溶。代茶频饮。▶对于预防麻疹及麻疹热毒较甚便秘者有疗效。

◎ **紫草根薏米粥**
紫草根、菱角各15克，薏米30克，白果15克，蜂蜜适量。紫草根煎汤去渣，与薏米、菱角、白果煮粥，调入蜂蜜服。每天1剂，常服。▶适用于热毒蕴结所致的乳腺癌。

◎ **紫草茸糖水**
紫草茸3～5克，白砂糖适量。加水2碗煮至1碗，去渣饮。▶清热凉血，透疹解毒。适用于水痘、麻疹、暑疖、风疹、痱子过多等症。

黄花蒿 学名：Artemisia annua L.

HERBA ARTEMISIAE ANNUAE Qinghao

〖青蒿〗

别名： 蒿，草蒿，方溃，讯蒿，臭蒿。

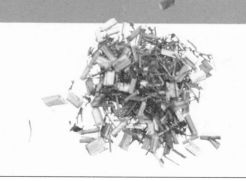

◎《本草纲目》记载青蒿：
"治疟疾寒热。"

【科 属】为菊科植物黄花蒿的干燥的地上部分。

【地理分布】生于山坡、旷野、河岸、路边等处。我国南北各地广为分布。

【采收加工】秋季花盛开时采割，除去老茎，阴干后方可使用。

【药理作用】抗菌，抗病毒；抗寄生虫；解热；增强细胞免疫力，提高淋巴细胞的转化率；抗肿瘤等。

【化学成分】黄酮类：3,4-二羟基-6,7、3',4'-四甲氧基黄酮醇、泽兰苷、猫眼草酚、槲皮黄素等；倍半萜类：青蒿甲素、青蒿素、环氧青蒿酸、青蒿丙素等；香豆素类：东莨菪内酯、6-甲氧基-7-羟基香豆素等；挥发油类：β-丁香烯、莰烯等。

【性味归经】苦、辛，寒。归肝、胆经。

本草药方

◎ **1. 主治：支气管扩张，咯血。**
青蒿、茯神、浮小麦、栀子、麦门冬、天门冬、茯苓各10克，夜交藤22克，沙参、苇根各15克，紫菀10克，知母、川贝母、甘草各8克。加水煎沸15分钟，滤出药液，再加水煎20分钟，去渣，两煎药液兑匀，分服，每天1剂。

◎ **2. 主治：小儿惊风，高热，抽搐。**
青蒿、陈皮、防风各5克，黄芩、连翘、桑叶、荆芥、菊花各10克，甘草、薄荷、苏叶各2克。煎服法同1。每天1剂。

◎ **3. 主治：小儿高热。**
青蒿、白薇、牡丹皮、黄芩、银紫胡、杏仁、桑白皮、菊花、大青叶各10克。煎服法同1。每天1剂。

◎ **4. 主治：小儿低热，倦怠，口干。**
青蒿、生地黄、银柴胡、地骨皮、玄参各10克，甘草5克。煎服法同1。分服，每天1剂。

【功能主治】除蒸，清热解暑，截疟。对于阴虚发热、暑邪发热、骨蒸劳热、夜热早凉、湿热黄疸、疟疾寒热均有疗效。

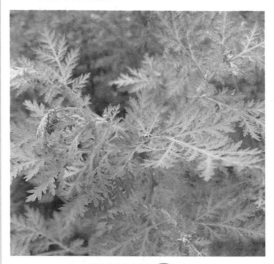

药膳养生

◎ **青蒿丹皮茶**
青蒿、丹皮各5克，茶叶2克，冰糖15克。前三药洗净，置茶杯中，开水浸泡15~20分钟，入冰糖令溶。不拘量，不拘时，代茶饮。▶主治月经先期，或1月2次，量多色紫，质地黏稠，或心胸烦热，小便黄赤，苔厚黄，舌质红，白带腥臭，脉数有力。

◎ **青蒿参麦膏**
青蒿500克，人参30克(或党参60克)，麦冬30克，白蜜100克。1000毫升水煮青蒿，去渣取汁，文火浓缩至500毫升。将人参与麦冬加水1000毫升煎至300毫升。将青蒿液与参麦液合并，煎熬，加白蜜收膏。冷却后装瓶。每服20毫升，每天3次。▶益气养阴，清虚热。对于气阴两虚而有低热、热病后期、阴虚盗汗等症有疗效。

枸杞 学名：Lycium chinense Mill.

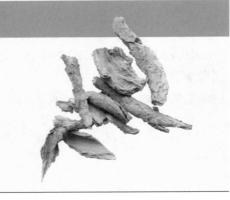

CORTEX LYCII Digupi

〖地骨皮〗

别名：杞根，地骨，地辅，枸杞根。

◎《本草纲目》记载地骨皮：
"去下焦肝肾虚热。"

【科 属】为茄科植物枸杞或者宁夏枸杞的干燥的根皮。

【地理分布】**1.枸杞** 田埂、山坡或者丘陵地带多有野生。全国大部分地区有分布。**2.宁夏枸杞** 地理分布同枸杞。

【采收加工】春初或秋后采挖根部，剥取根皮，洗净，晒干。

【药理作用】抗病原微生物；解热；降血糖；降血压；降血脂；兴奋子宫等。

【化学成分】有机酸类：亚油酸、桂皮酸、亚麻酸、卅－酸等；其他：β－谷甾醇、酚类物质；生物碱类：地骨皮甲素、甜菜碱等。

【性味归经】甘，寒。归肺、肝、肾经。

【功能主治】清肺降火，凉血除蒸。对于骨蒸盗汗、阴虚潮热、咯血、衄血、肺热咳嗽、内热消渴均有疗效。

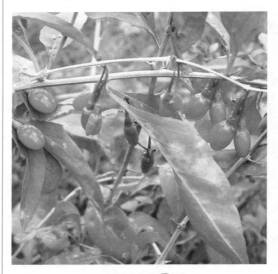

本草药方

◎ **1.主治：嗜酸细胞增多性肺浸润。**
地骨皮、白芍各12克，海蛤壳、鱼腥草各30克，桑白皮18克，黄芩8克，甘草、青黛各5克。加水煎沸15分钟，滤出药液，再加水煎20分钟，去渣，两煎药液兑匀，分服，每天1剂。

◎ **2.主治：过敏性紫癜，阴津亏损。**
地骨皮、麦门冬、知母各10克，生石膏60克，山药20克，沙参、石斛、粳米、金银花各15克。煎服法同1。每天1剂。

◎ **3.主治：急性白血病，阴虚内热。**
地骨皮、党参、熟地黄、黄精各15克，黄檗、知母、山茱萸、牡丹皮各10克，半枝莲40克，白茅根30克，枸杞子、生地黄各20克。煎服法同1。每天1剂。

◎ **4.主治：更年期综合征，心悸。**
地骨皮、淫羊藿、茯苓、牡丹皮、柴胡、川续断、枸杞子、橘红各8克，熟地黄、生地黄各18克，桑寄生、何首乌各12克，茯苓5克。煎服法同1。每天1剂。

药膳养生

◎ **地骨皮粳米粥**
鲜地骨皮50克，北粳米50克，冰糖适量。地骨皮煎汤取浓汁，去渣后入北粳米，冰糖，水煮至米汤稠。每天2次，温热服食。▶清肺生津，脾胃虚弱、中焦虚寒者不宜食用。

◎ **地骨皮酒**
地骨皮、甘菊花、生地黄各600克，糯米5千克，细曲适量。将生地黄、枸杞根、甘菊花一起捣碎，以水100升，煮取汁50升，以糯米、细曲拌匀，入瓮如常封酿，待熟澄清，备用。每天饮3盏。▶有补精髓、壮筋骨、延年耐老之效。

◎ **地骨皮茶**
地骨皮20克，研粗末，沸水冲泡。代茶饮。▶对于鼻衄、牙龈出血等均有疗效。

银柴胡 学名：Stellaria dichotoma L. var. lanceolata Bge.

RADIX STELLARIAE　Yinchaihu

〖银柴胡〗

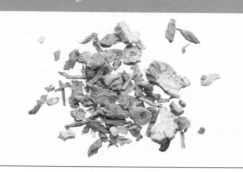

别名：银夏柴胡，银胡，牛肚根，沙参儿，土参。

◎《本草纲目》记载银柴胡：

"治虚劳肌热，骨蒸劳疟，热从髓出，小儿五疳羸热。"

【科 属】为石竹科植物银柴胡的干燥根。

【地理分布】喜生于山坡林下的阴湿处、河岸湿地、溪边，有时候也生于杂草地。华北、西北、东北、华中、西南多有分布。

【采收加工】秋后茎叶枯萎的时候挖取根部，除去残茎、须根以及泥沙，晒干即可使用。

【药理作用】抗动脉粥样硬化；解热；杀精子等。

【化学成分】甾体类：α-菠甾醇、β-谷甾醇、豆甾-7-烯醇等；挥发油类：邻-二苯甲酸双丁酯、1-环戊烷苯、辛酸、庚酸等；黄酮类：芹菜配基-6，8-二碳吡喃半乳糖苷、汉黄芩素等；其他：银柴胡环肽、3-羧基呋喃及其异构体等。

【性味归经】甘，微寒。归肝、胃经。

【功能主治】除疳热，清虚热。对于骨蒸劳热、阴虚发热、小儿疳热均有疗效。

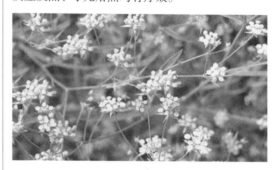

本草药方

◈ **1. 主治：起病急骤，全身酸痛，头痛发热，乏力等。**

银柴胡、金银花、桔梗、板蓝根、连翘、黄芩各15克，青蒿10克。加水煎沸10分钟，滤出药液，再加水煎10分钟，去渣，两煎药液兑匀，分服，每天2剂。

上焦热盛、咳喘有痰者加天葵10克、桑白皮15克、天竺黄12克、川贝母末3克（冲服）；恶寒重、口不渴、舌苔白腻者加草果10克；全身关节疼痛较重者加草果30克、桑枝20克、蔓荆子15克；高热持续者加紫雪丹1克（冲服）、生石膏30克；咽痛、扁桃体肿大者加马勃、山豆根各10克；食欲减退者加焦山楂、神曲、炒麦芽各10克；体质虚弱者加党参16克、桑寄生30克；伤津较著者加西洋参10克、知母、石斛各15克。

◈ **2. 主治：眼睛疲劳，滋阴养血。**

银柴胡、荆芥、防风、香附、麦门冬、沙参、黄芩、半夏各10克，熟地30克，枸杞子12克，当归、白芍各5克，夏枯草15克，甘草3克。水煎服。每天或隔天1剂，早晚分服，每次服150~200毫升。

药膳养生

◈ **六味红枣粥**

银柴胡、赤芍、延胡索、山楂条、白砂糖各10克，大枣10枚，大米60克，马齿苋25克。将银柴胡、马齿苋、赤芍、延胡索加水1 000毫升，大火烧开，小火煮30分钟，去渣留汁，以药汁煮大米、大枣至粥熟，加山楂条、白糖调匀。顿服。▶清热除湿，化瘀止痛。对于湿热下注、阻滞气血之痛经、经前小腹疼痛、血色黯红等症有疗效。

◈ **前胡甲鱼煲**

银柴胡、贝母、知母、前胡、杏仁各8克，甲鱼1只约600克，姜块15克，葱结20克，白糖5克，花椒12粒，绍酒适量，精盐6克，味精少许。将甲鱼用刀宰放尽血，入开水中煮约10分钟捞起，用小刀将甲鱼周围的裙边、腹部软皮与四周粗皮刮洗净，再入开水中煮15分钟，剥去甲壳和内脏，用清水洗净，切去脚爪，横切成方块，再入开水中煮数分钟，去其腥味后捞起。将中药洗净，切成薄片，煎取浓汁。甲鱼块放入蒸碗内，加中药浓汁、姜片、葱结、花椒、绍酒、盐、白糖，入蒸笼内蒸熟烂，取出调味即可。▶食用解表散热，化痰止咳。

胡黄连 学名：Picrorhiza scrophulariiflora Pennell

RHIZOMA PICRORHIZAE　Huhuanglian

《胡黄连》

别名：割孤露泽，胡连，假黄连。

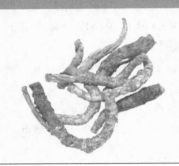

◎《本草纲目》记载胡黄连：

"治久痢成疳，小儿惊痫寒热不下食，霍乱下痢，伤寒咳嗽，温疟，理腰肾，去阴汗。"

【科　属】为玄参科植物胡黄连的干燥的根茎。

【地理分布】高山草地多有生长。喜马拉雅山区西部广为分布。

【采收加工】秋季采挖，除去须根以及泥沙，晒干后使用。

【药理作用】抗肝损伤；促进胆汁分泌；抗真菌等。

【化学成分】有机酸类：桂皮酸、香荚兰酸、阿魏酸等；其他：葫芦素糖苷、香荚兰乙酮等；糖类：d-甘露糖醇、6-肉桂酰-β-d-吡喃葡萄糖；环烯醚萜类：胡黄连苷、梓醇、胡黄连苷Ⅰ、胡黄连苷Ⅱ、胡黄连苷Ⅲ、胡黄连素、6'-肉桂酰梓醇等。

【性味归经】苦，寒。归肝、胃、大肠经。

【功能主治】除骨蒸，清湿热，消疳热。对于黄疸、湿热泻痢、骨蒸潮热、痔疾、小儿疳热等均有疗效。

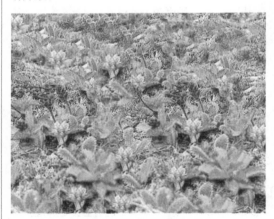

本草药方

◎ **1. 主治：肛门内外痔，焮肿便秘。**

胡黄连、川黄连、槐角、槐花、金银花、浙贝母、穿山甲各8克，黑雄牛胆1个。将前7味加水煎沸15分钟，过滤取液，渣再加水煎20分钟，滤过去渣，两次滤液兑匀，分早晚两次服。每次服时以牛胆汁15克兑入药液，为1次量。连续服用，每天1剂，以愈为度。

◎ **2. 主治：痔疮脏毒。**

胡黄连、僵蚕(炒)、穿山甲(土炒)、熟大黄、石决明(煅)、金银花、蒲公英各30克，槐花60克。共研为细末，蜂蜜炼为丸，每丸3克重。每次服3丸，空腹温开水送下，每天分早晚两次吃。若求速效，可酌减量做汤剂。忌蒜、葱、鱼腥、辣椒等发物。

◎ **3. 主治：乙型肝炎(HBsAg 阳性)。**

胡黄连、黄连各5克，小蓟60克，平地木、菟丝子、虎杖各30克，仙茅、淫羊藿、苦参各15克，党参、苍术各8克。加水煎沸15分钟，滤出药液，再加水煎25分钟，去渣，两煎药液兑匀，分服，每天1剂。

◎ **4. 主治：吐血。**

生地黄、胡黄连各等份。上为末。罗极细，炼蜜和丸如鸡子大。每服2~3丸，银器中用酒少许化开，更入水5分，重汤煮20~30沸，放温，食后服。

◎ **5. 主治：痢血。**

胡黄连、乌梅肉、灶下土等份。为末。腊茶清调下，食前，空腹温服。

药膳养生

◎ **小儿疳积粉**

胡黄连25克，煅炉甘石60克，使君子仁、赤石脂各30克，滑石、蟑螂、鸡内金各30克，槟榔15克。各焙干，研为细末，每次服2克，每天3次。

◎ **痔疮丸**

胡黄连120克，鳖头2个，荞麦面120克。将鳖头阴干，用砂锅炒焦黄色，与胡黄连共研为细末，再和荞麦面调匀，炼蜜为丸，如芡实般大。每日早、午、晚各服8克，温白开水送下。禁食辛辣等物。

祛风抗菌篇

活血强筋
利水通淋
理气通络
抗毒杀菌
养肝温肾
驱虫消积

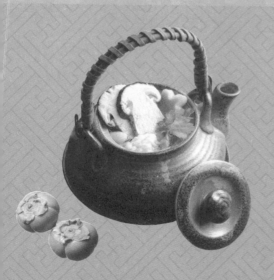
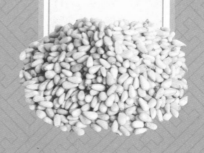

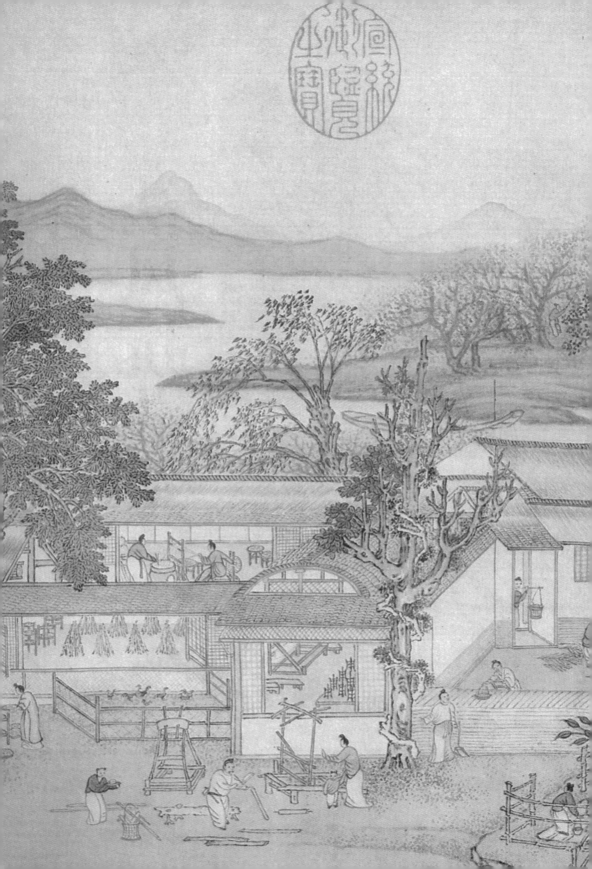

泻下药

【概念】

在中医药理论中凡能润滑大肠或引起腹泻，促进排便的药物，称为泻下药。

【功效】

泻下药多苦寒沉降，能促进胃肠蠕动，可以使燥屎和胃肠积滞等排出体外，有泻下通便的功效；或能润滑大肠，可以使大便软化而易于排出；或能清热泻火，可以使实热壅滞者通过泻下而清解；或能逐水退肿，可以使水湿停饮随大小便排除。部分泻下药还兼有解毒、活血、祛瘀等功效。

【药理作用】

中医科学研究表明，泻下药主要具有利尿、泻下、抗炎、抗肿瘤、抗菌、抗病毒、利胆的作用。

【适用范围】

泻下药主要用治胃肠积滞，大便秘结，痞满，脉沉的实证。对现代临床称谓的肠道激惹综合征、功能性便秘、药物性便秘、肠炎、肛裂、痔疮、应激性溃疡、肝炎、急性胆道感染、肾炎、胰腺炎、化脓性皮肤病等有一定的治疗作用，部分药物用来治黑色素瘤、高脂血症、乳腺癌等。

【药物分类】

泻下药根据作用强弱的不同，主要分为攻下药、润下药以及峻下逐水药三类。

攻下药，大多苦寒沉降，入胃、大肠经。既有较强的攻邪通便作用，又有清热泻火的功效。主要适用于燥屎坚实，大便秘结以及实热积滞的病证。部分药物具有较强的清热泻火作用，可用于热病高热神昏，谵语发狂；火热上炎所致的目赤、头痛、牙龈肿痛、咽喉肿痛以及火热炽盛所致的吐血、衄血、咯血等上部出血证。临床常用的攻下药有芒硝、大黄、芦荟、番泻叶。

润下药，多为植物种子和种仁，富含油脂，味甘质润，多入大肠经、脾经，能润滑大肠，促使排便而不致峻泻。主要适用于产后血虚、年老津枯、热病伤津以及失血等导致的肠燥津枯便秘的病证。中医药方常用的润下药有郁李仁、火麻仁、松子仁。

峻下逐水药，大多药力峻猛，苦寒有毒，服药后能引起剧烈腹泻。部分药并有利尿作用，可用于大腹胀满、全身水肿，以及停饮等正气未衰的病证。临床常用的峻下逐水药有甘遂、大戟、芫花、牵牛子、巴豆、商陆、乌桕根皮、千金子。

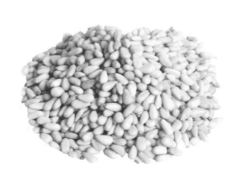

掌叶大黄 学名：Rheum palmatum L.

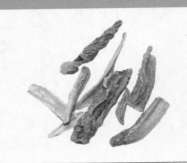

RADIX ET RHIZOMA RHEI　Dahuang

〖大黄〗

别名： 将军，锦纹，锦纹大黄，川军，黄良，火参，肤如，蜀大黄，牛舌大黄，香大黄，马蹄黄，生军。

◎《本草纲目》记载大黄：

"主治下痢赤白，里急腹痛，小便淋沥，实热燥结，潮热谵语，黄疸，诸火疮。"

【科　属】为蓼科植物掌叶大黄、唐古特大黄或药用大黄的干燥根及根茎。

【地理分布】**1. 掌叶大黄** 山地林缘或草坡多有生长，野生或栽培。分布于甘肃东南部、陕西、四川西部、青海、云南西北部及西藏东部。**2. 唐古特大黄** 生于山地林缘较阴湿的地方。分布于青海、甘肃、四川及西藏东北部。**3. 药用大黄** 生于山地林缘或草坡。分布于陕西南部、河南、四川、湖北、贵州、云南等地。

【采收加工】秋末或第二年春季采挖，除去杂质，刮去粗皮，洗净，润透，切厚片或块，晾干。

【药理作用】泻下；促进胰液分泌；促进胆汁分泌；抗肝损伤、十二指肠溃疡；抗真菌、病毒；抗炎；止血；降血脂；利尿；抗肿瘤；降低血中尿素氮和肌酐等。

【化学成分】蒽醌及其苷类：大黄酚、大黄素、芦荟大黄素、大黄素甲醚、大黄酸、番泻苷 A–F、大黄酸 –8– 葡萄糖苷、大黄素葡萄糖苷、大黄酚葡萄糖苷、大黄素甲醚葡萄糖苷、芦荟大黄素葡萄糖苷等；其他：没食子酸、没食子酰葡萄糖、大黄本聚素，d– 儿茶素等。

【性味归经】苦，寒。归脾、胃、大肠、肝、心包经。

【功能主治】泻热通肠，逐瘀通经，凉血解毒。用于实热便秘、泻痢不爽、积滞腹痛、湿热黄疸、血热吐衄、肠痈腹痛、目赤、咽肿、痈肿疔疮、瘀血经闭、上消化道出血、外治水火烫伤、跌扑损伤。酒大黄善清上焦血分热毒，用于目赤咽肿、齿龈肿痛。熟大黄泻火解毒，泻下力缓，用于火毒疮疡。大黄炭凉血化瘀止血，用于血热有瘀的出血症。

本草药方

◎ **1. 主治：脘腹胀闷，胃下垂，少食，短气乏力。**

大黄 3 克，黄芪 60 克，防风、枳壳、鸡内金、白芍、当归、升麻、柴胡、陈皮、神曲、半夏各 10 克。加水煎沸 15 分钟，滤出药液，再加水煎 20 分钟，去渣，两煎药液均匀调兑，每天 1 剂。

◎ **2. 主治：胃脘痛，胃酸便干。呕吐酸水，心烦嘈杂，不喜甜食。舌苔黄，舌质红。**

大黄、生姜各 6 克，煅瓦楞子 50 克，陈皮、柴胡、半夏各 10 克，竹茹、黄芩各 12 克，赤芍 20 克。加水煎沸 15 分钟，滤出药液，再加水煎 20 分钟，去渣，两煎药液兑匀，分服，每天 1 剂。

药膳养生

◎ **大黄粉**

生大黄研细粉，备用。习惯性便秘者可于夜卧之前吞服 1.5 ~ 2 克，次日晨起饮凉开水一杯之后，一般便可以缓缓排出粪便。

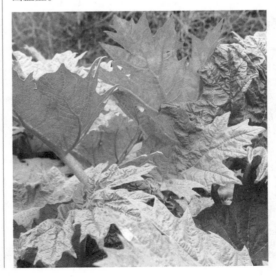

松子仁

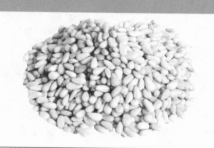

SEMEN PINI KORAIENSIS　Songziren
《松子仁》

别名: 海松子，松子，新罗松子。

◎《本草纲目》记载松子仁:
"润肺，治燥结，咳嗽。"

【科属】本品为松科乔木红松等的干燥种仁。

【地理分布】海拔 150～1 800 米的针阔混交林中多有生长。分布于东北地区。

【采收加工】9—10月果熟期采收，晒干后，取出种子，生用或炒用。

【药理作用】降血脂;有溶化和溶解胆固醇量较多的混合型结石的作用;有抗动脉粥样硬化的作用等。

【化学成分】脂肪酸类:顺 -5,9- 十八碳二烯酸、亚油酸、顺 -5,9,12- 十八碳三烯酸、顺 -5,11,14-

二十碳三烯酸等;其他:蛋白质等。

【性味归经】甘，温。归肺、肝、大肠经。

【功能主治】润肺止咳，润肠通便。用于肠燥便秘、肺燥干咳。

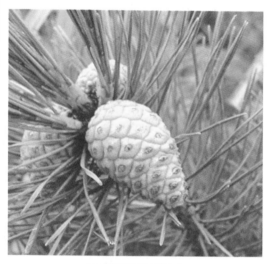

本草药方

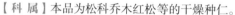

◎ 1. 主治:老年人，妇女产后，肠道津液不足的便秘。

松子仁、桃仁、杏仁、柏子仁、郁李仁各20克，陈皮40克。研细末，炼蜜为丸，如梧桐子大，每服30丸。

◎ 2. 主治:阴虚燥咳，无痰干咳，久咳不愈，声音嘶哑。

松子仁20克，芦根10克，蝉蜕3克，水煎15分钟，取出药液，余渣再煎20分钟，两煎药液兑后，分服，每日1剂。

◎ 3. 主治:风痹寒气，虚羸少气，五脏劳伤，咳嗽吐痰，骨蒸盗汗，心神恍惚，饮食不甘，遗精滑泄。

松实仁40克，麦门冬(不去心)500克，金樱子、枸杞子各400克，熬膏，少加炼蜜收。每早晚白汤调服十余茶匙。

◎ 4. 主治:肺燥咳嗽。

松子仁50克，胡桃仁100克。研膏，和熟蜜25克收之。每服10克，食后沸汤点服。

◎ 5. 主治:老人虚秘。

柏子仁、大麻子仁、松子仁等份，同研，溶白蜡丸桐子大。以少黄丹汤服二三十丸，食前。

◎ 6. 主治:润心肺，和大肠。

松子同米煮粥食。

药膳养生

◎ 松子豆腐鸡汤

松子、香菜末各50克，白糖60克，豆腐、鸡汤各600克，调料适量。豆腐切成方丁，锅中放入姜、葱，油烧至六成，放入15克白糖，小火炒成枣红色，烹入料酒，加松子仁、鸡汤、精盐、豆腐、味精，煮到豆腐浮起，小火炖，使汤汁渗入豆腐丁。待汤收干，豆腐胀起后，迅速盛入盘内，撒上香菜末。
▶滑肠，润肺，滋阴。适用于肠燥便秘、肺燥干咳等症。为老年性便秘者的保健膳食。

◎ 松仁粳米粥

松子仁10克，白糖适量，粳米60克。将松子仁捣烂，用水研滤取汁，和米同煮粥，熟后调入白糖少许。空腹食。▶调大肠，润心肺。适用于肺燥阴虚、脾胃虚弱、大便干燥、干咳少痰等症。

大麻 学名：Cannabis sativa L.

FRUCTUS CANNABIS　Huomaren

【火麻仁】

别名： 麻子，麻子仁，麻仁，大麻子，大麻仁，冬麻子，火麻子，线麻子。

◎《本草纲目》记载火麻仁：
"利女人经脉，调大肠下痢；涂诸疮癞，杀虫，取汁煮粥食，止呕逆。"

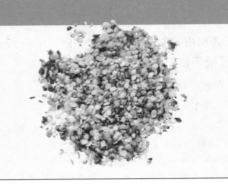

【科　属】为桑科植物大麻的干燥的成熟果实。

【地理分布】我国各地都有栽培，也有半野生。分布于东北、华东、华北、中南等地区。

【采收加工】秋季采收，除去杂质以及果皮。

【药理作用】降胆固醇；降压等。

【化学成分】脂肪酸类：油酸、亚油酸、饱和脂肪酸、亚麻酸等；其他：白色蕈毒素、胡卢巴碱、蛋白质、植酸、钙、镁、麻仁球朊酶、氨基酸等。

【性味归经】甘，平。归脾、胃、大肠经。

【功能主治】润肠通便。用于肠燥便秘、血虚津亏。

本草药方

◎ **1. 主治：咯血。**
火麻仁炭、阿胶珠、藕节炭、莱菔子炭、百草霜、血余炭、炒青盐各20克。一起制成细末。每次冲服5克。每天3次。

◎ **2. 主治：跌打损伤。**
火麻仁200克。将火麻仁煅炭，兑黄酒服用。每次2克，每天3次。

◎ **3. 主治：截瘫，病毒性脊髓炎。**
火麻仁、桃仁、赤芍药、郁李仁、金银花各15克，当归、肉苁蓉各30克，木瓜、桑寄生、黄檗、连翘、菟丝子、伸筋草、狗脊、黄精、牛膝、苍术、络石藤、大黄、枸杞子、杜仲、山萸肉、何首乌、石斛、巴戟天、茯苓各10克。加水煎沸15分钟，滤出药液，再加水煎20分钟，去渣，两煎药液兑匀，分2次服。每天1剂。

◎ **4. 主治：产后大便不通。**
火麻仁、紫苏子各等份，上2味，洗净合研，再水研取汁，煮粥服用。

◎ **5. 主治：产后大便秘涩。**
火麻仁（研和泥）、枳壳、人参各30克，大黄15克。上为细末，炼蜜为丸，梧桐子大，每服20丸，空腹温酒送下。

◎ **6. 主治：痢后四肢浮肿。**
火麻仁、商陆、防风、附子、陈橘皮、防己各3克，赤小豆100粒。水煎，分2~3次服。

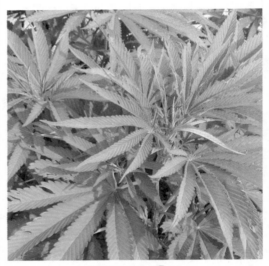

药膳养生

◎ **松仁火麻仁滋阴煎**
火麻仁12克，瓜蒌仁、松子仁各16克，炒枳壳8克。水煎服。每天1剂，分3次温服。▶具有滋阴润肠的功能。对便秘有疗效。

◎ **火麻仁粳米粥**
火麻仁10克，粳米50克。麻仁捣烂，和粳米煮粥，任意食用。▶具有润肠通淋，活血通脉的功能。对于产后关节凝涩、小便不通利、血虚便秘、风痹经闭有疗效。

◎ **火麻仁酒**
火麻仁1 000克。研磨碎，酒3 000毫升，渍三昼夜。温服适量。▶适用于脚气。

裂叶牵牛或圆叶牵牛
学名：Pharbitis nil(L.)Choisy&Pharbitis pururea(L.) Voigt

SEMEN PHARBITIDIS　Qianniuzi
〖牵牛子〗

别名： 黑丑，白丑，二丑，丑牛子，黑牵牛，白牵牛，草金铃，金铃。

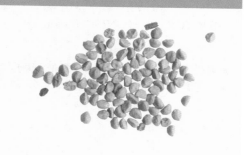

◎《本草纲目》记载牵牛子：
"逐痰消饮，通大肠气秘风秘，杀虫，达命门。"

【科 属】为旋花科植物裂叶牵牛或圆叶牵牛的干燥成熟种子。

【地理分布】**1. 裂叶牵牛** 原产于美洲，我国各地常见栽培，也常为野生。**2. 圆叶牵牛** 生于平地，以及海拔2 800米的田边、宅旁、路旁或山谷林内，栽培或野生。我国大部分地区有分布。

【采收加工】秋季采收，晒干、打下种子，除去杂质。

【药理作用】泻水通便，消痰涤饮；促进肠蠕动；兴奋子宫等。

【化学成分】树脂苷类：牵牛子酸，牵牛亭，牵牛子酸D，牵牛子苷；生物碱；裸麦角碱，麦角醇；麦角碱；野麦碱；有机酸类：牵牛子酸甲，牵牛子酸乙，没食子酸等；其他：色素、蛋白质等。未成熟种子中含赤霉素 A_3，赤霉素 A_5。

【性味归经】苦，寒；有毒。归肺、肾、大肠经。

【功能主治】消痰涤饮，泻水通便，杀虫攻积。用于水肿胀满、二便不通、痰饮积聚、气逆喘咳、虫积腹痛、绦虫病、蛔虫病。

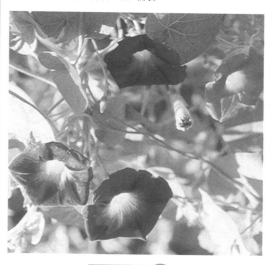

本草药方

◎ **1. 主治：肝硬化。**

牵牛子、泽泻、莪术、三棱、茯苓、猪苓、车前子各28克，苍术35克，厚朴、枳壳、大黄各20克，竹叶、灯芯草各8克。加水煎沸15分钟，滤出药液，再加水煎20分钟，去渣，两煎药液调兑均匀，分服，每天1剂。

◎ **2. 主治：肥胖病。**

牵牛子、莱菔子、车前子各20克，青皮、商陆、桑皮、蜀椒目、茯苓、桂枝、柴胡、陈皮、郁金各10克。加水煎沸15分钟，滤出药液，再加水煎20分钟，去渣，两煎药液兑匀，分服，每天1剂。

◎ **3. 主治：腹部水肿。**

牵牛子、莱菔子、车前子、葶苈子各30克，蜀椒目、紫苏子、白芥子各10克。加水煎沸15分钟，滤出药液，再加水煎20分钟，去渣，两煎药液兑匀，分服，每日1剂。

药膳养生

◎ **驱虫糖**

牵牛子60克，槟榔30克，使君子肉50粒，白糖适量。先把牵牛子60克，放入锅内炒香后研末；后把使君子肉微炒后，后同槟榔研成细末，将3味药粉混匀。每天1次。每次用药末5克同白糖适量和匀后一次服下。连用3天，直至蛔虫被驱出。▶对于小儿蛔虫病有疗效。体弱儿童不宜多吃常吃。

◎ **牵牛子粥**

牵牛子末1克，大米80克，生姜2片。先放入大米加水煮，待煮沸后加入牵牛子末及生姜片，然后煮成粥。每日1次。▶消肿利尿，驱虫。对于小便不利、脚气浮肿、蛔虫等症有疗效。牵牛有小毒，用量不宜过大；本方只能短暂使用，不可长期服用；孕妇忌服。

巴豆 学名：Croton tiglium L.

FRUCTUS CROTONIS　Badou

《巴豆》

别名： 刚子，江子，老阳子，双眼龙，猛子仁，巴果，药子仁，芦麻子，腊盘子，大风子，泻果。

◎《本草纲目》记载巴豆：
"治泻痢惊痫，心腹痛疝气，风喝耳聋，喉痹牙痛，通利关窍。"

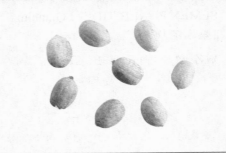

【科 属】为大戟科植物巴豆树的干燥成熟果实。

【地理分布】生于山野、丘陵地，房屋附近常见栽培。西南及福建、湖南、湖北、广西、广东等地多有分布。

【采收加工】果实成熟时采收，堆置2~3天，摊开干燥。

【药理作用】促进肠蠕动；促进胰液和胆汁的分泌；抗病原微生物；抗肌瘤；抗炎等。

【化学成分】酯类：硬脂酸甘油酯，油酸甘油酯，巴豆油酸甘油酯；生物碱：巴豆苷等；植物蛋白类：巴豆毒素等；脂肪酸类：巴豆酸、巴豆油酸、棕榈酸、油麻酸等；其他：β－谷甾醇、酶、氨基酸。

【性味归经】辛，热；有大毒。归胃、大肠经。

【功能主治】祛痰利咽，峻下逐水，外用蚀疮。用于寒积便秘、喉痹痰阻、腹水鼓胀、痈肿脓成未溃、疥癣恶疮。

本草药方

◎ **1. 主治：疔疮。**
苍耳虫180克，黄升丹、白矾、紫花地丁根各18克，血竭、朱砂、黄连各3克，冰片1克。后7味先研磨成细末，再和苍耳虫混合研磨均匀，阴干，点敷于患处。

◎ **2. 主治：体癣。**
巴豆皮0.3克，斑蝥2个，生半夏0.6克。同研磨成极细末，麻油调抹，外面贴上块油纸，不过两次，患处腐皮自行脱落，用拔毒膏再贴，免受风寒，即妥。

◎ **3. 主治：慢性喉炎，咽喉肿痛。**
巴豆2粒，鲜白山药60克。捣成细泥状，敷于廉泉穴。

◎ **4. 主治：小儿下痢赤白。**
巴豆（煨熟，去油）5克，百草霜10克（研末），飞罗面煮糊丸，黍米大，量人用之。赤用甘草汤，白用米汤，赤白用姜汤下。

◎ **5. 主治：寒癖宿食，久饮不消，大便秘。**
巴豆仁1升，清酒5升。煮3日3夜，研，令大热，合酒微火煎之，丸如胡豆大，每服1丸，水下，欲吐者服2丸。

◎ **6. 主治：跌打。**
巴豆叶15克，两面针25克，黑老虎25克，金耳环15克，千里马25克，千斤拔25克。共为末，姜、葱捣烂，和药末敷伤处。

◎ **7. 主治：毒蛇咬伤。**
巴豆树根50克，入地金牛25克，三角草12.5克。共为末，酒调敷患处。

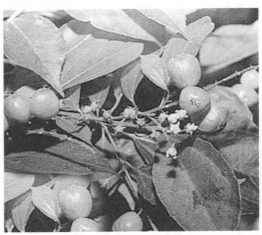

药膳养生

◎ **小儿惊风散**
巴豆霜2克，代赭石20克，生石膏40克，朱砂20克。一同研磨成极细末，6个月以内每次以乳汁冲服0.2克，7个月~1周岁服0.25克，2~3岁服0.3克，4~5岁服0.5克，6~7岁服1克，8~15岁服1.5克，每天2—3次。

续随子 学名：Euphorbia lathyris L.

SEMEN EUPHORBIAE　Qianjinzi
《千金子》

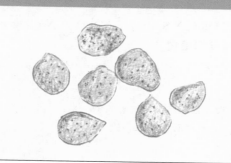

别名： 千两金，小巴豆，菩萨豆，续随子，拒冬子，滩板救，百药解，千金药解。

◎《本草纲目》记载千金子：

"妇人血结月闭，瘀血症瘕痃癖，除蛊毒鬼症，心腹痛，冷气胀满，利大小肠，下恶滞物。"

【科 属】为大戟科植物续随子的干燥成熟种子。

【地理分布】生于向阳山坡。野生或栽培。分布于黑龙江、河北、山西、江苏、吉林、辽宁、福建、浙江、河南、台湾、广西、湖南、贵州、四川、云南等地。

【采收加工】夏季采收，除去杂质，筛去泥沙，洗净，捞出，晒干。

【药理作用】致泻。

【化学成分】脂肪酸类：棕榈酸、油酸、亚油酸、亚麻酸等；甾体类：豆甾醇、菜油甾醇、β-谷甾醇、△⁷-豆甾醇等；酯类：巨大戟萜醇-20-棕榈酸酯、7-羟基千金藤醇二乙酸二苯甲酸酯等；其他：卅-烷、瑞香素等。

【性味归经】辛，温；有毒。归肝、肾、大肠经。

【功能主治】破血消症，逐水消肿。用于水肿、痰饮、积滞胀满、血瘀经闭、二便不通、症瘕；外治疣赘，顽癣。

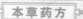

本草药方

◎ **1. 主治：体癣，体股癣。**

千金子6克，土荆皮78克，苦参、紫荆皮、大风子、樟脑各40克，苦楝皮、地榆各20克，蜈蚣5克，斑蝥3克。各为粗末，共浸于75%酒精1 000毫升中，1周后，取出85毫升，加入碘酒15毫升，苯甲酸、水杨酸各6克，涂于患处，每天4次。

◎ **2. 主治：寻常疣。**

千金子、乌梅、藜芦、急性子各30克，75%酒精500毫升。将各味药加入酒精中浸泡1周左右。用时将疣体表面粗糙刺状物拔除，以出血为适宜。用棉签蘸药涂患处，外用纱布包扎。

◎ **3. 主治：感受秽恶痰浊之邪，脘腹胀闷疼痛，呕吐泄泻，小儿痰厥，疔疮疖肿。**

雄黄30克，五倍子90克，捶碎，洗净，焙；山慈菇60克，去皮，洗净，焙；红芽大戟45克，去皮，洗净，焙，干燥；千金子30克，去壳，研去油，取霜；朱砂15克，麝香9克。上除雄黄、朱砂、千金子、麝香另研外，其余三味为细末。却入前四味，再研匀，以糯米糊和剂，杵千余下，做饼子40个，如钱大，阴干。生姜、薄荷汁入井花水磨服。大人中风，诸痫用酒磨服；小儿急慢惊风、五痫、八痫，1饼做5服，入薄荷1叶，同井花水磨服；牙关紧者，涂之即开；痈疽、发背、疔疮，用井花水磨服，及涂患处，未溃者觉痒立消；头痛，用酒入薄荷同研烂，以纸花贴太阳穴上。体实者，1饼做2服，体虚者，1饼做3服。凡服此丹，但得通利一二行，其效尤速，如不要行，以米粥补之。若用涂疮立效。

药膳养生

◎ **千金子霜**

千金子，去皮取净仁，制粉霜均匀。疏松的淡黄色粉末，微显油性。味辛辣。每丸1克，多入丸散服。外用适量。▶逐水消肿，破血消症。对于水肿、痰饮、积滞胀满、二便不通、血瘀经闭内服有效；外治顽癣有疗效。孕妇及体弱便溏者忌服。

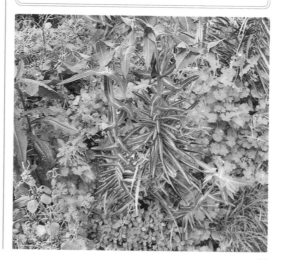

乌柏 学名：Sapium sebiferum (Linn.) Roxb.

CORTEX SAPLL RADICIS　Wujiugenpi

〖乌柏根皮〗

别名：乌柏木根白皮，卷根白皮，卷子根。

◎《本草纲目》记载乌柏根皮：
"利水通肠，功胜大戟。"

【**科　属**】为大戟科植物乌柏的根皮。

【**地理分布**】野生或栽培。分布于中南、华东、西南以及台湾。

【**采收加工**】全年均可采，将皮剥下，除去栓皮，晒干。

【**药理作用**】抑菌；泻下；杀虫等。

【**化学成分**】香豆素类：东莨菪素等、白蒿香豆素；其他：花椒油素、脂肪、甾醇、糖、树胶、无机盐等。

【**性味归经**】苦，微温；有小毒。归肺、肾、大肠经。

本草药方

◎ 1. 主治：痔疮。

乌柏树根皮、黄檗、槐花、地骨皮、水杨梅根须及花、五味子、荔枝草各适量。上述各味药煎汤一大锅，先熏后洗，再用十宝丹收口。

十宝丹方：象皮2克，龙骨2克，琥珀1.5克，血竭2克，铅丹2克，冰片1克，珍珠0.5克(腐煮)，牛黄0.6克，乳香、没药各4克。一同制成细末，收贮待用。

◎ 2. 主治：肝大，腹胀食少，黄疸。

新鲜乌柏树根嫩皮120克。加水煎，去渣，加冰糖10克，顿服。每日1剂。

◎ 3. 主治：乳腺炎。

山乌柏叶适量，砂糖少许。山乌柏根洗净，加砂糖共捣烂，敷患处。

◎ 4. 主治：毒蛇咬伤。

山乌柏根12克，白酒适量。山乌柏根洗净，水煎一个半小时，冲白酒服。外用鲜叶捣烂，敷伤口周围。

◎ 5. 主治：拔毒消肿，杀虫止痒。主湿疹、癣疮、皮肤皲裂、水肿、便秘。

外用：适量乌柏子，煎水洗；或捣敷。内服：将乌柏子煎汤，3～6克。

【**功能主治**】杀虫解毒，泻下逐水。对于水肿胀满、二便不通、毒蛇咬伤、脚气湿疮均有疗效。

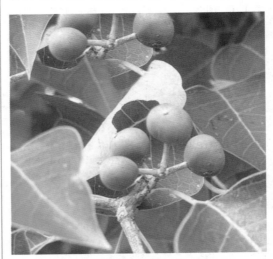

药膳养生

◎ 乌柏木根皮

乌柏根皮适量。水煎取汁，去渣，代茶温饮。
▶对于小便不通有一定的疗效。

◎ 蛇伤药酒

乌柏树根皮、细密梳(山扁豆全草)、瓜子金(全草)、大金不换(全草)、双飞蝴蝶根、洗手果树皮、六棱菊全草各25克。将上述草药洗净晒干切碎，用米酒0.5升浸30日，去渣备用。成人口服每次30～50毫升，重症加倍。银环蛇、金环蛇咬伤者，每半小时服1次。吹风蛇、青竹蛇咬伤者，每隔二三小时服药1次(重症每半小时1次，症状好转后改为每3小时1次)。外用：用药酒自上而下涂擦伤口周围肿痛处，每日擦四五次，小孩及妇女可加温开水与药酒同服。▶清热解毒，利水消肿，治疗蛇咬伤。

祛风湿药

【概念】

在中医药理论中凡是以祛除风寒湿邪，解除风湿痹痛，以治风湿痹症为主的药物，称为祛风湿药。

【功效】

祛风湿药大多味辛、苦，性温、热，入肝、脾、肾经。肾主骨，肝主筋，脾主肌肉。因此，祛风湿药有祛除筋骨、肌肉、关节之间的风寒湿邪的作用。部分药物药味辛苦，性寒凉，苦以燥湿，辛以散风，寒可用来清热，因此有祛湿通络、清热散风的作用。有些祛风湿药，还兼有强筋骨、补肝肾的作用，对于风湿痹证且兼筋骨痿软，肝肾不足者有良好的治疗作用。

【药理作用】

中医科学研究表明，祛风湿药主要具有镇痛、镇静、抗炎、降血压、免疫调节、解痉的作用。

【适用范围】

祛风湿药主要用于治疗风湿痹证的肢体疼痛，关节肿大、不利，筋脉拘挛等病证。部分药物还适用于下肢痿弱、腰膝酸软等症。对现代临床称谓的类风湿性关节炎、风湿性关节炎、坐骨神经痛、强直性脊柱炎、腰椎间盘脱出、肩周炎、骨质增生、颈椎病，以及骨折疼痛、跌打损伤、脑血管疾病后遗症、腰肌劳损、皮肤瘙痒、荨麻疹、疥癣、湿疹等有一定的治疗作用。部分药物用于治疗冠心病、高血压、哮喘、支气管炎等也有良好的治疗效果。

【药物分类】

祛风湿药根据药性不同，主要分为祛风湿热药、祛风寒湿药以及祛风湿强筋骨药三类。

祛风寒湿药，药性辛苦温，行散祛风，通里散寒，燥湿。有较好的除湿、祛风、止痛、散寒、通经络等作用，尤以止痛为其特点，主要适用于肢体关节疼痛，风寒湿痹，筋脉拘挛，遇寒加重，痛有定处等。经配伍也可用于风湿热痹。中医药方常用的祛风寒湿药有川乌、威灵仙、海风藤、寻骨风、蚕沙、松节、路路通、伸筋草、雪上一枝蒿、枫香脂、丁公藤、蕲蛇、乌梢蛇、木瓜、徐长卿、昆明山海棠、青风藤、祖师麻。

祛风湿热药，药性辛苦寒，入肝脾肾经。苦降泄，辛行散，寒清热。具有良好的祛风除湿、通络止痛、清热消肿的功效，主要用于关节红肿热痛、风湿热痹等症。经配伍也可用于风寒湿痹。中医药方常用的祛风湿热药有秦艽、防己、臭梧桐、桑枝、豨莶草、络石藤、海桐皮、老鹳草、雷公藤、穿山龙、丝瓜络等。

祛风湿强筋骨药，主入肝肾经，祛风除湿，兼有一定的强筋骨、补肝肾作用，主要用于风湿日久、肝肾虚损所致的脚弱无力、腰膝酸软。风湿日久，易损肝肾，风寒湿邪又易犯腰膝部位，选用本节药物有扶正祛邪、标本兼顾的意义。也可用于骨痿、肾虚腰痛、软弱无力者，中医药方常用的祛风湿强筋骨药有桑寄生、狗脊、五加皮、千年健、鹿衔草、雪莲花、石楠叶。

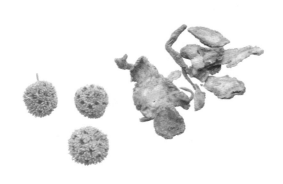

乌头 学名：Aconitum carmichaeli Debx.

RADIX ACONITI　Chuanwu

【川 乌】

别名：乌头，乌喙，奚毒，即子，鸡毒，毒公，耿子。

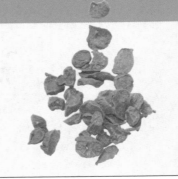

◎《本草纲目》记载川乌：

"助阳退阴，功同附子而稍缓。"

【科 属】为毛茛科植物乌头的干燥母根。

【地理分布】山地草坡或灌木丛中多有野生。分布于辽宁南部、陕西、河南、山东、甘肃、江苏、安徽、浙江、湖北、湖南、江西北部、广东、广西、四川、云南、贵州。种植于陕西、四川、湖北、湖南、云南等地。主产于四川平武、江油；陕西城固、户县、汉中等地，湖北、湖南、云南等地有引种。

【采收加工】6月下旬至8月上旬采挖，除去地上部分茎叶，摘下子根，取母根，去净须根、泥沙，晒干。

【药理作用】抗炎；镇痛；强心；局部麻醉；降血糖；抗肿瘤等。

【化学成分】生物碱类：脱氧乌头碱、乌头碱、次乌头碱、附子宁碱、消旋去甲基乌药碱等；其他：尿嘧啶、乌头多糖等。

【性味归经】辛、苦，热；有大毒。归心、肝、肾、脾经。

【功能主治】祛风除湿，温经止痛。适用于风寒湿痹、关节疼痛、心腹冷痛、寒疝作痛；用于麻醉止痛。

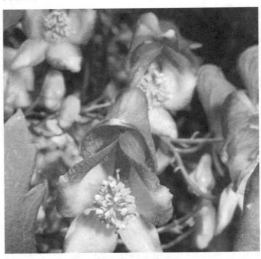

本草药方

◎ **1. 主治：瘰疬。**

川乌、半夏、草乌各15克，肉桂8克，没药、乳香各5克，凡士林500克，白矾、雄黄、枯矾各60克。将药研磨极细末，和凡士林拌均匀备用。使用时，把适量药膏摊在油纸上，敷于患处。未溃能消，已溃易敛。

◎ **2. 主治：风湿性关节炎，类风湿性关节炎。**

川乌、草乌各2克，十大功劳叶、西河柳、虎杖各28克，威灵仙、豨莶草、赤芍各15克，地鳖虫、秦艽、防己、当归各10克。加水煎沸15分钟，滤出药液，再加水煎20分钟，去渣，两煎药液兑匀，分服，每天1剂。

◎ **3. 主治：风湿性关节炎，类风湿性关节炎。**

川乌头20克，干红辣椒30克，干姜60克，木瓜15克。加水煎煮，熏洗敷于患处。

药膳养生

◎ **川乌黑豆酒**

川乌（锉）200克，黑豆500克。炒到半黑，以酒3 000毫升，倒于药内急搅，以滤取汁。酒微温服1小盏。▶祛风除湿。适用于产后中风、口噤不语。

◎ **川乌杜仲酒**

川乌、肉桂、地骨皮各30克，羌活、杜仲（微炒令黄）、制附子、草薢、五加皮、续断、防风各40克，川椒（微炒出汗）15克，炙甘草、炮姜、栝蒌根各20克，秦艽、石斛、制乌头、桔梗各30克，细辛6克，酒2 000毫升。将上药一同捣碎，放入酒中浸泡，5天后饮用。每次饭前温饮1小杯。▶祛风除湿。适用于风寒腰痛、久坐湿地的腰痛、肾虚腰痛、坠伤腰痛。

家蚕 学名：Bombyx mori Linnaeus

FAECES BOMBYCIS　Cansha
〖蚕沙〗

别名：原蚕沙，蚕沙，晚蚕沙，蚕屎，原蚕屎，晚蚕矢，马鸣肝。

◎《本草纲目》记载蚕沙：
"治消渴，症结，及妇人血崩，头风，风赤眼，祛风除湿。"

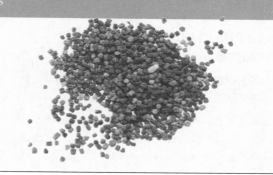

【科　属】为蚕蛾科昆虫家蚕的干燥粪便。

【地理分布】我国大部分地区均有饲养，以江苏、浙江产量最高。

【采收加工】夏季收集二眠至三眠时蚕排出的粪便，除去杂质，晒干后使用。

【药理作用】光敏作用；抗肌瘤；延长纤维蛋白原凝聚时间，有抗凝血酶等。

【化学成分】叶绿素、胆甾醇、植物醇、胡萝卜素、麦角甾醇、微量元素铜、维生素A、维生素B等。

【性味归经】甘、辛，温。归肝、脾、胃经。

【功能主治】和胃化湿，祛风除湿。用于风寒湿痹、肢体疼痛、风疹湿疹瘙痒、吐泻转筋。

本草药方

◎ **1. 主治：慢性乙型肝炎（HBsAg 阳性）。**
蚕沙、茯苓、白术、菟丝子、女贞子、郁金、当归、虎杖各15克，黄芪28克，山楂、神曲、黄檗、黄精、桑寄生、桑枝、白花蛇舌草、麦芽各18克。加水煎沸15分钟，滤出药液，再加水煎20分钟，去渣，两煎药液兑匀，分服，每天1剂。

◎ **2. 主治：萎缩性胃炎。**
蚕沙、白蔹各8克，马齿苋、黄芪各28克，乳香、五倍子、没药各5克。煎服法同1。每天1剂。

◎ **3. 主治：疹出皮肤瘙痒。**
蚕沙、地肤子、花椒叶、藿香叶各50克。将上药加水煎煮，去渣取药液，用毛巾蘸取药液洗患处，每天早晚各1次，每次30分钟，连续3日。

◎ **4. 主治：风湿痹痛，皮肤瘙痒，瘾疹，头风头痛，腹痛转筋，吐泻等。**
晚蚕沙（炒黄）60克，醇酒200毫升。将晚蚕沙用酒浸于瓶中，封口，5天后开封去渣。每次空腹温饮1小杯，每天3次。

药膳养生

◎ **蚕沙川芎枣茶**
蚕沙（包）15克，川芎9克，薄荷叶8克，香白芷10克，生甘草4克。用上药10倍剂量共研细末。每用30克，以纱布袋装封，置保温瓶中，用沸水500毫升冲泡，20分钟后分3次饮用。每天1剂。
▶祛风燥湿，对于风寒感冒、头痛、鼻塞、肢体酸痛；偏正头痛、神经头痛等症有疗效。

◎ **牛膝蚕沙酒**
晚蚕沙30克，牛蒡根、大麻子各40克，牛膝60克，牛蒡子（微炒）30克，防风、草薢、枸杞子、羌活、黑豆（炒熟）、苍耳子、虎胫骨（涂酥炙微黄）、制附子、海桐皮各30克，秦艽20克，五加皮、茄子根各60克，酒2.25升。将上药共捣为细末，用白纱布袋盛之，置于净坛内，用酒浸泡之，密封，6天后开启。每天午、晚各服1次，每次空腹温饮15毫升，味淡即换药。▶祛风湿，壮筋骨，通血脉，益肝肾。对于半身不遂、腰膝疼痛、四肢麻木、血气凝滞、少腹冷痛有疗效。

石松 学名：*Lycopodium japonicum* Thunb.

HERBA LYCOPODII Shenjincao

〖伸筋草〗

别名：铺筋草，抽筋草，分筋草，过筋草，地棚窝草，金毛狮子草，狮子草，金腰带。

◎《本草纲目》记载伸筋草主治：

"久患风痹，脚膝疼冷，皮肤不仁，气力衰弱，久服去风血风瘴……浸酒饮，良。"

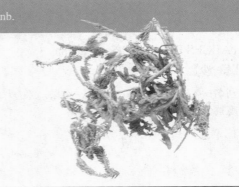

【**科属**】为石松科植物石松的干燥全草。

【**地理分布**】灌丛、山坡草地或松林下的酸性土壤中多有野生。分布于华东、东北、西南、中南及内蒙古、陕西、新疆等地。湖北、贵州、浙江、福建、四川、山东、江苏为其主产区。

【**采收加工**】夏季采收，连根拔起，去净泥土，晒干。

【**药理作用**】催眠；镇痛；解热；兴奋子宫；促进小肠蠕动等。

【**化学成分**】萜类：石松三醇、α-芒柄花醇、石松四酮醇等；植物甾醇类：豆甾醇、β-谷甾醇、菜油甾醇等；生物碱类：棒石松宁碱、石松碱、烟碱等；有机酸类：壬二酸、阿魏酸、香草酸等。

【**性味归经**】辛、微苦，温。归肝、脾、肾经。

【**功能主治**】舒筋活络，祛风除湿。用于关节酸痛、屈伸不利。

本草药方

◉ **1. 主治：风湿性关节炎，关节变形。**

玄参、玉竹、黄精、伸筋草各15克，生地黄、蚕沙各30克，威灵仙15克，乌蛇、秦艽各8克。加水煎沸15分钟，滤出药液，再加水煎20分钟，去渣，两煎药液兑匀，分服，每天1剂。

◉ **2. 主治：风湿性关节炎。**

伸筋草、木瓜、防风、威灵仙各15克，牛膝、黄芪、当归、鸡血藤各30克，白芍、老鹳草各20克，陈皮、桂枝各10克。煎服法同1。每天1剂。

◉ **3. 主治：类风湿性关节炎，湿热型。**

伸筋草、桑枝、白术、威灵仙、秦艽、防己各15克，生地黄、生石膏、茯苓各30克，玄参20克，独活、麻黄、甘草各10克。煎服法同1。每天1剂。

◉ **4. 主治：关节疼痛。**

石松9克，虎杖根15克，大血藤9克。水煎服。

◉ **5. 主治：关节疼痛，手足麻痹。**

伸筋草30克，丝瓜络、爬山龙各15克，大活血9克。水、酒各半煎服。

◉ **6. 主治：小儿麻痹后遗症。**

伸筋草、南蛇藤根、松节、寻骨风各15克，威灵仙9克，茜草6克，杜衡1.5克。煎服。

◉ **7. 主治：带状疱疹。**

石松（焙）研粉，青油或麻油调成糊状，涂患处，1日数次。

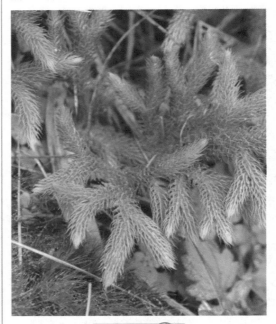

药膳养生

◉ **伸筋草酒**

伸筋草、牛膝、制川乌各15克，鸡矢藤8克，制草乌6克，白酒500克。浸泡24小时，每服1小杯，每天1次。▶对于腰膝软弱、风湿腰腿痛、四肢麻木有疗效。

乌梢蛇 学名：Zaocys dhumnades(Cantor)

ZAOCYS　Wushaoshe

【乌梢蛇】

别名： 乌蛇，黑梢蛇，剑脊乌梢，黑花蛇，乌峰蛇，青蛇，乌风蛇，剑脊蛇，黑乌梢。

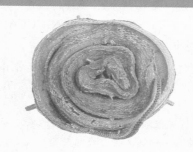

◎《本草纲目》记载乌梢蛇：
"功与白花蛇（蕲蛇）同，而性善无毒。"

【科 属】为游蛇科动物乌梢蛇的干燥体。

【地理分布】丘陵、沿海平原及山区或田野、林下等地多有野生。分布于甘肃、陕西、安徽、江苏、浙江、江西、台湾、福建、湖北、湖南、河南、广西、广东、四川、贵州。主产于安徽、江苏、江西、浙江、福建等地。

【采收加工】镇痛；抗炎；抗蛇毒，抗惊厥等。

【药理作用】抗炎；泻下；镇痛等。

【化学成分】乌梢蛋白：1,6-二磷酸酯酶、蛇肌醛

缩酶等；氨基酸类：苯丙氨酸、精氨酸、酪氨酸、异亮氨酸、苏氨酸、谷氨酸、组氨酸等；其他：骨胶原、脂肪、蛋白质等。

【性味归经】甘，平。归肝经。

【功能主治】止痉，祛风，通络。用于麻木拘挛、风寒顽痹、口眼㖞斜、中风半身不遂、小儿惊风、破伤风、疥癣、麻风。

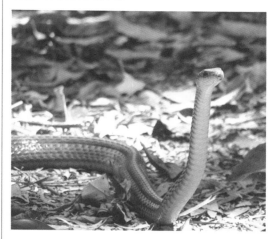

本草药方

◎ **1. 主治：** 风湿性关节炎，膝踝肩肘等大关节对称性疼痛，病症与天气寒冷、过度劳累有关。

乌梢蛇、草乌、川乌头、没药、乳香、桃仁、寻骨风、威灵仙各10克，黄芪15克，当归12克，附子(先煎)5克。加水煎沸15分钟，滤出药液，再加水煎20分钟，去渣，两煎药液调兑均匀，分服，每天2剂。

◎ **2. 主治：** 膝关节滑膜炎，病症遇寒、劳累后加重等症状。

乌蛇25克，赤小豆30克，赤芍、茯苓皮、生地黄、三棱、莪术各15克，制川乌头、牡丹皮、寻骨风、制草乌、生甘草各10克。煎服法同1。每天1剂。

◎ **3. 主治：** 莱特尔综合征，骨关节疼痛剧烈，风寒湿型，不红肿，畏寒喜暖。

乌蛇、白芍、土茯苓、桂枝、黄芪、苍术、五加皮各8克，麻黄、川乌头、细辛各5克。煎服法同1。每天1剂。

◎ **4. 主治：** 破伤风，项颈紧硬，身体强直。

乌蛇(项后取)、白花蛇各2寸(项后取，先酒浸，去骨，并酒炙)，蜈蚣1条(全者)。上三味，为细散。每服3~10克，煎酒小沸调服。

◎ **5. 主治：** 婴儿撮口，不能乳者。

乌梢蛇(酒浸，去皮骨，炙)25克，麝香0.5克。为末，每用0.25克，荆芥煎汤调灌之。舌上，有涎吐去。

药膳养生

◎ **乌梢蛇酒**

乌梢蛇1条，好酒500毫升。乌梢蛇酒浸4天。或用乌蛇肉，袋盛，同曲放置于缸底，糯饭盖之3～7天酒熟，去渣贮酒。每次服用2小杯，每天3次。▶适用于风湿痹痛、肌肤麻木、骨关节结核、小儿麻痹症、皮疹瘙痒、麻风、疥癣、破伤风等症。

◎ **乌梢蛇酒**

乌梢蛇1条，白酒500毫升。乌梢蛇置白酒内浸泡7天，每服25毫升，每天2次。▶通络，祛风。适用于风湿痹痛、肢节屈伸不利及中风半身不遂等症。

徐长卿 学名：Cynanchum paniculatum (Bge) Kitag.

RADIX CYNANCHI PANICULATI　Xuchangqing

〖徐长卿〗

别名：竹叶细辛，线香草，天竹，瑶山竹，山刁竹，上天梯，寮刁竹，天竹香，观音竹，刁竹根。

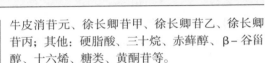

◎《本草纲目》记载徐长卿主治：
"鬼物百精蛊毒，疫疾邪恶气，温疟……"

【科 属】为萝藦科植物徐长卿的干燥根及根茎。

【地理分布】阳坡草丛中多有野生。分布于华东、东北、中南、西南及河北、内蒙古、甘肃、陕西。浙江、江苏、山东、安徽、湖南、湖北、河南等地为其主产区。

【采收加工】夏、秋两季采收根茎以及根，洗净晒干。

【药理作用】镇静；解热；镇痛；抗炎；降血压；增加冠脉血流量，抗心律失常；降血脂，抗动脉粥样硬化；抗血栓形成，抑制血小板聚集；抗菌等。

【化学成分】苯丙酮类：异牡丹酚、牡丹酚、牡丹酚苷、牡丹酚原苷；甾体类：新徐长卿苷元、新徐长卿苷甲、肉珊瑚苷元、白前苷元乙、去酰牛皮消苷元、徐长卿苷甲、徐长卿苷乙、徐长卿苷丙；其他：硬脂酸、三十烷、赤藓醇、β-谷甾醇、十六烯、糖类、黄酮苷等。

【性味归经】辛，温。归肝、胃经。

【功能主治】止痛，祛风除湿，止痒。用于风湿痹痛、胃痛胀满、腰痛、牙痛、跌扑损伤、湿疹、荨麻疹。

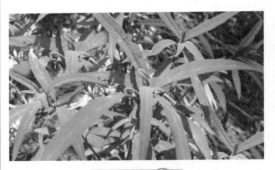

本草药方

◎ **1. 主治：**荨麻疹。
徐长卿100克。加水煎，一半内服，一半外涂，每天1剂。

◎ **2. 主治：**风湿性心脏病，发绀，呼吸困难，心慌气短。
徐长卿、白薇、桑寄生、秦艽、麦门冬、甘草各10克，玉竹、黄芪、生地黄各15克。加水煎沸15分钟，滤出药液，再加水煎20分钟，去渣，两煎药液兑匀，分服，每天1剂。

◎ **3. 主治：**冠心病，频发室性早搏，心悸，胸闷心慌。
徐长卿、平地木各15克，苦参、白术、太子参、沙参、丹参、白英、山楂、香附各8克，苏梗、柴胡各5克。煎服法同2。每天2剂。

◎ **4. 主治：**动脉硬化。
徐长卿、黄精、赤芍、牛膝、川芎、虎杖、何首乌各15克，山楂、槐花、木贼、丹参各25克。煎服法同2。每天2剂。

药膳养生

◎ **徐长卿酒**
徐长卿、金果榄各5克，防己、杜仲各2.5克，黄酒500克，浸泡。每次服用10毫升，每天3次。▶适用于关节痛、风湿腰痛。

◎ **徐长卿根**
徐长卿根（遥竹消，寮刁竹）30克，瘦猪肉、老酒各200克。酌加水煎成半碗，饭前服，每天2次。▶清热解毒，化瘀散结。

◎ **姜黄威灵酒**
徐长卿、灵仙、威灵仙、炙黄芪、熟地各30克，片姜黄50克，制川草乌、三七、全虫各15克，细辛12克，白酒1 500克。将上列药置于白酒中，密封浸泡2周后饮用，每次30毫升，每天2次。▶可养肝肾，补气血，祛风湿，止痹痛，对于肩关节周围炎有疗效。

秦艽 学名：Gentiana macrophylla Pall.

RADIX GENTIANAE MACROPHYLLAE Qinjiao

〖秦艽〗

别名： 大艽，左宁根，左扭，西大艽，西秦艽，萝卜艽，辫子艽，鸡腿艽，山大艽，曲双。

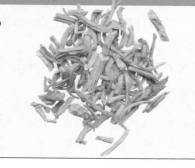

◎《本草纲目》记载秦艽：

"治胃热，虚劳发热。手足不遂，黄疸烦渴之病须之。"

【科 属】为龙胆科植物秦艽、麻花秦艽、粗茎秦艽或小秦艽的干燥根。

【地理分布】1. **秦艽** 海拔400~2 400米的山区草地、溪旁两侧、路边坡地、灌丛中。分布于华北、东北、西北以及四川。主产于甘肃、陕西、内蒙古，山西也有出产。2. **麻花秦艽** 海拔2 000~5 000米的高山、溪边和草地多有生长。分布于甘肃、宁夏、湖北、青海、四川、西藏。甘肃、青海、四川、湖北等地为其主产区。3. **粗茎秦艽** 分布于云南、四川、西藏等地。青海、甘肃、四川、云南等地为其主产区。4. **小秦艽** 海拔800~4 500米的田埂、路旁、向阳山坡、河滩沙地及干旱草原等地多有生长。分布于华北、东北、西北以及四川等地。主产于河北、内蒙古、陕西等地。

【采收加工】春、秋两季采挖，除去泥沙；秦艽以及麻花艽晒软，堆置"发汗"至表面呈红黄色或灰黄色的时候，摊开晒干，或不经"发汗"直接晒干；小秦艽趁鲜时搓去黑皮，晒干。

【药理作用】镇痛；抗炎；抗过敏性休克；抗组胺等。

【化学成分】生物碱类：龙胆次碱、龙胆宁碱、秦艽碱丙；其他：糖类、挥发油、龙胆苦苷等。

【性味归经】辛，苦，平。归胃、肝、胆经。

【功能主治】止痹痛，祛风湿，清湿热，退虚热。用于风湿痹痛、骨节酸痛、筋脉拘挛、小儿疳积发热、骨蒸潮热。

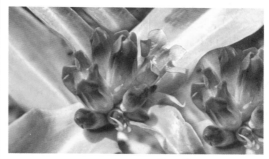

药膳养生

◎ **秦艽桂苓五加酒**

秦艽、川芎、牛膝、肉桂、防风、独活、茯苓各30克，杜仲、丹参各60克，石斛、制附子、炮姜、麦冬（去心）、地骨皮各35克，薏苡仁30克，五加皮60克，大麻仁（炒）15克，酒2 000毫升。上药碎细，酒浸净瓶中，春秋7天，夏季3天，冬季10天，去渣备用。每天空腹温饮2杯，每天3次。▶适用于腰膝虚冷、久坐湿地、风湿痹痛等症。

◎ **秦艽丹参酒**

秦艽、川芎、牛膝、独活、地骨皮、杜仲、防风、丹参、赤茯苓、薏苡仁、大麻仁各30克，肉桂25克，石斛、干姜各20克，五加皮50克，制附子24克，麦冬25克，酒1 500毫升。上药碎细，用白布袋，酒浸净瓶中，春夏5天，秋冬6天开封。每天空腹温饮15毫升，治愈为止。▶适用于小腹满、疼痛大便不通、小便艰涩不利、鼻流清涕等症。

本草药方

◎ 1. **主治：** 慢性化脓性骨髓炎。

秦艽、地骨皮、当归各15克，银柴胡、青蒿各12克，鳖甲、人参叶各30克，红花10克，全蝎、三七各6克，蜈蚣2条。加水煎沸15分钟，滤出药液，再加水煎20分钟，去掉药渣，两煎药液调兑均匀，分服，每天1剂。

◎ 2. **主治：** 阴虚内热型闭经。

秦艽、银柴胡、知母、赤芍、青蒿、牡丹皮、丹参各8克，炙甘草4克。煎服法同1。每天1剂。

◎ 3. **主治：** 初期风湿性关节炎，发热恶寒。

生石膏30克，威灵仙、茯苓各15克，秦艽10克，麻黄3克。煎服法同1。每天2剂。

粉防己

学名：Stephania tetrandra S. Moore

RADIX STEPHANIAE TETRANDRAE　Fangji

〖防 己〗

别名： 石蟾酥，长根金不换，粉防己，汉防己。

◎《本草纲目》记载防己：

"疗水肿风肿，去膀胱热，伤寒邪气，中风手脚挛急，通腠理，利九窍，止泄，散痈肿恶结，诸疥癣虫疮。"

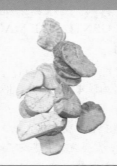

【科　属】 为防己科植物粉防己（汉防己）的干燥根。

【地理分布】 山坡、灌木林中和旷野草丛多有野生。分布于安徽、江西、浙江、台湾、福建、湖南、湖北、广西、广东等地。主产于浙江兰溪、衢江区、武义、建德、金华，安徽安庆和徽州地区以及湖北、湖南、江西等地。

【采收加工】 秋季采挖，修去芦梢，洗净或刮去栓皮，切成长段，粗根剖为 2～4 瓣，晒干。

【药理作用】 抗炎；肌松；镇痛；解热；降血压；抗心律失常；改善血液循环；抑制血小板聚集；阻断交感神经节传递；降血脂等。

【化学成分】 生物碱类：防己诺林碱、粉防己碱、门尼新碱、轮环藤酚碱、氧化防己碱、防己菲碱

等；其他：酚类、黄酮苷、有机酸、挥发油等。

【性味归经】 苦，寒。归膀胱、肺经。

【功能主治】 祛风止痛，利水消肿。用于水肿脚气、小便不利、风湿痹痛、湿疹疮毒；高血压。

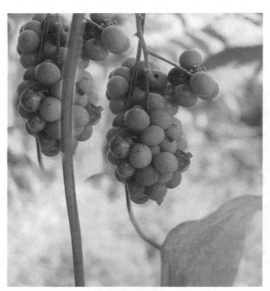

本草药方

◉ **1. 主治：** 带状疱疹。

防己、栀子各15克，赤小豆、白茅根、蒲公英各30克，郁金、黄芩、香附各12克，车前子10克，甘草5克。加水煎沸15分钟，滤出药液，再加水煎20分钟，去渣，两煎药液兑匀，分服，每天1剂。疱疹见于面部者加马齿苋30克；见于胸胁部者加柴胡10克；见于腰、腹部者加黄檗10克。

◉ **2. 主治：** 剧烈咳嗽，吐脓痰，喘急，胸痛。

防己、金银花、甘草、蒲公英、生石膏、知母、麦门冬、浙贝母、牛蒡子、瓜蒌、枳壳、薏苡仁各12克，桔梗30克，桑白皮22克。煎服法同1。每天2剂。

◉ **3. 主治：** 遗尿，小便涩。

防己、葵子、防风各50克。以水5升，煮取2.5升，分3服，散服亦佳。

◉ **4. 主治：** 脚气肿痛。

汉防己、木瓜、牛膝各15克，桂枝2.5克，枳壳5克。水煎服。

药膳养生

◉ **肺痈煎**

防己8克，桔梗、浙贝母（研磨）、知母、瓜蒌仁（炒研）、枳壳（炒）、甘草、生黄芪各9克，当归10克，薏苡仁12克。每天1剂，煎3次，代茶饮。▶可治咳嗽吐脓痰、吐血、发烧、脉象洪数。

◉ **血栓性静脉炎调养方**

防己、桃仁、川芎、丹参、陈皮、黄芩、连翘、红花、牛膝、泽泻、乳香、没药、浙贝母各10克，桑枝、鸡血藤、忍冬藤、益母草各30克，黄芪、茯苓各20克，甘草8克。每天1剂，煎3次，代茶饮。▶可治两下肢深部血栓性静脉炎。

刺 桐 学名：Erythrna variegata L.var.orientalis (L.) Merr.

CORTEX ERYTHRINAE　Haitongpi

〖海桐皮〗

别名： 钉桐皮，鼓桐皮，丁皮，刺桐皮，刺通，接骨药。

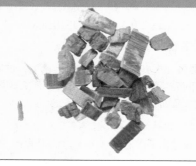

◎《本草纲目》记载海桐皮：
"去风杀虫。煎汤，洗赤目。"

【科 属】为豆科植物刺桐或乔木刺桐的树皮。
【地理分布】**1. 刺桐** 野生或栽培为行道树。分布于浙江、福建、湖北、湖南、台湾、四川、贵州、广东、广西、云南等地。**2. 乔木刺桐** 山沟或草坡上多有野生。分布于四川、云南、贵州等地。
【采收加工】夏、秋两季剥取树皮，刮去灰垢，晒干。
【药理作用】镇静，镇痛；箭毒样作用；抗菌等。
【化学成分】氨基酸、刺桐灵碱、有机酸等。

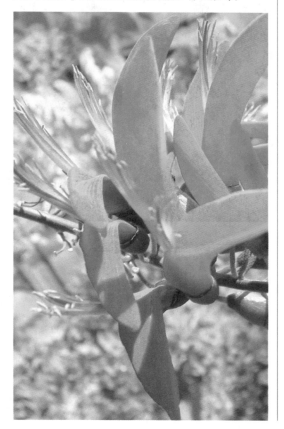

【性味归经】辛、苦、甘，凉。归肝经。
【功能主治】通络止痛，祛风湿，杀虫止痒。用于风湿痹痛、腰膝酸痛、四肢拘挛；湿疹、疥癣。

本草药方

◎ **1. 主治：风湿性关节炎。**

海桐皮、羌活、当归、连翘、忍冬藤、防己、独活、薏苡仁、黄芩、防风、栀子、知母各15克，甘草10克。加水煎沸15分钟，滤出药液，再加水煎20分钟，去渣，两煎药液兑匀，分服，每天1剂。

◎ **2. 主治：类风湿性关节炎，湿偏盛者。**

海桐皮、防风、防己、当归、连翘、甘草、秦艽各12克，薏苡仁22克，滑石、苦参、忍冬藤各15克，半夏、黄芩各8克。煎服法同1。每天1剂。

◎ **3. 主治：类风湿性关节炎，寒热夹杂者。**

海桐皮、当归、忍冬藤各15克，薏苡仁22克，防风、羌活、白术、甘草、连翘、附子、防风各12克，半夏8克。煎服法同1。每天1剂。

药膳养生

◎ **海桐通络酒**

海桐皮、五加皮、牛膝、防风、独活、杜仲、枳壳各80克，生地黄100克，白术40克，薏苡仁40克。上锉碎，用生绢袋2个，两份盛药，65°白酒150升。亦分两瓷器内浸，春夏6天，秋冬12天。每服1小杯，每天3次，夜1次。▶适用于湿痹、筋脉挛、手足痿、肢节疼痛、行走无力。

◎ **海桐皮浸酒**

海桐皮、侧子（炮裂去皮脐）、独活、五加皮、杜仲（炙微黄）各120克，牛膝300克（去苗），薏苡仁240克，生地黄300克。上细锉和匀，生绢袋盛，用38°清酒30升浸，春夏7天，秋冬14天。每天1小杯，分次饮，常令有酒气。▶适用于风痰。

络石 学名：Trachelospermum jasminoides (Lindl.) Lem.

CAULIS TRACHELOSPERMI　Luoshiteng

〖络石藤〗

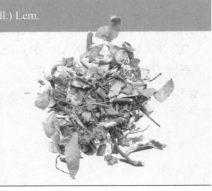

别名：红对叶肾，对叶路，石南藤，过墙风，石邦藤，骑墙虎，风藤，折骨草，文脚风，见水生，软筋藤。

◎《本草纲目》记载络石藤：
"其功主筋骨关节风热痈肿，变白耐老。"

【科 属】为夹竹桃科植物络石的干燥带叶藤茎。

【地理分布】野生于溪边、山野、林缘、路旁或杂木林中，常缠绕于树上或攀援于岩石、墙壁上。分布于华东、西南、中南以及河北、台湾、陕西等地。主产于安徽、江苏、江西、福建、山东、湖北等地。

【采收加工】秋末剪取藤茎，截成25～30厘米长，扎成小把，晒干。

【药理作用】抗痛风；抗菌等。

【化学成分】黄酮类：木樨草素、芹菜素等；木脂素类：络石糖苷、牛蒡子苷、罗汉松脂素苷等；吲哚生物碱类：山辣椒碱、伊波加因、老刺木碱、狗牙花素；三萜类：β－榄香树脂、β－榄香树脂乙酸酯、羽扇豆醇等；甾体类：β－谷甾醇及其葡萄糖苷、豆甾醇等；糖类：橡胶肌醇、加拿大麻糖等。

【性味归经】苦，微寒。归心、肝、肾经。

【功能主治】凉血消肿，祛风通络。用于风湿热痹、筋脉拘挛、喉痹、腰膝酸痛、跌扑损伤、痈肿。

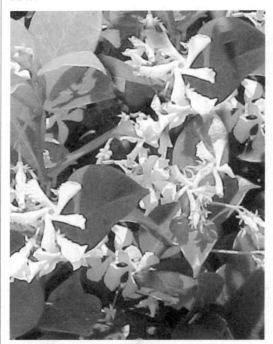

本草药方

◎ **1. 主治：类风湿性关节炎**

络石藤28克，怀牛膝、鹿角霜各12克，续断、乌蛇、桂枝、苍术、乌头、胡卢巴、豨莶草、防己各8克。加水煎沸15分钟，滤出药液，再加水煎20分钟，去渣，两煎药液兑匀，分服，每天1剂。

◎ **2. 主治：痛风性关节炎，反复发作，以疼痛为主要表现的骨关节疾病，可伴有红肿或血尿**

络石藤、车前草、六一散、黄檗、苍术、没药各10克，蒲公英、忍冬藤、薏苡仁各30克，当归、蚕沙各15克。煎服法同1。每天1剂。伴血尿加小蓟、石韦、瞿麦各10克；病在上肢加威灵仙15克；病在下肢加牛膝15克；红肿者，外敷芙蓉叶、生大黄（1：1）末，醋调。

药膳养生

◎ **络石藤黄酒**

络石藤60克，川草薢、仙茅各15克，骨碎补60克，当归身、大生地、狗脊、苡仁各30克，黄芪、白术、枸杞、玉竹、白芍、木瓜、山萸肉、牛膝、红花、川续断、杜仲各15克，绍兴黄酒6 000毫升。上药碎，绢袋装，浸酒内封固，隔水加热半小时，静置数日饮用。每天饮2小杯，不可过服，所余药渣还可依法再浸1次。▶益血脉，补肝肾，祛风湿。适用于肝肾不足、脾虚血弱、夹有风湿的疼痛、体倦身重、腰膝酸软等症。

金毛狗脊 学名：Cibotium barometz (L.) J. Sm.

RHIZOMA CIBOTII　Gouji

【狗 脊】

别名： 金毛狗脊，金狗脊，金丝毛，金毛狮子，黄狗头，老猴毛。

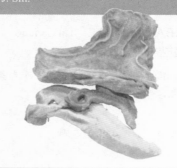

◎《本草纲目》记载狗脊：
"强肝肾，健骨，治风虚。"

【科 属】为蕨科植物金毛狗脊的干燥根茎。

【地理分布】野生于林下阴湿处酸性土壤及山脚沟边。分布于西南、华南以及浙江、福建、江西、四川、台湾、湖南。主产区为福建、四川。

【采收加工】秋、冬两季采挖，除去泥沙后，干燥；或去除硬根、叶柄以及金黄色绒毛，切成厚片，干燥，称为"生狗脊片"；水煮或蒸后，晒至六七成干，切厚片，干燥，称为"熟狗脊片"。

【药理作用】增加心肌对铷的摄取率；绒毛有止血作用。

【化学成分】萜类：金粉蕨素、金粉蕨苷等；挥发油类：香草醛、丁香醛、对羟基苯甲醛、香荚醛乙酮等；其他：微量元素铜、锌、锰、铁、钙等。

本草药方

◎ **1. 主治：腰椎骨质增生。**

狗脊、鸡血藤、牛膝各30克，川续断、桑寄生、威灵仙各20克，鹿衔草、骨碎补各15克，没药、乳香各10克，地鳖虫5克。加水煎沸15分钟，滤出药液，再加水煎20分钟，去渣，两煎药液兑匀，分服，每天1剂。

◎ **2. 主治：颈椎骨质增生。**

狗脊、姜黄、葛根、鸡血藤各30克，威灵仙20克，桂枝、白芍、淫羊藿各15克。煎服法同1。每天1剂。头晕恶心加天麻、钩藤、半夏各10克；手臂麻木加丝瓜络、地龙各10克。

◎ **3. 主治：腰肌劳损，腰肌疼痛。**

金毛狗脊、当归、赤芍、骨碎补、熟地黄各10克，云木香、川乌头、没药、甘草各5克。煎服法同1。分服。每天1剂。阴雨天加重川乌头、金毛狗脊用量；肝郁气滞加重赤芍、当归、木香用量；肾虚加重骨碎补、熟地黄用量；血瘀加重没药用量，并加红花10克。具体药物用量，请遵医嘱。

【性味归经】苦、甘，温。归肝、肾经。

【功能主治】祛风湿，补肝肾，强腰膝。用于腰膝酸软、下肢无力、风湿痹痛。

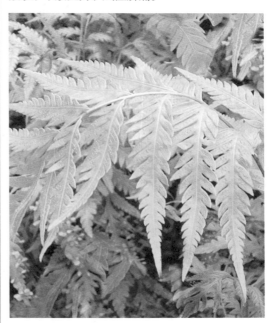

药膳养生

◎ **狗脊金樱子炖狗肉**

狗脊15克，金樱子15克，狗肉250克。狗肉洗净切块，狗脊切片，与金樱子一齐炖，加调味品。待肉熟后，吃肉饮汤。▶补肾气，止遗泄。适用于肾气虚、遗精尿频。

◎ **狗脊枸杞炖狗肉**

狗脊、枸杞子、金樱子各16克，狗肉500克。狗肉洗净切块。剩下的药装入纱布袋内，扎口，和狗肉同炖熟。去药袋，饮汤食肉。▶强筋壮骨，温阳补肾。适用于肾虚遗精、腰膝酸软、尿频等。

鹿蹄草 学名：Pyrola calliantha H. Andres

HERBA PYROLAE Luxiancao

『鹿衔草』

别名：纸背金牛草，大肺筋草，鹿寿茶，鹿安茶，鹿含草。

◎《本草纲目》记载鹿衔草：
"煎水，洗瘰疬痈疽恶疮。治风病自汗要药。"

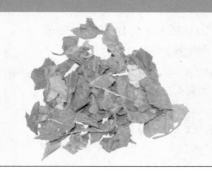

【科 属】为鹿蹄草科植物鹿蹄草的干燥全草。

【地理分布】**1. 普通鹿蹄草** 海拔 600~3 000 米的山地阔叶林或灌丛下多有野生。分布于陕西、甘肃、安徽、江西、福建、台湾、河南、湖北、湖南、广东、广西、贵州、四川、云南、西藏。**2. 鹿蹄草** 海拔 300~4 100 米山地针叶林、阔叶林或针阔叶混交林下多有野生。分布于华东、西南及河北、陕西、山西、青海、甘肃、河南、湖北、西藏、湖南等地。

【采收加工】全年都可采挖，除去杂质，晒至叶片较软的时候，堆置至叶片变紫褐色，晒干。

【药理作用】增强心肌收缩力；抗炎；抗菌；扩张血管，降血压；抗肿瘤等。

【化学成分】黄酮类：2-O-没食子酰基金丝桃苷、金丝桃苷、槲皮素；酚类：熊果酚苷、肾叶鹿蹄草苷、高熊果酚苷、异高熊果酚苷、6-O-没食子酰基高熊果酚苷；其他：挥发油、鞣质、蔗糖、蔗糖酶、N-甲基-乙-萘胺、苦杏仁酶、没食子酸、原儿茶酸等。

【性味归经】甘、苦，温。归肝、肾经。

【功能主治】强筋骨，祛风湿，止血。用于风湿痹痛、腰膝无力、喘咳劳嗽、月经过多。

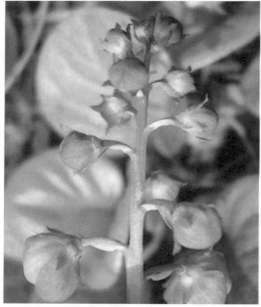

本草药方

◎ **1. 主治：过敏性紫癜，血热型。**

鹿衔草、生地黄、白茅根、仙鹤草各28克，水牛角58克，赤芍、牡丹皮各10克，甘草2克。加水煎沸15分钟，滤出药液，再加水煎20分钟，去渣，两煎药液兑匀，分服，每天1剂。

◎ **2. 主治：骨质增生，关节疼痛，僵硬，晨起加重，活动后减轻症。**

鹿衔草、骨碎补、皂角刺、菟丝子、穿山甲珠各15克，鸡血藤、牛膝、海风藤各30克，威灵仙20克，补骨脂10克。煎服法同1。每天1剂。关节冷感加桂枝、川乌头各10克；关节肿胀加薏苡仁、防己、萆薢各10克；关节热感加忍冬藤、地骨皮各15克。

药膳养生

◎ **鹿衔草酒**

鹿衔草120克，黄酒1 000克。鹿衔草洗净，晾去水分，浸酒24小时，时而摇动，每次饮用2小盅。▶除湿补肾，益气提神。适用于肾虚腰痛、风湿痹痛、神疲乏力等症。

◎ **鹿衔草炖猪肺**

鹿衔草30克，猪肺1具。猪肺洗净，加水适量，大火煮沸，去泡沫，放入鹿衔草，炖至猪肺熟透，喝汤。▶止咳，补肺，止血。适用于肺痨咳嗽、咯血等症。

化湿药

在中医药理论中凡气味芳香，性偏温燥，以芳化湿邪、醒悦脾胃为主要作用的药物，称为化湿药，又称为"芳香化湿药"。

【功效】

化湿药辛香温燥，主入胃、脾经，能促进脾胃运化，消除湿浊，古人称它为"醒脾""醒脾化湿"。同时，其辛能行气，香能通气，行中焦之气，以解除因湿浊引起的脾胃气滞。此外，部分药还兼具有解暑、开窍、辟秽、截疟等作用。

常见的芳香化湿药：南苍术、北苍术、石草蒲、阳春砂、绿壳砂仁、草果仁、广藿香、佩兰等。

苍术有茅苍术、南苍术、北苍术之分，菊科植物茅他术或北苍术的干燥根茎，性味归经为辛、苦，温。归脾、胃肝经。功效能燥湿健脾，祛风，散寒，明目。香气特异，味苦而辛。南方习用茅苍术（南苍术），北方习用北苍术。

石菖蒲为天南星科植物石草蒲的干燥根茎。性味归经辛、夺，温。归心、胃经。功效能化湿开胃，开窍豁痰，醒神益智。气芳香，味苦、微辛。

砂仁为姜科植物阳春砂、绿壳砂或海南砂的干燥成熟果实。归味归经辛，温。归脾、胃、肾经。功效能化湿开胃，温中，理气，安胎。果实表面深棕色，果皮薄软，种子棕红色或棕褐色，气味浓者为阳春砂；果实呈长椭圆形。

草果是姜科植物草果的干燥成熟果实。性味归经辛，温。归脾、胃经。功效能燥湿健脾，除痰截疟。种子呈圆锥状多面体，红棕色。香气特异，味辛微苦。

藿香是唇形科植物广藿香或藿香的地上部分。性味归经辛，微温。归脾、胃、肺经。功效能芳香化湿，开胃止呕，发表解暑。本品多分枝，具特异香气。

佩兰是菊科植物兰草的地上部分。性味归经为辛、平。归脾、胃、肺经。功效能芳香化湿，醒脾开胃，发表解暑。气芳香，味微苦。

【药理作用】

中医科学研究成果表明，化湿药主要具有兴奋肠管蠕动，促进胃液分泌，使胃肠推进运动加快，以及抗菌、抗病毒的作用。

【适用范围】

化湿药主要适用于湿困脾胃、身体倦怠、脘腹胀闷、运化失常导致的脘腹痞满、恶心、口甘、大便溏薄、舌苔白腻、食少体倦等症。此外，因为它具有芳香解暑的功效，湿温、暑湿等证也可选用。对现代临床的胃肠神经官能症、急慢性胃肠炎、肠伤寒、胃肠型感冒等有一定的治疗作用。

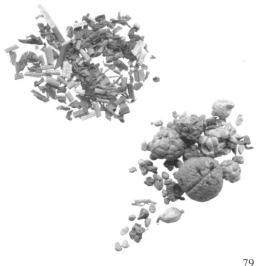

茅苍术 学名：Atractylodes lancea (Thunb.) DC.

RHIZOMA ATRACTYLODIS Cangzhu
【苍术】

别名： 赤术，马蓟，青术，仙术，茅术，南术，仙姜，山芥。

◎《本草纲目》记载苍术：

"治湿痰留饮，或挟瘀血成窠囊，及脾湿下流，浊沥带下，滑泻肠风。"

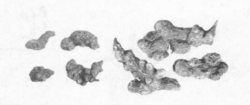

【科 属】为菊科植物茅苍术或北苍术的干燥根茎。

【地理分布】**1. 茅苍术** 野生于草丛、山坡灌丛中。河南、江苏、山东、浙江、安徽、湖北、江西、四川等地多有分布，主产于湖北、江苏、河南等地。**2. 北苍术** 野生于林下及较干燥处、低山阴坡灌丛。分布于华北以及河南、东北、山东、陕西、宁夏、甘肃、山西等地。山西、河北、陕西等地为其主产区。

【采收加工】春、秋两季可采挖，以8—9月采收质量为好。除去残茎、须根以及泥土等杂质，洗净，干燥。

【药理作用】抗实验性胃炎及胃溃疡；对胃肠运动有双向调节作用；降血糖；提高耐缺氧能力；抗肝损伤；对烟碱受体有阻断作用等。

【化学成分】**1. 茅苍术** 挥发油类：茅术醇、苍术醇、β–桉叶醇、榄香醇、β–芹子烯、3β–醋酸基苍术醇、3β–醋酸基苍术酮、3β–羟基苍术醇、3β–羟基苍术酮等。**2. 北苍术** 挥发油类：苍术酮、苍术醇、茅术醇及桉油醇、α–没药醇等。

【性味归经】辛、苦，温。归脾、胃、肝经。

【功能主治】祛风散寒，燥湿健脾，明目。用于脘腹胀满、泄泻、脚气肿痛、水肿、风湿痹痛、痿证、风寒感冒、夜盲。

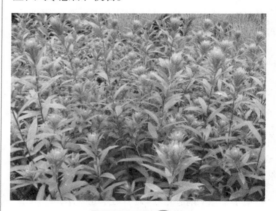

本草药方

◎ **1. 主治：痈，有脓和未成脓皆可使用。**

苍术、陈皮、天南星各15克，枯矾、羌活、猪牙皂、雄黄各18克，天花粉150克，大黄、黄檗、姜黄、白芷各80克，甘草、厚朴各30克。共为细末，未成脓或无头疮用葱白捣烂和酒调敷，已成脓或有头疮用蜜调敷，每天2次。

◎ **2. 主治：消化不良引起的胃脘痛。**

苍术、龙胆草、元胡、公丁香、陈皮、藿香各9克，沉香、厚朴、党参、黄连、甘草各15克，白术、没药、菖蒲、木香、山柰、砂仁、香附各22克，吴茱萸、草果、熊胆、鸡内金各5克。共为细末，每次冲服3克，每天3次。

◎ **3. 主治：因寒引起的胃脘痛。**

苍术、蜀椒各5克，公丁香2克。加水煎，去渣顿服。每天2剂。

药膳养生

◎ **苍术粳米粥**

苍术30克，粳米60克。苍术水煎取汁；粳米淘净煮粥，到八成熟时，放入苍术汁，一同煮熟，温服。每天3次—小碗，可连续服1周。▶健脾燥湿。具有治疗脾湿经闭、神疲倦怠，伴胸胀满闷，或呕恶痰多、白带增多等症的功能。

◎ **苍术豉酒**

苍术60克，清酒1 000毫升，豉500克。豉浸酒中，3昼夜后，苍术捣碎加入，4天后开取饮用。每天1杯。▶适用于麻木无力、风毒脚弱、腿脚肿胀、呕吐不食、头痛、腹痛下痢、发热。

◎ **苍术牛肝汤**

苍术20克，牛肝150克。用水煎服。▶养肝明目。适用于维生素A缺乏引起的夜盲症。

广藿香 学名：Pogostemon cablin (Blanco) Benth.

HERBA POGOSTEMONIS　Guanghuoxiang
《广藿香》

别名：海藿香，藿香。

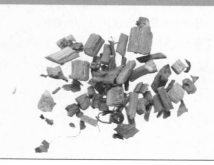

◎《本草纲目》记载广藿香：
"风水毒肿，去恶气，止霍乱心腹痛。"

【科　属】为唇形科植物广藿香的干燥地上部分。

【地理分布】菲律宾等亚洲热带为其原产地。我国海南、广东与广西有栽培，广东、海南等地为其主产区。

【采收加工】枝叶茂盛时采割，日晒夜闷，反复晒至干燥为宜。

【药理作用】抗病毒；抗菌；抗病原体等。

【化学成分】挥发油类：广藿香醇、广藿香酮等；黄酮类：槐黄素、藿香苷、蒙花苷、异藿香苷等。

【性味归经】辛，微温。归脾、胃、肺经。

【功能主治】开胃止呕，芳香化浊，发表解暑。用于湿浊中阻、暑湿倦怠、脘痞呕吐、寒湿闭暑、胸闷不舒、鼻渊头痛、腹痛吐泻。

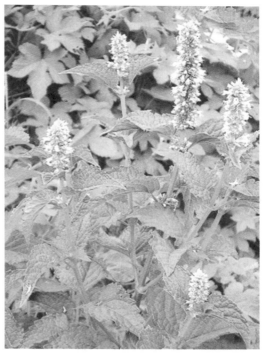

本草药方

◎ **1. 主治：中暑。**
广藿香叶20克，炒白扁豆38克。一同制成细末，每次服用10克，每天3次。

◎ **2. 主治：有机磷农药中毒后遗症。**
广藿香、茯苓、当归、车前子各12克，绿豆60克，滑石20克，甘草15克，陈皮、半夏各10克，大黄5克。加水煎沸15分钟，滤出药液，再加水煎20分钟，去渣，两煎药液兑匀，分服，每天1剂。食少纳呆加神曲、麦芽各20克；身疲乏力加黄芪、党参各15克；头痛头晕加川芎、菊花、石菖蒲各10克；口阴中毒者加白术、白蔻仁各10克；恶风怕冷加桂枝、防风各10克；皮肤中毒者加金银花、连翘各10克；呼吸道吸入中毒者加桔梗10克。

◎ **3. 主治：胃溃疡，慢性胃炎，肠炎，消化不良，肠鸣，腹胀。**
广藿香、厚朴、陈皮、白术、砂仁、木香、白芍、山药、山楂、神曲各25克，党参、茯苓、麦芽、谷芽各45克，丹参、黄芩、玉竹各35克，炙甘草、半夏各20克。煎服法同2。每天1剂。

药膳养生

◎ **藿香辛芷茶**
广藿香180克，细辛9克，白芷30克，猪胆6个，茶叶30克，辛夷5克。藿香、细辛、白芷研为细末，拌匀，将猪胆汁蒸煮消毒后，混合上药粉成丸，每服6克，每天3次，茶叶和辛夷煎汤送服。▶清化湿浊，宣通鼻窍。对于慢性鼻渊而致的鼻塞、流脓涕、头痛头昏、嗅觉障碍等症有疗效。

◎ **藿香薄荷茶**
广藿香、薄荷、苏叶各10克，生姜3克。用沸水冲泡5分钟后饮用。▶对于夏季暑湿发热感冒有疗效。

佩 兰 学名：Eupatorium fortunei Turcz.

HERBA EUPATORII　Peilan

〖佩 兰〗

别名： 兰草，水香，都梁香，大泽兰，燕尾草，
香水兰，香草，醒头草。

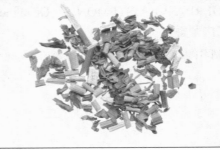

◎《本草纲目》记载佩兰：
"消痈肿，调月经，解中牛马毒。"

【科 属】为菊科植物佩兰的干燥地上部分。
【地理分布】路边灌丛或溪边有野生，也可栽培。
分布于河北、陕西、江苏、山东、江西、浙江、湖北、湖南、广西、广东、贵州、四川、云南等地。主产于河北、江苏、山东及江苏。

【采收加工】夏、秋两季分两次采割，除去杂质后晒干。

【药理作用】抗病毒；祛痰；抗肿瘤等。

【化学成分】挥发油类：乙酸橙花醇酯、对聚伞花素、5–甲基麝香草醚等；萜类：β–香树脂醇棕榈酸酯、蒲公英甾醇乙酸酯、蒲公英甾醇棕榈酸酯等；生物碱类：仰卧天芥菜碱、宁德洛非碱等；甾体类：豆甾醇、蒲公英甾醇、β–谷甾醇等；有机酸类：邻香豆酸、棕榈酸、琥珀酸等。

【性味归经】辛，平。归脾、胃、肺经。

【功能主治】醒脾开胃，芳香化湿，发表解暑。用于湿浊中阻、口中甜腻、脘痞呕恶、多涎、口臭、湿温暑湿、头胀胸闷。

本草药方

◎ **1. 主治：眼干、口干、口苦、湿热内蕴、口臭，口角有白色分泌物，苔黄腻，舌红。**
佩兰叶、郁金、藿香、苍术、黄檗各8克，夏枯草15克，薏苡仁12克，厚朴、陈皮各5克，甘草2克。加水煎沸15分钟，滤出药液，再加水煎20分钟，去渣，两煎药液兑匀，分服，每天1剂。

◎ **2. 主治：产后失血过多，面黄舌燥，倦怠乏力，毛发脱毛脱落，席汉氏综合征，气血两虚。**
佩兰、白芍、陈皮、代赭石、益母草、麦门冬、竹茹、石菖蒲各15克，黄芪、党参、当归、白术、熟地黄、半夏各20克。煎服法同1。每天1剂。

◎ **3. 主治：席汉氏综合征，气血两虚。**
佩兰、竹茹、生地黄、陈皮、川芎、麦门冬、茯苓各15克，代赭石25克，党参、当归、半夏各20克，白芍、石菖蒲各12克。煎服法同1。每天1剂。

◎ **4. 主治：夏季外感，发热、头痛、全身骨痛、两目刺痛、胸闷恶心、大便不畅等症。**
佩兰9克，条苓、厚朴各6克，野菊花、白术各9克，葛根12克，秦艽4.5克，桔梗6克。水煎服。

◎ **5. 主治：急性胃肠炎。**
佩兰、藿香、苍术、茯苓、三颗针各9克。水煎服。

◎ **6. 主治：五月霉湿，并治秽浊之气。**
藿香叶5克，佩兰叶5克，陈广皮7.5克，制半夏7.5克，大腹皮5克（酒洗），厚朴4克（姜汁炒），加鲜荷叶15克为引。煎汤服。

◎ **7. 主治：秋后伏暑，因新症触发。**
藿香叶7.5克，佩兰10克，薄荷叶5克，冬桑叶10克，大青叶15克，鲜竹叶30片。先用青蒿叶50克，活水芦笋100克，煎汤代水。

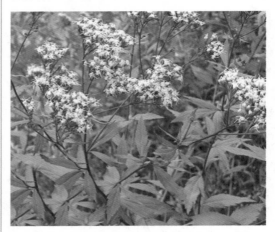

药膳养生

◎ **佩兰茶**
佩兰鲜叶适量。开水冲泡。代茶饮。▶适用于暑湿胸闷、口甜腻、食减。

阳春砂 学名：Amomum villosum Lour.

FRUCTUS AMOMI VILLOSI　Sharen

【砂仁】

别名：缩沙蜜、缩砂仁、缩砂。

◎《本草纲目》记载砂仁：

"补肺醒脾，养胃益肾，理元气，通滞气，散寒饮胀痞，噎膈呕吐，止女子崩中，除咽喉口齿浮热，化铜铁骨鲠。"

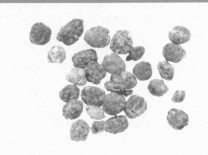

【科　属】为姜科植物阳春砂、绿壳砂或海南砂的干燥成熟果实。

【地理分布】**1. 阳春砂** 气候温暖、潮湿、富含腐殖质的山沟林下阴湿处多有野生。分布于广东、福建、广西、云南等地，现广西、广东、云南等地均大面积栽培。**2. 绿壳砂** 山沟林下阴湿处有野生或栽培。分布于云南南部，部分进口。主产于缅甸、越南、印度尼西亚和泰国。**3. 海南砂** 野生于山谷森林中。现广东、海南大面积栽培。

【采收加工】夏、秋间果实成熟时采收，晒干或低温干燥。

【药理作用】小剂量促进胃肠蠕动，大剂量抑制胃肠运动；抑制血小板聚集；抗溃疡等。

【化学成分】挥发油类：柠檬烯、β－蒎烯、乙酸龙脑酯等。

本草药方

◎ **1. 主治：舌癌。**

砂仁、汉三七各6克，丹参20克，黄芪30克，当归、半枝莲、党参、陈皮、金银花各15克，川芎、连翘、蒲公英各12克，穿山甲珠、菟丝子、山慈姑、黄连、鸡内金、藕节、枸杞子各10克，甘草5克。加水煎沸15分钟，滤出药液，再加水煎20分钟，去渣，两煎药液兑匀，分服，每天1剂。

◎ **2. 主治：肝硬化。**

砂仁30克，猪肚1个，大蒜瓣60克。两味药一齐捣如泥，装入猪肚缝合。加水炖熟。分次食药，并饮其汤。

◎ **3. 主治：慢性肾炎、全身浮肿。**

砂仁、白术、茯苓、巴戟天、淫羊藿、海蛇各15克，益智仁、山萸肉各25克，泽泻、熟地黄、白果仁各10克，牡丹皮5克。加水煎沸15分钟，滤出药液，再加水煎20分钟，去渣，两煎药液兑匀，分服，每天1剂。

【性味归经】辛，温。归脾、胃、肾经。

【功能主治】温脾止泻，化湿开胃，理气安胎。用于湿浊中阻、脾胃虚寒、脘痞不饥、妊娠恶阻、呕吐泄泻、胎动不安。

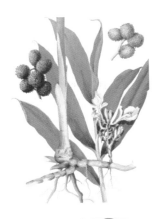

药膳养生

◎ **砂仁陈皮煮牛肉**

砂仁、陈皮各5克，生姜25克，牛肉1500克，调料适量。四物与桂皮、葱、胡椒、盐各适量，加水同煮，待牛肉熟后取出，切片食。▶具有温中补虚的功效。适用于肢体倦怠、脾胃虚寒、不思饮食、四肢不温等症。

◎ **砂仁荷叶饼**

砂仁30克，白糖1000克，发酵面3000克，熟猪油1000克，苏打20克。砂仁去壳，洗净烘干，研磨成末。砂仁末、白糖、苏打粉放入发面反复揉匀后放数分钟，再揉匀，搓成长圆条，切成饼面立放于案板上依次排好，刷油做成荷叶形，放入笼内蒸10分钟。▶健脾开胃，温中化湿，消胀满，止呕泻。适用于湿因气滞、脾胃虚寒导致的脘闷腹胀等症。

白豆蔻 学名：Amomum kravanh Pierre ex Gagnep.

FRUCTUS AMMOMI ROTUNDUS　Doukou

《豆蔻》

别名：多骨，壳蔻，白蔻，圆豆蔻，白豆蔻。

◎《本草纲目》记载豆蔻：

"治噎膈，除疟疾寒热，解酒毒。"

【科 属】为姜科植物白豆蔻或爪哇白豆蔻的干燥成熟果实。

【地理分布】**1. 白豆蔻** 气候温暖、潮湿、富含腐殖质的树林下多有野生。分布于越南、泰国、柬埔寨等国，我国广东、云南有栽培。主产于泰国。
2. 爪哇白豆蔻 原分布于印度尼西亚（爪哇），我国云南、海南也有栽培。主产于印度尼西亚。

【采收加工】秋季果实由绿色转成黄绿色时采收，晒干。

【药理作用】增强胃肠蠕动、促进胃液分泌等。

【化学成分】挥发油类：α-蒎烯、1,8-桉叶素、β蒎烯、丁香烯、α-松油醇、龙脑乙酸酯、芳樟醇、柠檬烯、香橙烯、α-榄香烯、γ-广藿香烯、γ-荜澄茄烯等。

【性味归经】辛，温。归肺、脾、胃经。

【功能主治】行气温中，化湿消痞，开胃消食。用于湿浊中阻、湿温初起、不思饮食、寒湿呕逆、胸闷不饥、食积不消、胸腹胀痛。

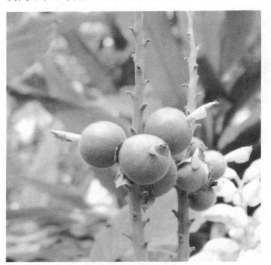

本草药方

◎ **1. 主治：萎缩性胃炎。**
　　白蔻仁、元胡、鸡内金、白术、枳壳各10克，乌梅20克，白芍15克，甘草5克。加水煎沸15分钟，滤出药液，再加水煎20分钟，去渣，两煎药液调兑均匀，分服，每天1剂。
　　中焦积热加黄连、金银花各10克；胃阴不足加沙参、麦门冬各10克；脾虚加党参、茯苓各15克；痰湿中阻加陈皮、半夏各10克；肠上皮化生加白花蛇舌草、半枝莲各20克。

◎ **2. 主治：消化性胃溃疡，脾虚阴亏。**
　　白蔻、枳壳、陈皮、降香各5克，莲子肉、白芍、沙参、麦芽各12克，白扁豆、白术、青皮各8克，桂枝、九香虫各2克。煎服法同1。每天1剂。

◎ **3. 主治：萎缩性胃炎，泛酸畏寒，腹胀喜温。**
　　白豆蔻、罂粟壳、炮姜、党参、茯苓、白术、砂仁、半夏、枳壳各10克，陈皮、木香、甘草各5克。煎服法同1。每天1剂。

药膳养生

◎ **豆蔻卤牛肉**
　　白豆蔻、草豆蔻各10克，牛肉1 000克，姜片、花椒粉各3克，山柰、小茴香、甘草各2克，酱油、料酒、盐各10克，味精0.3克。牛肉洗净，切块，盛入盘内，将盐和花椒粉1克均匀地抹在牛肉上腌渍（夏天约4小时，冬天约8小时，腌渍过程中应上下对翻3次）；豆蔻、小茴香、山柰、姜片、甘草装入纱布袋，扎口；卤锅内加清水1 500克，放入牛肉、药袋，用旺火烧开，撇去浮沫，再加入酱油、料酒，改用小火将牛肉卤至熟烂，再用旺火烧开，撇去浮油，速将牛肉捞起晾干，横着肉纹切片，装盘，加入味精，淋上麻油，撒上花椒粉。▶养血补气，理气益脾。适用于身体虚弱、贫血、食欲不振，以及手术前后的调理。

草豆蔻 学名：Alpinia katsunadai Hayata

SEMEN ALPINIAE KATSUMADAI　Caodoukou

《草豆蔻》

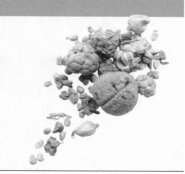

别名： 豆蔻，漏蔻，草果蔻，偶子，草蔻仁，飞雷子，弯子。

◎《本草纲目》记载草豆蔻：

"治瘴疬寒疟，伤暑吐下泄痢，噎膈反胃，痞满吐酸，痰饮积聚，妇人恶阻、带下，除寒燥湿，开郁破气，杀鱼肉毒。"

【科　属】为姜科植物草豆蔻的干燥近成熟的种子。

【地理分布】野生于疏林、山地、河边、沟谷以及林缘湿处。分布于海南、广东、广西等地。主产于广西、海南。

【采收加工】夏、秋两季采收，晒到九成干，或用水略烫，晒到半干，除去果皮，取出种子团，晒干。

【药理作用】抗肿瘤；增加胃蛋白酶活性等。

【化学成分】挥发油类：桉叶素、反杜皮醛、芳樟醇、樟脑、乙酰龙脑酯、4-松油醇等；黄酮类：槲皮素、山奈酚、熊竹素、鼠李柠檬素、山姜素、小豆蔻查耳酮等；二苯基庚烷类：(5r)-反-1,7-二苯基-5-二羟基-△-庚烯-3-酮等；其他：铜、锰、铁等无机元素。

【性味归经】辛，温。归脾、胃经。

【功能主治】温胃止呕，燥湿健脾。用于脘腹胀满冷痛、寒湿内阻、不思饮食、嗳气呕逆。

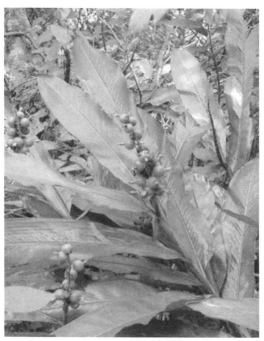

本草药方

◉ 1. 主治：肝癌。
草豆蔻、槟榔、砂仁各22克，壁虎、地鳖虫、沉香各15克，木香12克。为末。每次冲服5克，每天3次。

◉ 2. 主治：萎缩性胃炎。
草豆蔻、莱菔子、黄连、柴胡、青皮、枳壳、槟榔、陈皮、黄芩各10克，半夏、瓜蒌仁、木香各15克。加水煎沸15分钟，滤出药液，再加水煎20分钟，去渣，两煎药液兑匀，分服，每天1剂。

◉ 3. 主治：慢性胃炎。
草蔻仁、良姜、益智仁各50克，香附、菖蒲各100克，砂仁20克。一齐制成细末。每次冲服1克，每天3次。

◉ 4. 主治：胃肠神经官能症。
草豆蔻、香附、紫苏梗各10克，陈皮、枳实、公丁香、乌药、生姜各5克。煎服法同2。每天1剂。

药膳养生

◉ 草蔻羊肉刀削面
草蔻仁4枚，高良姜6克，生姜汁15毫升，面粉适量。草豆蔻、高良姜水煎取汁，兑入生姜汁后和面，做刀削面；用羊肉煮取浓汁为汤，后用食盐调味食。▶温中止呕，健脾益胃。适用于呕逆不思饮食、脾胃虚弱等症。

◉ 草果豆蔻乌骨鸡
草豆蔻、草果各8克，乌骨母鸡1只。鸡洗净，草豆蔻、草果放入其腹，用竹签缝好切口，加水煮熟，调味食用。▶温中健胃，补脾燥湿，行气止痛。适用于脾胃虚寒、大便溏泻、食欲不振、胃脘疼痛等症。

利水渗湿药

【概念】

在中医药理论中凡能渗泄水湿、通利水道，治疗水湿内停病证的药物，称利水渗湿药。

【功效】

利水渗湿药味多甘淡，主归小肠、膀胱经，具有利水消肿、利湿退黄、利尿通淋等功效。

【药理作用】

中医科学研究证明，利水渗湿药主要具有利胆保肝、利尿、降血脂、调节免疫功能、抗肿瘤、抗病原体作用。

【适用范围】

利水渗湿药主要用于水肿、小便不利、痰饮、泄泻、黄疸、淋证、湿疮、带下、湿温等水湿导致的各种病症。对现代医学的慢性肾小球肾炎、急性肾小球肾炎、肝源性水肿、肾源性水肿、妊娠水肿、心源性水肿、内分泌失调性水肿、膀胱炎、尿道炎、肾盂肾炎、前列腺炎、泌尿系结石等有治疗作用，部分药物用于治疗高血脂、癌症等。

【药物分类】

根据药物作用特点以及临床应用不同，利水渗湿药分为利尿通淋药、利水消肿药和利湿退黄药三类。

利水消肿药性味甘淡平或微寒。淡能渗泄水湿，服药后能使水肿消退、小便畅利，因此具有利水消肿作用。主要用于水湿内停的小便不利、水肿，以及痰饮、泄泻等证。中医药方常用的利水消肿药有猪苓、茯苓、泽泻、薏苡仁、玉米须、冬瓜皮、荠菜、葫芦、香加皮、枳椇子、蝼蛄、泽漆、萱草根、赤小豆等。

利湿退黄药性味多苦寒，属脾、肝、胃、胆经。苦寒能清泄湿热，因此以利湿退黄为主要作用，主要用于湿热黄疸、症见目黄、小便黄、身黄等。部分药物还可以治湿疮痈肿等证。临证可

根据阳黄、阴黄的湿热、寒湿偏重不同，选择适当药物配伍治疗。中医药方常用的利湿退黄药有金钱草、茵陈、虎杖、珍珠草、垂盆草、地耳草、水飞蓟、鸡骨草等。

利尿通淋药性味多苦寒，或甘淡寒。苦能降泄，寒能清热，走下焦，尤能清利下焦湿热，因此具有利尿通淋的作用，主要用于小便短赤、热淋、石淋、血淋以及膏淋等证。中医药方常用的利尿通淋药有滑石、车前子、通草、木通、地肤子、瞿麦、冬葵果、石韦、海金沙、灯芯草等。

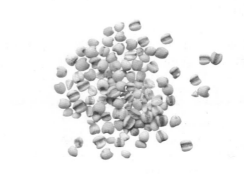

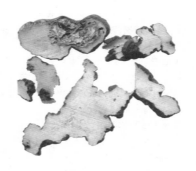

薏苡 学名：Coix lacryma-jobi L. var. ma-yuen (Roman.) Stapf

SEMEN COICIS　Yiyiren

《薏苡仁》

别名：薏米，米仁，薏仁，苡仁，玉秣，草珠子，六谷米，药玉米，蓼茶子，益米。

◎《本草纲目》记载薏苡仁：

"健脾益胃，补肺清热，去风胜湿……利小便，治热淋。"

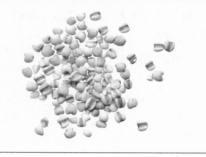

【科　属】为禾本科植物薏苡的干燥成熟种仁。

【地理分布】野生于荒野、屋旁、溪涧、河边或阴湿山谷中。全国大部分地区都有分布。

【采收加工】秋季果实成熟时采割植株，晒干，打下果实，再晒干，除去黄褐色种皮、外壳以及杂质，收集种仁。

【药理作用】镇痛，抗炎，解热；抗肿瘤；抑制骨骼肌收缩；低浓度收缩血管，高浓度扩张血管；增强免疫功能；降血糖；低浓度增强心肌收缩力；诱发排卵等。

【化学成分】脂肪油类：硬脂酸甘油酯、棕榈酸甘油酯、亚油酸甘油酯、油酸甘油酯等；氨基酸类：亮氨酸、精氨酸、赖氨酸、酪氨酸等；多糖类：薏苡多糖A、薏苡多糖B、薏苡多糖C、淀粉、中性葡聚糖1–7等；其他：薏苡素、薏苡仁酯、维生素B1、阿魏酰豆甾醇、腺苷，以及钙、磷、铁等无机元素。

本草药方

1. 主治：睑腺炎。

薏苡仁30克，金银花20克，当归、蒲公英、陈皮、川芎、甘草各10克，大黄、栀子各5克。加水煎沸15分钟，滤出药液，再加水煎20分钟，去渣，两煎药液兑匀，分早晚两次服，每天1剂。每天煎药时取适量药液先熏洗患处1次，效果更佳。

2. 主治：春季结膜炎。

薏苡仁、连翘、苍术、乌梅各等份。一同研制成细末，每服5克，每天2次。

3. 主治：鼻渊炎。

薏苡仁30克，甘草15克，芦根20克，冬瓜仁15克，桔梗、桃仁各10克。煎服法同1。每天1剂。脓涕多者加入野菊花、金银花各20克；头痛重者加生石膏60克（先煎）、白芷10克（后下）；鼻塞重者加石菖蒲10克；涕中有血者加栀子10克。

【性味归经】甘、淡、凉。归脾、胃、肺经。

【功能主治】除痹止泻，健脾渗湿，清热排脓。用于水肿、脚气、湿痹拘挛、小便不利、肺痈、脾虚泄泻、扁平疣、肠痈。

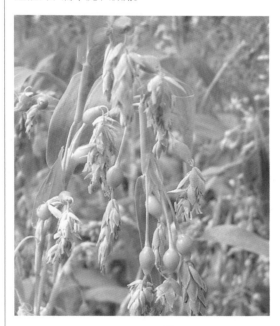

药膳养生

薏仁粳米粥

薏仁粉30克，粳米50克。薏仁粉与陈仓米，一起放入砂锅，加水煮稀粥。早晚餐顿服。8天为1疗程。▶适用于老年性浮肿、脾虚腹泻、筋脉拘挛、风湿痹痛、肺痈、白带过多等症。

薏苡仁粥

薏苡仁40克，冬麻子15克。水研冬麻子取汁，薏苡仁捣碎，放入砂锅，加水煮粥，空腹食。▶润肠通便，祛风利湿，言语謇涩。

泽 泻 学名：Alisma orientalis (Sam.) Juzep.

RHIZOMA ALISMATIS　Zexie

【泽泻】

别名：水泻，芒芋，鹄泻，禹孙。

◎《本草纲目》记载泽泻：

"渗湿热，行痰饮，止呕吐、泻痢、疝痛、脚气。"

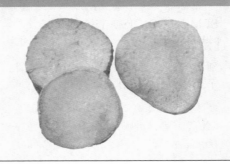

【科　属】为泽泻科植物泽泻的干燥块茎。

【地理分布】野生于河湾、湖泊、水塘浅水带、溪流，沼泽、低洼湿地也有分布或栽培。分布于华东、东北、西南以及河北、河南、新疆等地。

【采收加工】冬季茎叶开始枯萎时采挖，干燥，洗净，除去须根以及粗皮。

【药理作用】利尿；抗动脉粥样硬化；降血脂；抗炎；抗脂肪肝；降血糖，松弛血管平滑肌，增加冠脉血流量等。

【化学成分】萜类：泽泻醇 A、乙酸乙酯、泽泻醇、泽泻醇 B 等；氨基酸：丙氨酸、1-天门冬酰胺、乙酰丙氨酸等；有机酸：硬脂酸、棕榈酸、油酸、亚麻酸等；糖类：D-果糖、D-葡萄糖、D-蔗糖；无机元素：钙、钡、锌、钾、锶等；其他：糖、醛、胆碱等。

【性味归经】甘、淡，寒。归肾、膀胱经。

【功能主治】清湿热，利小便。用于水肿胀满、小便不利、泄泻尿少、热淋涩痛、痰饮眩晕、高脂血症。

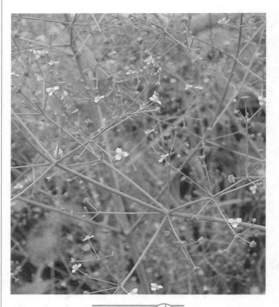

本草药方

◎ **1. 主治**：胃肠神经官能症，胸腹部气窜痛，胀满不适。

　　泽泻、半夏、枳实、石菖蒲、茯苓、赤芍各10克，甘草、广木香、胆南星、肉桂、竹茹、生姜各5克。加水煎沸15分钟，滤出药液，再加水煎20分钟，去渣，两煎药液均匀调兑。分服，每天2剂。

◎ **2. 主治**：急性肠炎，腹痛腹泻，恶寒，发热，恶心呕吐。

　　泽泻、猪苓、苍术、车前子、白术、厚朴、白芍、陈皮各10克，茯苓15克。煎服法同1。每天1剂。呕吐加竹茹、半夏各10克；湿热加葛根15克，黄连、黄芩各9克；寒湿加防风、荆芥、藿香各10克；暑湿加香薷、扁豆花各10克，六一散10克；食滞加山楂、莱菔子、神曲各10克。

◎ **3. 主治**：肠炎。

　　泽泻、神曲、山楂、陈皮、麦芽、茯苓、白术各10克，厚朴、半夏、藿香、苍术、甘草各5克。煎服法同1。每天1剂。

药膳养生

◎ **泽泻茯苓鸡**

　　泽泻60克，母鸡1只，茯苓60克，黄酒适量。将鸡洗净，茯苓、泽泻、黄酒入鸡腹，鸡背朝下，小火炖2小时，去浮油，淡食，每次4汤匙鸡汁，鸡油蘸酱油吃。5天吃完。▶利水消肿，补益安神。适用于肝硬化病久虚弱而有腹水者。

◎ **泽泻茶**

　　泽泻15克。煎汤。代茶饮。▶适用于阴茎勃起不倒、昼伏夜起、胀痛难眠、肾阴亏损、相火亢盛的病症。

冬瓜 学名：Benincasa hispida (Thund.) Cogn.

EXOCARPIUM BENINCASAE　Dongguapi
【冬瓜皮】

别名：白瓜皮，白冬瓜皮。

◎《本草纲目》记载冬瓜皮：
"主驴马汗入疮肿痛，阴干为末涂之，又主折伤损痛。"

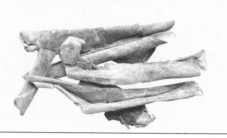

【科 属】为葫芦科植物冬瓜的干燥外层果皮。

【地理分布】全国各地均有栽培。

【采收加工】食用冬瓜的时候，洗净，削取外层果皮，晒干。

【药理作用】利尿。

【化学成分】胆甾醇类化合物：25-双烯醇、24-乙基胆甾-7、24-乙基胆甾-7-烯醇等；萜类：异蔷薇烯醇醋酸酯、β-黏霉烯醇、西米杜鹃醇、葫芦烷-5,24-双烯醇等；挥发油类：正己醛、E-2-己烯醛、2,5-二甲基吡秦、α-甲基吡嗪等；其他：维生素C、木脂素、纤维素等。

【性味归经】甘，凉。归脾、小肠经。

【功能主治】利尿消肿。用于小便不利、水肿胀满、暑热口渴、小便短赤。

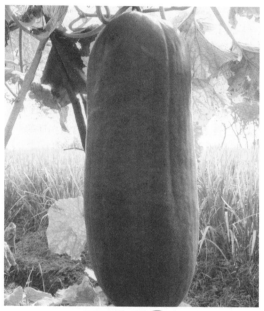

本草药方

◎ **1. 主治：急性阑尾炎。**
冬瓜仁、败酱草各28克，白花蛇舌草115克，牡丹皮15克，大黄、桃仁各10克。加水煎沸15分钟，滤出药液，再加水煎20分钟，去渣，两煎药液调兑均匀，分服，每天1剂。

◎ **2. 主治：急性阑尾炎。**
冬瓜仁、败酱草、金银花各20克，蒲公英、薏苡仁、白花蛇舌草各30克，芒硝、桃仁、大黄、牡丹皮各10克，生甘草5克。加水煎沸15分钟，滤出药液，再加水煎20分钟，去渣，两煎药液调兑均匀，分服，每天1剂。

◎ **3. 主治：急性阑尾炎。**
冬瓜子、蒲公英、金银花各60克，红藤30克，广木香、生大黄各15克。加水煎沸15分钟，滤出药液，再加水煎20分钟，去渣，两煎药液调兑均匀，分服，每天1剂。湿盛舌苔腻加薏苡仁、白花蛇舌草各20克；气滞加川楝子、枳壳各10克；热盛便秘加芒硝10克；合并脓肿加桃仁、桔梗、败酱草、红花各10克；病情重者，每天2剂。

药膳养生

◎ **冬瓜汤**
冬瓜（连皮）适量，洗净切薄，加水煮熟，放入食盐调味，饮汤食瓜。▶健脾行水。适用于脾虚、肤色淡黄、少气懒言、皮薄光亮、大便溏薄等症。

◎ **冬瓜粳米粥**
粳米130克，冬瓜（连皮）100克。新鲜连皮冬瓜洗净切块，粳米加水煮至瓜烂米熟汤稠为佳。调料适量，每天上、下午随意食用。▶止咳平喘、利水消肿。适用于小便不利、慢性肾炎、水肿胀满、肥胖症、肝硬化腹水、肺热咳嗽、痰喘等症。

◎ **冬瓜皮蚕豆汤**
冬瓜皮60克，蚕豆50克。一同煮汤，调味，饮汤食豆。▶利水消肿，健脾化湿。适用于脾虚水停、按动深陷、全身悉肿、身体重倦、小便不利、胸闷纳呆等症。

葫芦
学名：Lagenaria siceraria (Molina) Standl.var.depressa (Ser.) Hara

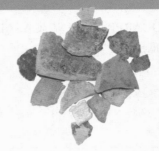

FRUCTUS LAGENARIAE　Hulu

〖葫芦〗

别名： 匏，匏瓜，瓠瓜，壶卢，葫芦瓜。

◎《本草纲目》记载葫芦：
"除烦，治心热，利小肠，润心肺，治石淋。"

【科 属】为葫芦科植物葫芦的干燥果实。

【地理分布】我国各地广泛栽培。

【采收加工】秋末冬初采取成熟果实，切开，除去瓢心种子，打碎，晒干。

【药理作用】抑制胰蛋白酶活性等。

【化学成分】果实含 22- 脱氧葫芦苦素、22- 脱氧异葫芦苦素；糖类：脂肪油；种子含蛋白质等。

【性味归经】甘、平。归肺、肾经。

【功能主治】利水消肿。用于淋证、水肿、黄疸。

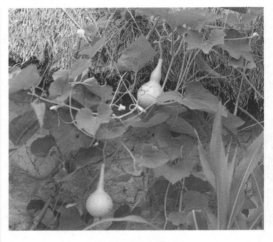

本草药方

◎ **1. 主治：急性无黄疸型病毒性肝炎。**

葫芦条、白茅根各15克，鸡血藤、毛姜各6克。加水煎沸15分钟，滤出药液，再加水煎20分钟，去渣，两煎药液调兑均匀，分服，每天2剂。

◎ **2. 主治：高血脂。**

茶叶3克、陈葫芦15克。一起研为细末，沸水冲泡饮用。

◎ **3. 主治：解毒通淋；治尿频、尿急、尿痛、尿血、腰痛、小便黄赤。**

葫芦瓜500克，白茅根200克，白糖适量。葫芦瓜连皮切块，与白茅根水煎，加糖饮用。每天3次。

◎ **4. 主治：急性肾炎。**

陈葫芦15克，青蛙（干品）2只，蝼蛄7个。微炒，研成细末或制为丸剂，以温酒送服，每次服6克，每天服3次。

◎ **5. 主治：高血压，烦热口渴，肝炎黄疸，尿路结石。**

鲜葫芦捣烂绞汁，以蜂蜜调服，每服半杯至1杯，1日2次。或煮水服亦可。

◎ **6. 主治：阑尾炎。**

葫芦种子30克，大血藤30克，繁缕30克。水煎，分2次服。

药膳养生

◎ **葫芦粥**

陈葫芦15克，粳米50克，冰糖适量。将洗净的粳米、冰糖一起放入砂锅，加水600毫升，煮至米开时，加陈葫芦粉，煮片刻，视粥稠为度。每天2次，温热顿服，6天为1疗程。▶利水消肿。适用于晚期血吸虫病腹水、肾炎及心脏性水肿等。

◎ **葫芦双皮汤**

葫芦壳60克，西瓜皮、冬瓜皮各30克，红枣15克。上各味加水400毫升，煎至约150毫升，去渣。服汤，每天1剂，至浮肿消退为佳。▶利水消肿。适用于慢性肾炎水肿。

◎ **葫芦虫笋汤**

葫芦60克，虫笋30克。葫芦切成片，虫笋切成段，加水煎汤服。▶渗湿利尿。适用于小便不利、水肿等。

◎ **葫芦茶冰糖饮**

葫芦50克，冰糖适量。上药加水3碗，煎成1碗，代茶饮。▶疏风宣肺止咳。适用于咳嗽痰稀、外感风寒、鼻塞流涕等症。

荠菜 学名：Capsella bursapastoris (L.) Medic.

HERBA CAPSELLAE　Jicai

〖荠菜〗

别名：荠，靡草，护生草，鸡心菜，净肠草，清明菜，香田荠，假水菜。

◎《本草纲目》记载荠菜：
"明目益胃。"

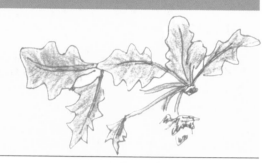

【科 属】为十字花科植物荠菜的干燥全草。

【地理分布】原产于亚洲西南部以及欧洲；全国野生，或为栽培的常用蔬菜。

【采收加工】3—5月采集，洗净切段，晒干后，生用。

【药理作用】小剂量缩短凝血时间，大剂量延长出血时间；兴奋子宫；抗肿瘤等。

【化学成分】氨基酸类：天冬氨酸、精氨酸等；有机酸类：酒石酸、草酸、苹果酸等；生物碱类：麦角克碱、芥子碱、胆碱等；黄酮类：山奈酚-4'-甲醚、香叶木苷、槲皮素-3-甲醚等；其他：蔗糖、山梨糖、微量元素等。

【性味归经】甘，凉。归肝、胃经。

【功能主治】明目，止血，利水消肿。用于肝热目赤、目生翳膜、水肿、血热出血。

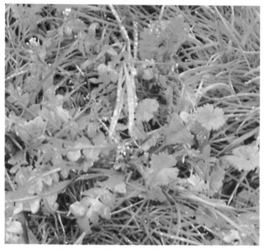

本草药方

◎ 1. 主治：乳糜尿，腰痛，小便混浊如米泔，或夹有黏稠的血丝血块。

荠菜花、草薢各15克，益智仁、覆盆子、菟丝子、薏苡仁、女贞子、生地黄各12克，桑螵蛸、地龙各8克。加水煎沸15分钟，滤出药液，再加水煎20分钟，去渣，两煎药液兑匀，每天1剂。神疲乏力、气短懒言加白术、党参、黄芪各20克，升麻10克；血尿明显加白茅根、益母草、侧柏叶、茜草各10克，三七粉3克（研，冲）；排尿困难，夹有血块加琥珀粉5克（研，冲）。

◎ 2. 主治：阳证水肿。

荠菜根50克，车前草50克。水煎服。

◎ 3. 主治：小儿麻疹火盛。

鲜荠菜50~100克（干的40~60克），白茅根200~250克。水煎，可代茶长服。

药膳养生

◎ 荠菜鸡蛋汤

鲜荠菜200克，鸡蛋1个。鲜荠菜加水约600毫升，放砂锅中煮到350毫升时，打入鸡蛋，煮熟，加食盐调味。菜、蛋、汤一起食用。每天2次，30天为1个疗程。▶养血止血。现多用于肾结核血尿及乳糜尿等症。

◎ 荠菜煎鸡蛋

荠菜120克，鸡蛋1~2个。将荠菜切段，鸡蛋打散，同荠菜调匀，可加食盐少许，待锅中食油沸后倒入，煎熟。顿服。▶补益脾胃，清肝明目。适用于眩晕头痛、肝虚有热等症。

◎ 荠菜拌豆腐

荠菜250克，豆腐100克，调料适量。豆腐切成小方丁，开水烫后，捞出盛在盘内；荠菜用开水焯一下，凉后切细末，撒在豆腐上，加味精、精盐各适量拌匀，淋上香油，代菜吃。▶利水通淋，凉肝止血。适用于内伤吐血、便血、月经过多、高血压、肾炎及乳糜尿等症。

滑 石 学名：Talcum powder

TALCUM　Huashi

〖滑石〗

别名： 液石，共石，脱石，番石，夕冷，脆石，画石。

◎《本草纲目》记载滑石："疗黄疸，水肿脚气，吐血衄血，金疮出血，诸疮肿毒。"

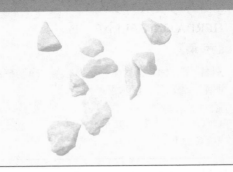

本草药方

1. 主治：烫伤。
滑石38克，绿豆48克，黄檗18克。上药一起研磨成极细粉末，用鸡蛋清调匀，涂于患处，每天2次。

2. 主治：泄泻，肠有湿热。
滑石22克，茯苓、白芍各12克，泽泻、猪苓、葛根、木通各8克，枳壳5克，黄连2克。加水煎沸15分钟，滤出药液，再加水煎20分钟，去渣，两煎药液调兑均匀，分服，每天1剂。

3. 主治：胆石症。
滑石20克，金钱草30克，虎杖、柴胡、山楂、丹参各15克，红花、连翘、黄芩、玄明粉（冲）各10克。煎服法同1。每天1剂。胁痛加元胡、木香各10克，乳香、没药各5克；黄疸加茵陈、栀子、大黄各10克；热重加板蓝根、生石膏各20克；湿重加苍术、厚朴、陈皮各10克；气虚加党参、白术各10克；津少口干加沙参、麦门冬各10克。

4. 主治：牙周炎。
滑石18克，甘草3克，雄黄、冰片各2克，朱砂1克。将上味药各研为细末，混匀，装瓶备用。用牙刷蘸药刷患处2次。然后取药末30克、生蜜60克，调匀，涂于患处，早晚各1次。

5. 主治：清热生津，利水通淋。治热淋，膀胱中热，小便频数。
滑石60克，瓜蒌90克，石韦15克（去毛）。捣筛为散。以大麦粥清调服1克，每日2次。

6. 主治：小便不利。
滑石、白鱼、乱发（烧）各10克，上为散，饮服3克，每日3服。

7. 主治：霍乱，湿热病，烦渴引饮，小便不通，大便泄泻等症。
滑石60克，石膏、寒水石、茯苓、泽泻、白术各30克，猪苓15克，甘草30克，肉桂9克。研为末，每服3~6克，姜汤或温汤蜜调下。

【科 属】为硅酸盐类矿物滑石族滑石，主要化学成分为含水硅酸镁。

【地理分布】产于变质的超基性且含镁、铁很高的硅酸盐岩石和白云质石灰岩中。山西、辽宁、山东、陕西、浙江、江苏、江西等地。

【采收加工】采挖后，除去泥沙以及杂石。

【药理作用】保护受损皮肤；抑菌等。

【化学成分】主要成分是硅酸镁，还含有氧化铝等杂质。

【性味归经】甘、淡，寒。归膀胱、肺、胃经。

【功能主治】清热解暑，利尿通淋，祛湿敛疮。用于热淋、石淋、暑湿烦渴、尿热涩痛、湿热水泻；外治湿疹、湿疮、痱子。

药膳养生

◎ 滑石麦穗粥
滑石30克研末，瞿麦穗、粳米各50克，葱白4茎，盐少量。先煎瞿麦穗，去渣，再放入米煮粥，加盐、葱，放入滑石末，煮令稀稠合宜，每天3次食。▶清热利湿。适用于热淋、产后小便淋沥涩痛。

◎ 滑石红糖茶
滑石12克，红糖10克。将滑石用布包扎，煎汁，去渣，加红糖再煮片刻。▶具有清热利湿的功能。适用于湿热面目发黄、发热口渴；右胁疼痛，小便短少深黄，脘腹胀满，大便秘结；舌红苔黄腻，脉弦数者。

◎ 车前滑石汤
荸荠粉50克，车前草100克，滑石150克，冰糖10克。先取清水约25毫升，调化荸荠粉及冰糖。把车前草拾去杂质，清水洗净，与滑石一齐放入煮锅内，加入清水约2 000毫升，先用武火煮滚后，便改为用文火煮沸15分钟，取汁冲入已调开的荸荠粉、冰糖，搅匀，供食用。▶具有清热解暑、利水通淋的功效。

赤小豆 学名：Phaseolus calcaratus Roxb.

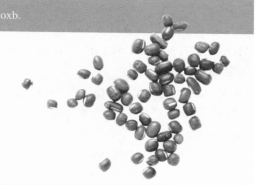

SEMEN PHASEOLI　Chixiaodou

《赤小豆》

别名：小豆，赤豆，红豆，红小豆，猪肝赤，朱赤豆，朱小豆，金红小豆，米赤豆。

◎《本草纲目》记载赤小豆：

"辟瘟疫，治难产，下胞衣，通乳汁。和鲤鱼、鳓鱼、黄雌鸡煮食，并能利水消肿。"

【科　属】为豆科植物赤豆或赤小豆的干燥成熟种子。

【地理分布】全国各地广泛栽培。

【采收加工】秋季果实成熟而未开裂时拔取全株，晒干，打下种子，除去杂质，再晒干。

【药理作用】对人体精子有显著抑制作用。

【化学成分】蛋白质，碳水化合物，脂肪，色素，甾醇，三萜皂苷，核黄素，硫胺素，烟酸，磷、钙、铁等微量元素。

【性味归经】甘，酸，平。归心、小肠经。

【功能主治】解毒排脓，利水消肿。用于脚气肢肿、水肿胀满、风湿热痹、黄疸尿赤、肠痈腹痛、痈肿疮毒。

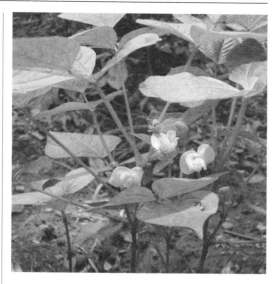

本草药方

◎ **1. 主治：肝硬化。**

　　赤小豆500克，鲤鱼1条（约500克）。将鲤鱼去鳞及内脏，和赤小豆一起加水炖熟。食肉豆，喝汤液。

◎ **2. 主治：肝硬化腹水。**

　　赤小豆30克，冬瓜子15克，玉米须60克。加水煎沸15分钟，滤出药液，再加水煎20分钟，去渣，两煎药液调兑均匀，分服，每天2剂。

◎ **3. 主治：急性出血性小肠炎，突然发热，呕吐，腹胀，腹痛。**

　　赤小豆、黄连、葛根、地榆、黄芩、白芍、枳壳、赤茯苓、赤芍、荷叶炭各10克。煎服法同2。每天2剂。

◎ **4. 主治：血栓闭塞性脉管炎，患处溃烂，疼痛剧烈，久不收口。**

　　赤小豆、紫花地丁、忍冬藤各30克，连翘、玄参、当归各15克，牛膝、赤芍、川楝子各10克，红花、生甘草各5克。煎服法同2。每天1剂。

药膳养生

◎ **赤豆蒸鲤鱼**

　　赤小豆100克，鲤鱼1条（约1000克），花椒、陈皮、草果各8克。鲤鱼去鳞、鳃及内脏；剩下的4味淘洗干净，塞入鱼腹。鱼放盆中，加适量姜、葱、胡椒粉、盐、鸡汤，上笼蒸1小时至熟出笼，把葱丝或略烫好的鲜绿叶菜撒在上面。吃鱼喝汤。▶行气健脾，利水消肿。适用于营养不良性水肿、黄疸、脾虚食少、小便不利、消化不良等症。

◎ **赤小豆羹**

　　赤小豆100克，白术10克，桑白皮12克，鲤鱼1条，调料适量。赤小豆淘净；白术、桑白皮装入纱布袋，扎口；鱼去鳞、鳃及肠杂，洗净，和赤小豆、药袋一同入锅加水煮至鱼熟，取出鱼、赤小豆，留汁加入葱、橘皮、姜、醋调味做羹（少盐）。吃鱼、赤小豆，喝汤。▶健脾益胃，利水消肿。适用于营养不良性水肿、慢性肾炎、肝硬化腹水等症。

萱草 学名：Hemerocallis fulva L.

RADIX HEMEROCALLIS　Xuancaogen
【萱草根】

别名： 漏芦果，黄花菜根，绿葱兜，水大蒜，地冬，竹叶麦冬，多儿母，爬地龙，红孩儿。

◎《本草纲目》记载萱草根：
"吹乳、乳痈肿痛，擂酒服，以滓封之。治小便不通。"

【科 属】为百合科植物萱草（金针菜）或黄花菜、小黄花菜的根以及根茎。

【地理分布】**1. 萱草** 全国各地常见栽培，秦岭以南各地有野生。**2. 黄花菜** 海拔2 000米以下的山坡、山谷、荒地或林缘多有野生。分布于陕西、河北、甘肃、山东、湖北、湖南、河南、四川等地。**3. 小黄花菜** 山坡、草地或林下多有野生。分布于东北及河北、山东、山西、河南、江苏、江西、甘肃、陕西、内蒙古等地。

【采收加工】夏、秋采挖，除去残茎、须根，洗净泥土后，晒干。

【药理作用】抗菌；利尿；抗血吸虫等。

【化学成分】蒽醌类：黄花蒽醌、大黄酚、决明子素、大黄酸、芦荟大黄素等；其他：氨基酸、甾类、糖类等。

【性味归经】甘，凉；有毒。归脾、肝、膀胱经。

【功能主治】凉血止血，清热利湿，解毒消肿。用于黄疸、水肿、带下、淋浊、便血、衄血、瘰疬、崩漏、乳汁不通、乳痈。

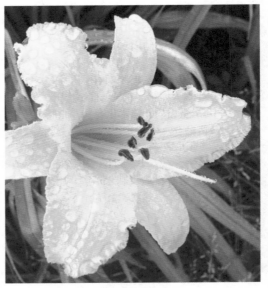

本草药方

1. 主治：水肿。
萱草根。晒干研末，每次服6克，用米汤送下。

2. 主治：各种骨与关节结核。
萱草根、羌活、补骨脂、骨碎补、当归、熟地各15克，牛膝、灵仙、木瓜、杜仲、茯苓、川芎、乳香、没药各9克，川断12克，黑木耳250克。

上药共为细末，以蜜为丸，每丸重6克，每天2次，每次服1丸。连服3个月为1疗程。

体表有窦道及伤口，外用红粉纱条（红粉3克，朱砂12克，共为极细末，与生肌玉红膏60克调和均匀，然后用此膏制成药纱条，消毒后备用）换药

药膳养生

◎ **萱草根茶**
萱草根20克。去杂质洗净，稍微闷润切段，晒干制成粗末，煎水取汁。代茶多饮，每天1剂。▶利水消肿。适用于小便不通、浮肿等症。

◎ **萱草柞叶汤**
萱草根（干）60克，柞木叶（干）、干荷叶各120克，甘草节、地榆各30克。上药锉细。每服15克，用水500毫升，煎至250毫升，早、晚分服，滓并煎做一服。有脓血者自干，脓血在内者，自大肠下，未成者自消。▶痈疽发背。服药期间，忌食一切毒物。

◎ **萱草根酒**
萱草根10克，生姜4克，黄酒0.6升。上味药切细末，入香油炒热，放入黄酒后，去渣温饮。慢慢饮用。▶止血。对于大便出血有疗效。

茵陈蒿 学名：Artemisia capillaris Thunb.

HERBA ARTEMISIAE SCOPARIAE　Yinchen

《茵 陈》

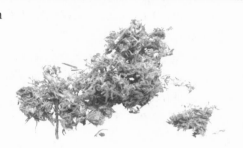

别名： 茵陈蒿，石茵陈，绵茵陈，绒蒿，臭蒿，安吕，婆婆草，野兰蒿，黄蒿，狼尾蒿。

◎《本草纲目》记载茵陈主治：
"风湿寒热邪气，热结黄疸……"

【科 属】为菊科植物滨蒿或茵陈蒿的干燥地上部分。

【地理分布】1.滨蒿 山坡、路旁、旷野及半干旱或半湿润地区均有野生。林缘、路旁、草原、黄土高原和荒漠边缘地区多有分布。全国各地均有。

2.茵陈蒿 野生于低海拔地区河岸、海岸附近的湿润沙地、路旁以及低山坡地区。分布于华东、中南及辽宁、河北、陕西、四川、台湾等地。

【采收加工】春季幼苗高 6～10 厘米时采收或秋季花蕾长成时采割，除去杂质以及老茎，晒干。春季采收的习称"绵茵陈"，秋季采割的称"茵陈蒿"。

【药理作用】促进胆汁分泌；利尿；抗肝损伤；抗动脉粥样硬化；解热；降血压；抗肿瘤等。

【化学成分】香豆素类：6,7-二甲氧基香豆素、东莨菪内酯等；挥发油：茵陈二炔、α-蒎烯等；有机酸类：茵陈香豆酸 A、茵陈香豆酸 B 等；黄酮类：异茵陈黄酮、茵陈黄酮等；色原酮类：7-甲基茵陈色原酮等；醛酮类：对羟基苯乙酮等；其他：胆碱、植物雌激素等。

【性味归经】苦、辛；微寒。归脾、胃、肝、胆经。

【功能主治】退黄疸，清湿热。用于湿疮瘙痒、黄疸尿少；传染性黄疸型肝炎。

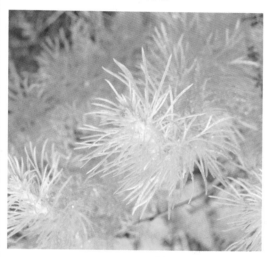

本草药方

◎ **1. 主治：肝硬化腹水，虚实夹杂。**
茵陈、白芍、当归、杏仁、白术、木瓜、陈皮、藕节、泽兰、香附各 20 克，黄芪 100 克，赤芍、丹参、茯苓、车前子各 30 克，生姜 10 克。以水煎沸 15 分钟，滤出药液，再加水煎 20 分钟。两煎药液兑匀，分服，每天 1 剂。

◎ **2. 主治：急慢性肝炎。**
茵陈、赤芍、黄芪、白芍各 15 克，夜交藤 30 克，藿香、当归、杏仁、远志、佩兰叶、郁金、橘红、石菖蒲各 10 克，黄连 5 克，琥珀粉末、羚羊角粉末各 1 克（冲服）。煎服法同 1。每天 1 剂。

药膳养生

◎ **茵陈粳米粥**
茵陈 40 克，粳米 60 克，适量砂糖。先水煎茵陈，去渣取汁，再放入粳米煮粥，加砂糖。▶清热利湿，退黄。适用于传染性肝炎的小便不利、短赤，身目发黄，食欲不振。作为肝炎恢复期停药后的日常饮食，以巩固疗效。

◎ **茵陈公英清热解毒汤**
茵陈 80 克，白糖 30 克，蒲公英 50 克。茵陈、公英加水 500 毫升，煎取 400 毫升，放白糖。分 2 次服，每天 3 次。▶利胆退黄，清热解毒。适用于湿热黄疸、黄色鲜明、小便深黄、发热口渴、急性胆道感染、急性黄疸型肝炎等症。慢性肝炎，证非湿热者，不宜服用。

叶下珠 学名：Plyllanthus urinaria L.

HERBA PHYLLANTHI URIZARIAE CUM RADICE　Zhenzhucao

〖珍珠草〗

别名： 日开夜闭，阴阳草，真珠草，鲫鱼草，落地油柑，小利柑，夜合草，山皂角，叶后珠，菜杨梅。

◎《云南中草药》记载珍珠草：

"清热除湿，平肝息风。主治破伤风，小儿脐风，小儿黄疸型肝炎。"

【科 属】为大戟科植物叶下珠的干燥全草。

【地理分布】生于山坡、田边、路旁。江苏南部、安徽、江西、浙江、台湾、福建、湖南、湖北、海南、广东、广西、贵州、四川、云南等地多有分布。

【采收加工】夏、秋两季采收，去杂质，鲜用或者晒干。

【药理作用】抗肝损伤；抗肿瘤；抗菌等。

【化学成分】没食子酸、阿魏酸、胡萝卜苷、槲皮素、木脂素、生物碱等。

【性味归经】甘、苦，凉。归肝、肺经。

【功能主治】清热解毒，利湿退黄，消积，明目。用于泻痢、湿热黄疸、疮疡肿毒、淋证、目赤肿痛、蛇犬咬伤、小儿疳积。

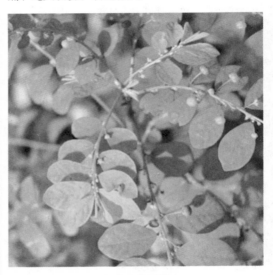

本草药方

◎ **1. 主治：小儿遗尿。**

珍珠草15克，鸡肠1~2具。把鸡肠剪开洗净，加水共煮熟，去药渣服用。小儿遗尿除采用上述疗法外，还要加强饮食调理。如平时宜常饮食具有补肾缩尿之功的食物，如羊肉、茼蒿菜、猪脊骨、塘虱鱼、鸡肠、狗肾、龟肉等；饮食不能太甜或太咸，不要吃生冷之物。

在每天晚餐及晚餐后，注意控制饮水量，不吃流质饮食，少喝水，汤药也应安排在白天服完，以减少晚间水分的摄入。

在睡前一定要让小孩排空小便，入睡后注意患儿的遗尿时间，按时唤醒孩子排尿，逐渐养成自行排尿的习惯。平素应鼓励患儿消除怕羞和紧张情绪，建立起战胜疾病的信心。

使用按摩疗法对于本病亦有一定效果，可采用重推三关穴、操外关穴、按三阴交穴，或加推神门、内关。

◎ **2. 主治：血崩。**

珍珠草20克，河蟹壳10个，党参、黄芪各30克，当归、枸杞子、首乌各12克，血余炭8克。河蟹壳烧赤研末，其他料水煎取汁。冲服河蟹壳，每天2次，每次用河蟹壳末6克。

药膳养生

◎ **珍珠草猪肝汤**

鲜珍珠草60克（或干品30克），猪肝80克。珍珠草洗净，煎汤去渣，再下猪肝煮汤，调味食。
▶解毒凉血，清热化湿。适用于起病急骤、热毒发黄、身目皆黄、颜色迅速加深、胸腹满胀、高热烦渴，或者身发斑疹等症。

◎ **珍珠草猪肝粥**

珍珠草18克（鲜品30克），猪肝80克，粳米100克，白糖适量。先将珍珠草洗净、切段，加水适量共煎，去渣取汁；猪肝洗净，切成小块，与粳米同入药汁中，大火煮沸后，小火熬成稀粥，加入白糖、味精少许调味。随量食之。▶对于慢性肝炎有疗效。

虎杖　学名：Polygonum cuspidatum Sieb. et Zucc.

RHIZOMA POLYGONI CUSPIDATI　Huzhang

【虎杖】

别名：苦杖，斑杖，杜牛膝，酸桶笋，酸杆，黄药子，土地榆，雄黄连，蛇总管，阴阳连。

◎《本草纲目》记载虎杖：

"研末酒服，治产后瘀血血痛，及坠扑昏闷有效。"

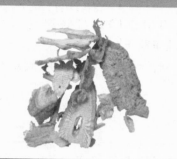

【科　属】为蓼科植物虎杖的干燥根茎和根。

【地理分布】生于沟谷以及林缘灌丛，或栽培。华东、西南以及河北、陕西、甘肃等地多有分布。

【采收加工】春、秋两季采挖，除去须根，洗净，趁鲜切成短段或厚片，晒干。

【药理作用】抗炎；止血；抑制血小板聚集；改善微循环；镇咳，降血脂，平喘；抗氧化，降血压；抗菌，抗病毒；升高血小板、白细胞；镇静等。

【化学成分】蒽醌类：大黄酚、大黄素、蒽苷A、蒽苷B、6-羟基芦荟大黄素等；黄酮类：槲皮素-3-阿拉伯糖苷、槲皮素、木樨草素-7-葡萄糖苷等；其他：白藜芦醇、迷人醇、虎杖苷、微量元素、糖类成分等。

【性味归经】微苦，微寒。归肝、胆、肺经。

【功能主治】散瘀定痛，祛风利湿，止咳化痰。用于关节痹痛、经闭、湿热黄疸、水火烫伤、症瘕、跌扑损伤、咳嗽痰多、痈肿疮毒。

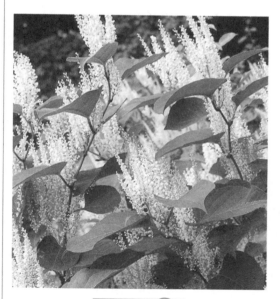

本草药方

◎ **1. 主治：烧伤。**

虎杖、青鱼胆草各等份。一齐研磨成细末，经高压灭菌后，用麻油调匀。用棉签蘸涂烧伤处，每天数次。药粉干燥脱落可再涂。

◎ **2. 主治：烧伤。**

虎杖500克，红花、冰片、干生地黄、麦门冬、当归、甘草、地榆、陈皮、朱砂各120克，茶油或花生油500毫升。上药除冰片、朱砂研细末外，各味药都放入油内浸泡24小时，然后用小火煎熬到麦门冬变黑褐色为度，滤去药渣，待油温降至60℃时投入冰片、朱砂末搅匀，油凉后备用。清创后，将上油均匀地涂在创面上，4~6小时涂药1次，待创面结成薄层痂后，改为每天涂1~2次。注意伤处勿受压过久或磨损，保持痂膜干燥油润，待痂膜自行脱落即治愈。

◎ **3. 主治：烧伤。**

虎杖、大黄、黄芩、地榆各500克，黄檗、紫草、黄连各400克，冰片100克，寒水石200克，鱼肝油8 000毫升。各味药研磨成末，共调匀。再用盐水清理创面后，将烧伤水疱内水分以消毒针管抽尽。用消毒棉签蘸药涂创面，每天3次。

药膳养生

◎ **虎杖酒**

虎杖根250克，65º白酒800毫升。上药洗净切片，放酒中浸泡，密封半月后饮。用时可加少量赤砂糖使酒着色。成人每次饮用15克，每天2次。
▶适用于类风湿、风湿性关节炎、腰椎肥大、骨关节炎症。对酒过敏或患有慢性肝病者禁用；妇女行经期停用。

车 前 学名：Plantago asiatica L.

SEMEN PLANTAGINIS Cheqianzi

〖车前子〗

别名： 车前实，虾蟆衣子，猪耳朵穗子。

◎《本草纲目》记载车前子：
"导小肠热，止暑湿泻痢。"

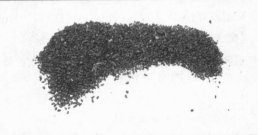

【科 属】为车前科植物车前与平车前的干燥成熟种子。

【地理分布】**1. 车前** 路旁、山野、花圃或者菜园、河边湿地多有生长，全国各地多有分布。**2. 平车前** 生于海拔1 800米以下的山坡田埂和河边，遍布全国，北方产量较多。

【采收加工】夏、秋两季种子成熟时采收果穗，晒干，搓出种子，除去杂质。

【药理作用】祛痰，止咳；利尿；预防肾结石等。

【化学成分】挥发油类：沉香醇、香荆芥酚、α-蒎烯等；环烯醚萜类：3,4-羟基桃叶珊瑚苷、桃叶珊瑚苷等；黄酮类化合物：车前子苷甲、车前子苷乙、车前子苷丙、车前子苷丁、车前子苷戊、车前子苷己、麦角甾苷、异玫角甾苷等；黄酮类：芹菜素、车前子苷等；苯丙苷类：如车前草苷、去鼠李糖异丁香酚苷、去鼠李糖洋丁香酚苷等；其他：豆甾醇、维生素B2、车前子多糖甲等。

【性味归经】甘，微寒。归肝、肾、肺、小肠经。

本草药方

◎ **1. 主治：慢性肾炎、并发痛、疮。**
车前草、紫花地丁、白花蛇舌草各30克，白茅根60克，七叶一枝花、生地黄、赤芍、牡丹皮、大黄各10克，商陆5克。加水煎沸15分钟，滤出药液，再加水煎20分钟，去渣，两煎药液兑匀，分服，每天1剂。

◎ **2. 主治：急性肾盂肾炎，尿频尿急。**
车前子、熟地黄、生地黄、猪苓、牛膝、知母、泽泻、黄檗各10克，白花蛇舌草120克，绿豆1把，龙胆草5克。煎服法同1。每天1剂。

◎ **3. 主治：急性肾盂肾炎，恶寒发热，尿急。**
车前草、金银花、神曲、生石膏、山楂、白茅根、麦芽各30克，连翘20克，滑石、萹蓄各15克，麦门冬、栀子各10克，甘草5克。煎服法同1。每天1剂。

【功能主治】渗湿通淋，清热利尿，祛痰，明目。用于水肿胀满、暑湿泄泻、热淋涩痛、痰热咳嗽、目赤肿痛。

药膳养生

◎ **车前子茶**
车前子10克。拣去杂质，筛去空粒，用水淘洗去泥沙，晒干。开水冲泡15分钟。代茶多饮。每天1次。▶适用于泌尿道感染、尿路结石、肾炎水肿、支气管炎、小便不利、更年期高血压、急性眼结膜炎等。

◎ **车前子甘草茶**
车前子、甘草适量，生栀子。水煎取汁。代茶多次饮用。▶适用于泌尿系统结石、肺热咳嗽。

◎ **车前草粳米粥**
新鲜车前草30～60克，葱白3～5根，粳米适量。前2味洗净切碎，加水煎汤，去渣后入粳米，加水煮稀调粥。每天2次，温热食，6天为1个疗程。▶适用于小便不利、尿血、淋沥涩痛、水肿、肠炎泻痢、黄疸病以及咳嗽痰多、目赤肿痛等症。患有遗尿、遗精的病人不宜服用。

通脱木 学名：Tetrapanax papyrifera (Hook.) K. Koch

MEDULLA TETRAPANACIS　Tongcao
〖通 草〗

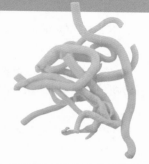

别名： 寇脱、离南、通脱木，葱草，白通草，通花，通大海，五加风，大木通。

◎《本草纲目》记载通草：
"入太阴肺经，引热下降而利小便；入阳明胃经，通气上达而下乳汁。"

【科属】为五加科植物通脱木的干燥茎髓。

【地理分布】生于向阳肥沃的土壤中，海拔高达2 800米，或者栽培于庭院中。西南及江苏、陕西、安徽、浙江、福建、江西、湖北、台湾、广西、广东等地多有分布。

【采收加工】秋季割取茎，截成段，趁鲜取出髓部，理直，晒干后可使用。

【药理作用】利尿。

【化学成分】齐墩果酸-3α-l-呋喃阿糖基酸，镁、钙、铁等多种微量元素。

【性味归经】甘、淡，微寒。归肺、胃经。

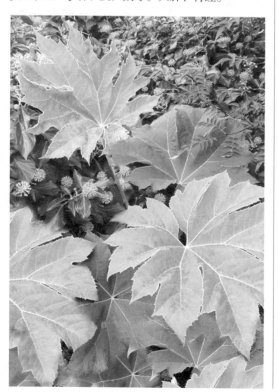

【功能主治】通气下乳，清热利尿。用于淋证涩痛、湿热尿赤、乳汁不下、水肿尿少。

本草药方

◎ **1. 主治：** 胆囊炎。
　　通草、竹茹、白芍、甘草各10克，石斛、生地黄、黄芩、当归各15克，白茅根、芦根各20克。加水煎沸15分钟，滤出药液，再加水煎20分钟，去渣，两煎药液兑匀，分服，每天1剂。

◎ **2. 主治：** 胆结石。
　　通草3克，金钱草、鹅不食草、茵陈、蒲公英各15克，元胡、黄芩、柴胡、川楝子、郁金各10克。煎服法同1。每天1剂。

◎ **3. 主治：** 糖尿病，脾虚湿困。
　　通草、杏仁、藿香、半夏、白蔻、大腹皮、厚朴、栀子、陈皮、淡豆豉各10克，薏苡仁224克，滑石12克。煎服法同1。每天1剂。

◎ **4. 主治：** 风湿性关节炎。
　　通草20克，牛膝、鸡血藤、当归各30克，桂枝、白芍、姜黄、甘草各15克，细辛5克。煎服法同1。每天1剂。

药膳养生

◎ **通乳猪蹄羹**
　　通草8克，净猪蹄2只，调料适量。猪蹄治净，和通草同清炖到烂熟，加姜、葱、盐调味。吃肉喝汤。▶具有补虚通乳的功能。适用于产后乳汁不下症。

◎ **通草猪蹄汤**
　　通草15克，猪蹄1个，党参20克。猪蹄治净，先煮2药取汁，和猪蹄一同炖到烂熟。食肉饮汤。▶补虚通乳。适用于产后乳汁不下症。

◎ **通草糯米粥**
　　通草、橘皮各15克，生芦根15克，糯米80克。前3味水煎取汁，和糯米煮粥。随意食用。▶调中和胃。适用于伤寒瘥后呕吐症。

瞿麦 学名：Dianthus superbus L.

HERBA DIANTHI　Qumai
〖瞿麦〗

别名：巨句麦，大兰，山瞿麦，瞿麦穗，南天竺草，麦句姜，剪绒花，龙须，四时美，杜老草子。

◎《本草纲目》记载瞿麦：

"关格诸癃结，小便不通，出刺决痈肿，明目去翳，破胎堕子，下闭血。"

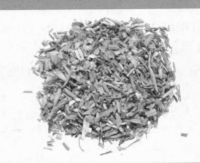

【科　属】为石竹科植物瞿麦或者石竹的干燥地上部分。

【地理分布】1.**瞿麦** 山坡、路旁、草地或林下多有生长。全国大部分地区有分布。2.**石竹** 生于海拔1 000米以下的山坡草丛中。全国大部分地区均有分布。庭院也有栽培。

【采收加工】夏、秋两季花果期采割，除去杂质，干燥。

【药理作用】利尿；抑制心脏；兴奋子宫平滑肌等。

【化学成分】黄酮类：异荭草素、荭草素等；皂苷类：瞿麦皂苷A–H等；其他：维生素A、生物碱、丁香酚等。

【性味归经】苦，寒。归心、小肠经。

【功能主治】破血通经，利尿通淋。对于石淋、热淋、小便不通、月经闭止、淋沥涩痛均有疗效。

本草药方

◎ 1.**主治：回乳方。**
　　瞿麦、萹蓄、泽泻、车前子各15克，茯苓、牛膝各30克，滑石、苍术各20克。加水煎沸15分钟，滤出药液，再加水煎20分钟，去渣，两煎药液调兑均匀，分服，每天1剂。

◎ 2.**主治：泌尿系结石。**
　　瞿麦、鸡内金、王不留行、车前子、萹蓄、牛膝各15克，金钱草、白茅根、冬葵子、滑石各30克，木通5克。加水煎沸15分钟，滤出药液，再加水煎20分钟，去渣，两煎药液调兑均匀，分服，每天1剂。

◎ 3.**主治：泌尿系结石。**
　　瞿麦、滑石、石韦、金钱草、海金沙、鸡内金、萹蓄各10克，白芍60克，甘草5克。加水煎沸15分钟，滤出药液，再加水煎20分钟，去渣，两煎药液调兑均匀，分服，每天1剂。

药膳养生

◎ **瞿麦滑石粳米粥**
　　瞿麦10克，滑石25克，粳米80克。先把滑石用布包扎，然后与瞿麦同入砂锅煎汁，去渣，入粳米煮为稀粥。▶对于急性尿路感染各型病人有疗效。孕妇禁用。

◎ **瞿麦血竭儿茶蜜饮**
　　瞿麦15克，血竭、儿茶各10克，白芷8克，蜂蜜20克。先将瞿麦、白芷、血竭分别拣杂，洗净，晾干或晒干，白芷切成片，血竭研成粗末，与瞿麦同放入砂锅，加水浸泡片刻，大火煮沸，调入儿茶，拌匀，文火煎煮30分钟，用洁净纱布过滤，去渣，收取滤汁放入容器，待其温热时兑入蜂蜜，拌和均匀即成。早晚2次分服。▶利尿通淋，活血止痛。对于膀胱癌尿痛有疗效。

◎ **利尿黄瓜汤**
　　瞿麦10克，黄瓜1个，味精、盐、香油适量。先煎瞿麦，去渣取汁，再煮沸后加入黄瓜汁，再加调料，待温食用。▶有清利水道的功效。

地肤 学名：Kochia scoparia (L.) Schrad.

FRUCTUS KOCHIAE　Difuzi
〖地肤子〗

别名： 地葵，地麦，益明，落帚子，独扫子，竹帚子，千头子，帚菜子，铁扫把子，扫帚子。

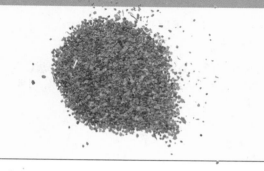

◎《本草纲目》记载地肤子：

"膀胱热，利小便，补中益精气。"

【**科 属**】为藜科植物地肤的干燥成熟果实。

【**地理分布**】生于田边、荒野、路旁或者栽培于庭院，几乎遍布全国。

【**采收加工**】每年秋季果实成熟的时候采收植株，晒干，打下果实，除去杂质。

【**药理作用**】抑菌；抑制迟发型超敏反应；调节单核巨噬细胞吞噬功能等。

【**化学成分**】挥发油类：1–甲基–2–丙基苯、甲基萘等；其他：脂肪油、多糖、黄酮类化合物等；三萜及其苷类：齐墩果酸–3–O–β–D–吡喃木糖（1→3）–β–D–吡喃葡萄糖醛酸、齐墩果酸等；生物碱类：哈尔满宁、哈尔满碱等。

【**性味归经**】辛、苦、寒。归肾、膀胱等。

本草药方

◎ **1. 主治：疥疮。**

地肤子、枸杞子、苦参各12克，防风、荆芥、苍术、蝉蜕、当归、百部各10克，生地黄、生石膏各15克，木通5克，知母8克，甘草2克。加水煎沸15分钟，滤出药液，再加水煎20分钟，去渣，两煎药液兑匀，分次服，每天1剂。

◎ **2. 主治：疥疮。**

地肤子、防己、防风、蛇床子、钩藤、土槿皮各15克，百部、黄檗、苦参、白鲜皮各30克，川花椒60克，皂角刺5克。加水2 500毫升，浸泡6小时，小火煎30分钟，滤液熏洗20分钟，每天2次。如有糜烂渗出者可在熏洗后进行局部湿热敷，每次20分钟，连续进行5~6次。

◎ **3. 主治：疥疮。**

地肤子25克，荆芥、七叶一枝花、苦参、草薢各10克，焦栀子、土茯苓、赤芍、黄檗各12克，粉丹皮8克，甘草、僵蚕、银花各5克，穿山甲珠15克。加水煎沸15分钟，滤出药液，再加水煎20分钟，两煎药液调兑均匀，分服，每天1剂。

【**功能主治**】祛风止痒，清热利湿。对于小便涩痛、阴痒带下、湿疹、风疹、皮肤瘙痒均有疗效。

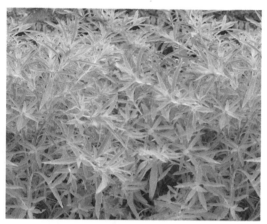

药膳养生

◎ **地肤子当归丹参饮**

地肤子15克，白鲜皮、当归各20克，生地、蒲公英各50克，丹参25克，三棱、莪术、僵蚕、干蟾皮、百部各15克，苦参、白糖各30克。将配方药物洗干净，放入炖锅，加水适量。将炖锅置大火上烧沸，再用小火煎煮25分钟，停火过滤，留汁液，加入白糖搅匀即成。每天2次，每次饮150克。▶清热，解毒，消肿。对于扁平疣有疗效。

◎ **地肤车前子清热汤**

地肤子、白茅根、石韦、瞿麦、金银花各15克，地榆、车前子、白花蛇舌草各30克，琥珀、木通、黄檗、石榴皮各10克，甘草5克。每天2剂，水煎服。▶清热解毒，利尿止痛。对于急性肾盂肾炎有疗效。

◎ **地肤苗拌凉菜**

地肤苗或大株地肤的嫩尖不拘多少，洗净，焯熟，切碎，加芝麻油、食盐、蒜泥等凉拌食用。▶对风湿痹痛、身重倦怠有疗效。

石韦 学名：Pyrrosia lingua (Thunb.) farwell

FOLIUM PYRROSIAE　Shiwei

《石韦》

别名： 石皮，石苇，金星草，石兰，生扯拢，石剑，金汤匙，肺心草，会全草，蛇舌风，小叶下红。

◎《本草纲目》记载石韦：
"主崩漏，金疮，清肺气。"

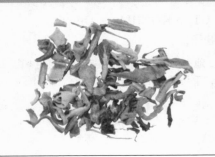

【**科　属**】为水龙骨科植物石韦、庐山石韦，或有柄石韦的干燥叶。

【**地理分布**】**1. 石韦** 附生于海拔 100~1 800 米的林中树干或溪边石上。中南、华东、西南地区多有分布。**2. 庐山石韦** 生于海拔 500~2 200 米的林中树干或石上。分布于西南以及浙江、安徽、福建、台湾、江西、湖南、湖北、广东、广西。**3. 有柄石韦** 海拔 200~2 200 米的山地干旱岩石上多有生长。分布于西南以及辽宁、吉林、河南、河北、山东、陕西、安徽、江苏、湖北、广西。

【**采收加工**】全年都可采收，除去根茎，晒干或者阴干。

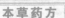

本草药方

◎ **1. 主治：** 泌尿系结石。

石韦、补骨脂、王不留行各 15 克，车前草、海金沙草、金钱草各 30 克。加水煎沸 15 分钟，滤出药液，再加水煎 20 分钟，去渣，两煎药液调兑均匀，分服，每天 1 剂。

◎ **2. 主治：** 泌尿系结石，肾盂积水。

石韦、补骨脂、王不留行各 15 克，海金沙、金钱草、车前草各 30 克，锁阳、熟地黄、狗脊、川续断、当归、赤芍各 8 克。煎服法同 1。每天 1 剂。

◎ **3. 主治：** 泌尿系结石。

石韦、海金沙、金钱草各 30 克。煎服法同 1。每天 1 剂。

◎ **4. 主治：** 泌尿系结石。

石韦、枳实、鸡内金各 10 克，金钱草 40 克，车前草、穿破石、生地黄、泽泻、白茅根各 15 克。煎服法同 1。每天 1 剂。血尿加大蓟、小蓟各 20 克并重用白茅根至 60 克；腰痛加五灵脂、木香各 10 克，琥珀 3 克（研，冲）；气虚加党参、黄芪各 20 克；热象明显加金钱草、蒲公英各 30 克。

【**药理作用**】镇咳，祛痰；抗病毒，抗菌；升高白细胞；抑制前列腺素合成；增强吞噬细胞功能等。

【**化学成分**】皂苷类：异芒果苷、芒果苷；黄酮类：槲皮素、三叶豆苷、异槲皮素等；萜类：延胡索酸、咖啡酸等；其他：果糖、β–谷甾醇、葡萄糖等。

【**性味归经**】甘、苦，微寒。归肺，膀胱经。

【**功能主治**】清热止血，利尿通淋。对于热淋、血淋、石淋、小便不通、淋沥涩痛、尿血、吐血、衄血、肺热喘咳、崩漏均有疗效。

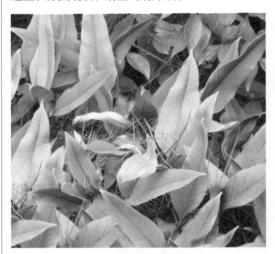

药膳养生

◎ **石韦栀子茶**

石韦、车前子各 60 克，甘草 15 克，栀子 30 克。上药去杂质，一起捣碎成粗末，每天 1 剂，水煎代茶多饮。▶适用于泌尿道结石、肾盂肾炎、膀胱炎等。

◎ **石韦根茶**

石韦根适量。水煎，代茶多饮。▶适用于老人手颤做摇。

冬葵 学名：Malva verticillata L.

FRUCTUS MALVAE　Dongkuiguo
《冬葵果》

别名：葵子，葵菜子，冬葵子。

◎《本草纲目》记载冬葵果：
"通大便，消水气，滑胎，治痢。"

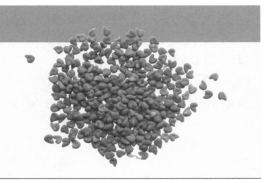

【科 属】为锦葵科植物冬葵的干燥成熟果实。

【地理分布】我国西南以及甘肃、河北、湖北、江西、湖南等地有种植。

【采收加工】夏，秋两季种子成熟的时候采收。除去杂质，阴干，生用或者捣碎用。

【药理作用】增强单核－巨噬细胞吞噬的能力。

【化学成分】糖类：单糖、麦芽糖、蔗糖、中性多糖 MVS–1、淀粉、酸性多糖 MVS–Ⅲ A 和酸性多糖 MVS–Ⅳ A 等；其他：蛋白质、脂肪等。

【性味归经】甘、涩，凉。归大肠、小肠、膀胱经。

【功能主治】下乳，利尿通淋，润肠。对于乳汁不通、淋证、便秘、乳房胀痛有疗效。

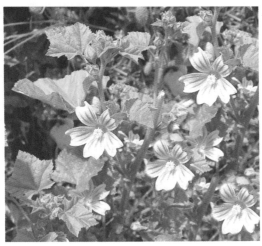

本草药方

◎ **1. 主治：泌尿系结石。**

冬葵子、海金沙、石韦、王不留行、牛膝各30克，金钱草45克，赤芍、枳壳、白芍各15克，鸡内金、琥珀（研，冲）各10克。加水煎沸15分钟，滤出药液，再加水煎20分钟，去渣，两煎药液兑匀，分服，每天1剂。气滞血瘀、腰膝痛加三棱、莪术各30克，三七10克；湿热下注、小便涩痛或尿血加萹蓄、瞿麦、小蓟各20克；湿热内蕴加蒲公英20克、黄檗15克；肺脾气虚、食少纳呆加党参30克、白芍15克；脾肾阳虚，或伴肾盂积水加桂枝10克，熟附子、巴戟天各30克。

◎ **2. 主治：泌尿系结石。**

冬葵子、滑石、海金沙、石韦各15克，金钱草60克，车前子30克，生地黄12克，制大黄、通草、厚朴、枳壳各10克，甘草5克。煎服法同1。每天1剂。气虚加党参、黄芪各15克；血虚加熟地黄、何首乌各15克；肾阳虚加菟丝子、补骨脂各15克；肾阴虚加女贞子、旱莲草各15克；脾胃纳少加白术、山药各15克；血尿加小蓟、大蓟、仙鹤草各15克；结石位置不移加桃仁、莪术、三棱、红花各10克。

药膳养生

◎ **冬葵肉汤**

冬葵叶（冬苋菜）、紫花地丁各50克，天胡荽60克，车前草30克，猪瘦肉90克。猪肉切块，剩余的药入纱布袋，扎口，加水共炖到肉烂，除药袋。食肉饮汤，顿服。▶利湿退黄，清热解毒。适用于湿热黄疸、小便短赤、发热口渴等症。

◎ **三味蒺藜散**

冬葵果、方海各150克，蒺藜250克。以上3味，粉碎成粗粉，过筛混匀即可。水煎服，每次4克，每天3次。密闭，防潮。▶清湿热，利尿。对于湿热下注、小便热痛有疗效。

◎ **日轮温肾丸**

冬葵果、红花、黄精、天冬、紫茉莉、蒺藜（或菱角）各4克，石榴子10克，白豆蔻8克，荜茇、玉竹各6克，肉桂3克。以上11味，一起粉碎成细粉，过筛混匀，凉开水泛丸，打光干燥。成人1次3克，每天2次，温开水或调蜂蜜水送服。▶温肾，利尿，消"黄水"。对于肾寒腰痛、遗精淋下、寒性腹泻、宫寒带多、胃寒浮肿等寒性疾病有疗效。热性病忌用。

灯心草 学名：Juncus effusus L.

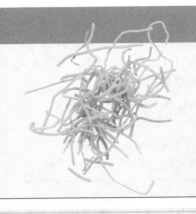

MEDULLA JUNCI Dengxincao
【灯心草】

别名： 虎须草，赤须，灯芯，灯草，碧玉草，水灯芯，猪矢草，洋牌洞，虎酒草，秧草。

◎《本草纲目》记载灯心草：

"降心火，止血，通气，散肿，止渴。烧灰入轻粉、麝香，治阴疳。"

【科属】为灯心草科植物灯心草的干燥茎髓。

【地理分布】田边、水旁等潮湿处多生长。分布于长江下游以及陕西、四川、福建、贵州等地。四川以及江苏苏州地区有栽培。

【采收加工】夏末至秋季割取茎，晒干，取出茎髓，理直，扎成小把后使用。

【药理作用】抗病原微生物；抗氧化等。

【化学成分】菲及二氢菲的衍生物：灯心草醇、灯心草酚等；挥发油类：α-紫罗酮、正十三烷-2-酮、对甲酚、β-紫罗酮等；其他：单-桂皮-酰甘油酯、α-生育酚、木樨草素等。

【性味归经】甘、淡，微寒。归心、肺、小肠经。

【功能主治】利小便，清心火。用于尿少涩痛、心烦失眠、口舌生疮。

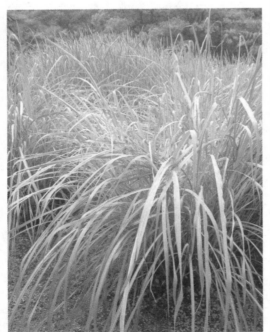

本草药方

◎ 1. 主治：痔疮出血。

灯心草、竹叶、当归、草红花、甘草各10克，椿根白皮30克，红糖120克，黄酒250毫升。加水1200毫升，将黄酒（或白酒30~50毫升）、红糖以及上药煎至400毫升，饭前1小时服用，每天3次。不耐饮酒者，可酌情减量。

◎ 2. 主治：老年性前列腺肥大。

灯心草3克，山药、熟地黄各30克，萹蓄、瞿麦各20克，滑石、山萸肉、牛膝各15克，刘寄奴、茯苓各12克，牡丹皮、泽泻、车前子（包）各10克，甘草5克。加水煎沸15分钟，滤出药液，再加水煎20分钟，去渣，两煎药液兑匀，分服，每天1剂。

药膳养生

◎ 灯心草茶

灯心草、淡竹叶各3克。洗净，开水冲泡。代茶饮。
▶适用于心烦口渴、失眠。

◎ 灯心草苦瓜汤

灯心草4~6扎，鲜苦瓜150~200克（切开去瓤和核）。煎汤饮。▶利尿通淋，清心降火。适用于小便短赤、暑日烦渴、伤暑身热、风热目赤等病症。

◎ 灯心草柿饼汤

灯心草6克，白糖适量，柿饼3个。加水300毫升，煮取100毫升，加白糖适量，温服，吃柿饼，每天2次。▶具有清热利湿的功能。适用于血淋、热淋、利小便，清心火。

◎ 灯心草鲫鱼粳米粥

灯心草7根，鲫鱼2条，粳米50克。鲫鱼去鳞，内脏，洗净，和灯心草煮汤，汤煮粳米成粥。吃粥吃鱼。▶利水消肿，清热降火。适用于营养不良、肠风下血、慢性肾炎、小便赤涩、水肿呕吐等症。

理气药

【概念】

凡以疏通气机、消除气滞为主要作用的药物，称理气药，又称为行气药。

【功效】

理气药性味多辛苦温。气味芳香能疏理气机，具有行气消胀、解郁止痛，并可通过畅达气机、消除气滞而达到止痛的功效。本类药物根据性能的不同，可分为疏肝解郁药、调脾和胃药、宣降肺气药等。

【药理作用】

近代研究表明，理气药主要具有兴奋或抑制胃肠道平滑肌、促进消化液的分泌、利于调节子宫平滑肌、舒张支气管平滑肌、增加冠状动脉血流量、兴奋心肌、抗菌、升高血压等作用。

【适用范围】

理气药主要用于治疗胃肠气滞导致的脘腹胀痛、恶心呕吐、嗳气吞酸、腹泻便秘等；肝气郁滞导致的胁肋胀痛、疝气疼痛、抑郁不乐、月经不调、乳房疼痛等；肺气壅滞导致的咳嗽气喘、胸闷胸痛等。对现代临床的肠炎、胃炎、胃肠道溃疡、胆结石、多种肝痛、胆囊炎，以及慢性支气管炎等有治疗作用。木香、香附、乌药、川楝子、青皮、檀香、沉香、玫瑰花、娑罗子、荔枝核、土木香、天仙藤、大腹皮、薤白、柿蒂、刀豆、基松、佛手、香橼、化橘红、陈皮、枳实、绿萼梅、九香虫为临床常用的理气药。

化橘红：科属为芸香科植物柚或化州柚的未成熟或近成熟的干燥外层果皮。前者习惯称为"毛橘红"，后者习惯称为"光橘红""光七爪""光五爪"。性味归经：辛、苦，温。归肺、脾经。功能主治：燥湿，散寒，消痰，理气。用于风寒咳嗽、喉痒痰多、呕恶痞闷、食积伤酒。

陈皮：科属为芸香科植物橘以及其栽培变种

的干燥幼果或者未成熟的果实的果皮。性味归经：苦、辛，温。归肝、胆、胃经。功能主治：燥湿化痰，理气健脾。对于胸脘胀满、食少吐泻、咳嗽痰多有疗效。

荔枝核：科属为无患子科植物荔枝的干燥成熟的种子。性味归经：甘、微苦，温。归肝、肾经。功能主治：祛寒止痛，行气散结。用于寒疝腹痛、睾丸肿痛。

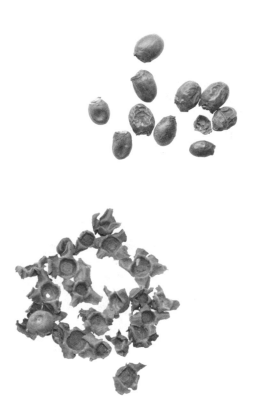

柚 学名：Citrus grandis (L.) Osbeck

EXOCARPIUM CITRI GRANDIS Huajuhong
【化橘红】

别名：化皮，化州橘红，橘红，兴化红，毛柑，毛化红，赖橘红。

◎《本草纲目》记载化橘红："下气消痰。"

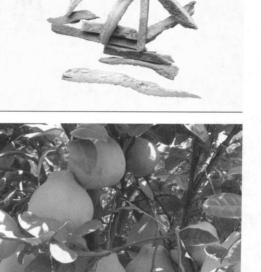

【科 属】为芸香科植物柚或化州柚的未成熟或近成熟的干燥外层果皮。前者习惯称为"毛橘红"，后者习惯称为"光橘红""光七爪""光五爪"。

【地理分布】**1. 柚** 栽培于低山地带或丘陵。种植于浙江、江西、台湾、福建、湖南、湖北、广西、广东、贵州、四川、云南等地。主产于重庆、四川江津。**2. 化州柚** 栽培于广东化州、徐闻、遂溪、广西廉州、南宁及博白等地。主产于广东茂名。

【采收加工】10—11月果实近成熟的时候采收，放于沸水中略烫后，将果皮剥成 5～7 瓣，除去果瓤和部分中果皮，压制成型，晒干或者阴干。

【药理作用】镇静，镇咳，祛痰；抗病原微生物等。

【化学成分】黄酮类：新橙皮苷、柚皮苷、枸橘苷等；其他：水苏碱、伞形花内酯、挥发油等。

【性味归经】辛、苦，温。归肺、脾经。

【功能主治】燥湿，散寒，消痰，理气。用于风寒咳嗽、喉痒痰多、呕恶痞闷、食积伤酒。

药膳养生

◎ **橘红茶**

橘红 10 克，生姜 5 片，白茯苓 15 克。一起煎取汁，去渣。代茶饮。▶理气，宽胸，消积。适用风寒咳嗽、声重浊、痰色白稠，或者食少纳呆、胸闷脘痞等症。

◎ **橘红糕**

橘红粉 20 克，米粉 500 克，白糖 200 克。橘红粉与糖拌匀，做馅；米粉润湿后，笼上蒸 15 分钟，取出冷却，摊在洁布上，压平，撒上馅，上面撒一层米粉糕，压实，切成小块。早晚餐食用。▶具有止咳化痰、理气消食的功效。适用于消化不良、食欲不振、咳嗽痰多等症。

◎ **橘皮饮**

橘皮、杏仁、老丝瓜各 10 克，白糖适量。杏仁温水泡后去皮尖，丝瓜、橘皮洗净，加水一起煮 15 分钟，去渣留汁，加糖搅化。代茶饮。▶适用于痰湿咳嗽、食积伤酒、理气祛痰。

本草药方

◎ **1. 主治：风疹反复发作，久不痊愈。**

橘红、防风、荆芥、乌药各 5 克，白芷、枳壳、僵蚕、桔梗、川芎、独活、柴胡、羌活、前胡各 2 克，甘草 2 克，生姜 3 片。加水煎沸 15 分钟，滤出药液，再加水煎 20 分钟，去渣，两煎药液兑匀，分服，每天 1 剂。

疹愈后，再用香菇 15 克、瘦猪肉 60 克，以水炖熟。吃蘑菇和肉，饮其汤。

◎ **2. 主治：百日咳。**

橘红、天门冬、白术、百部、瓜蒌皮、麦门冬、半夏各 5 克。煎服法同 1。每天 1 剂。

橘 学名：Citrus reticulata Blanco

PERICARPIUM CITRI RETICULATAE　Chenpi

《陈皮》

别名: 橘皮，贵老，黄橘皮，红皮，橘子皮，广陈皮，新会皮。

◎《本草纲目》记载陈皮：

"疗呕哕反胃嘈杂，时吐清水，痰痞，疟疾，大肠闷塞，妇人乳痈。入食料，解鱼腥毒。"

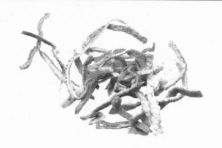

【**科 属**】为芸香科植物橘及其栽培变种的干燥成熟的果皮。

【**地理分布**】栽培于低山地带、丘陵，江河湖泊沿岸或者平原。在浙江、江西、江苏、安徽、台湾、福建、广东、海南、湖北、湖南、四川、广西、贵州、云南等地均有栽培。四川、浙江、福建、江西、湖南等地为主产区。

【**采收加工**】10—12月果实成熟的时候，摘下果实，剥取果皮，阴干或通风干燥。

【**药理作用**】抗胃溃疡，促进消化液分泌；抗肝损伤，促进胆汁分泌；平喘，祛痰，加强心肌收缩力，扩张冠脉，降血压；抗炎；抑制子宫；缩短凝血时间等。

【**化学成分**】黄酮类：新橙皮苷、橙皮苷等；挥发油类：α-蒎烯、α-侧柏烯、β-月桂烯、辛醛等；其他：麝香草酚、右旋柠檬烯、昔奈福林等。

【**性味归经**】苦、辛，温。归肺、脾经。

【**功能主治**】燥湿化痰，理气健脾。对于胸脘胀满、食少吐泻、咳嗽痰多有疗效。

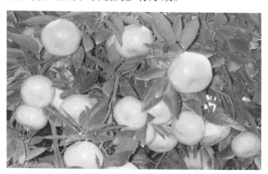

本草药方

◎ **1. 主治：牙痛。**

陈皮、杏仁各15克，香附、川楝子各25克，丁香、沉香、木香、乳香、小茴香各20克。上药浸泡于70%酒精500毫升中，密封贮存1个月，加入薄荷脑、冰片、麝香少量，溶化后，用棉签点少许药液涂搽患牙周围。1分钟后连口水一同吐出（勿吞下），每天4次。

◎ **2. 主治：慢性咽炎。**

陈皮、延胡索各10克，蒲公英、女贞子、墨旱莲草各30克，合欢皮15克。加水煎沸15分钟，滤出药液，再加水煎20分钟，去渣，两煎药液兑匀，分服，每天1剂。

◎ **3. 主治：声带息肉、声带小结。** 症见咽干、气短，舌淡苔薄白，形寒肢冷，脉细微。

陈皮、干姜、甘草各2克，龙须草、天名精、石龙芮、龙葵、枸杞子、白英、熟地黄、生地黄、党参、白芍药、炮附子块、当归各8克。煎服法同上。每天1剂。

药膳养生

◎ **陈皮瘦肉粥**

陈皮15克，瘦肉50克，墨鱼骨12克，白米80克。瘦肉洗净，切片；白米淘净，和陈皮、墨鱼骨一起煮为粥，熟后去陈皮、墨鱼骨，加入瘦肉片再煮到肉熟，食盐调味温服。▶补虚，理气健脾。适用于脾胃气滞、嗳气泛酸、胃脘胀痛、食少体虚等症。

◎ **陈皮木香肉**

陈皮、木香各3克，猪瘦肉200克。前两味焙干研磨成末；猪肉洗净切片；炒锅内放少量食油，烧热后放入肉片煸炒，加清水适量，快熟时下陈皮、木香末、食盐拌匀。佐餐食。▶理气解郁补虚，行气宽胸。适用于妊娠少腹胀痛，连及两胁，嗳气稍舒，或情绪不安等症。

◎ **橘皮茶**

陈皮6克，茶叶少许。将陈皮洗净，加水煎，取滚沸汤液，趁热沏茶。随意饮用。▶健脾行气。适用于痰浊头痛、昏蒙、胸脘满闷、平素多痰，时有恶心或呕吐痰涎、舌苔白腻、脉滑或脉弦。

青皮

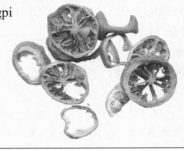

PERICARPIUM CITRI RETICULATAE VIRIDE　Qingpi

〖青皮〗

别名: 青橘皮，青柑皮。

◎《本草纲目》记载青皮：

"消胸膈气逆，胁痛，小腹疝气，消乳肿，疏肝胆，泻肺气。"

【科　属】为芸香科植物橘以及其栽培变种的干燥幼果或者未成熟的果实的果皮。

【地理分布】栽培于四川、福建、湖南、江西、广西、浙江、广东、贵州、云南。

【采收加工】5—6月收集自落的幼果，晒干，习惯称为"个青皮"；7—8月采收未成熟的果实，在果皮上纵剖成四瓣到基部，除尽瓤瓣，晒干，习惯称为"四化青皮"，又叫作"四花青皮"。

【药理作用】促进胆汁分泌；双向调节胃肠功能；祛痰，平喘，抗休克；升高血压；强心等。

【化学成分】黄酮类：新橙皮苷、橙皮苷等；挥发油类：α-蒎烯、α-侧柏烯、β-月桂烯、辛醛等；其他：天冬氨酸、左旋辛孚林乙酸盐、脯氨酸、谷氨酸、亮氨酸等。

【性味归经】苦、辛，温。归肝、胆、胃经。

【功能主治】消积化滞，疏肝破气。用于疝气、胸胁胀痛、乳痈、乳核、食积腹痛。

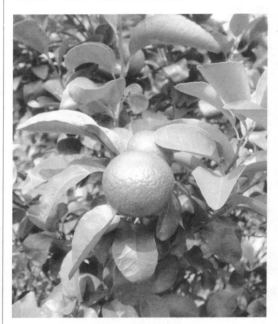

本草药方

◎ **1. 主治：** 慢性支气管炎、咳嗽气短。

青皮、川芎、当归、半夏、桔梗、款冬花、紫菀、麦门冬、枇杷叶、天门冬、陈皮、桑白皮、川贝母、五味子、杏仁各10克，甘草5克。加水煎沸15分钟，滤出药液，再加水煎20分钟，去渣，两煎药液兑匀，分服，每天1剂。

◎ **2. 主治：** 慢性支气管炎。

青皮、桑皮、当归、甘草、川芎、半夏、川贝母、五味子、陈皮、杏仁、麻黄各6克。煎服法同1。每天1剂。冰糖5克为引。煎后30分钟出汗，此方适于冬季服用，四剂为准。忌烟、酒、辣性食物，并忌盐7天。

◎ **3. 主治：** 慢性阑尾炎。

青皮、陈皮、牡丹皮、大黄、地鳖虫、白芍、木香各10克，冬瓜仁、败酱草、薏苡仁各22克，桃仁15克，乳香、甘草各5克。煎服法同1。每天1剂。

药膳养生

◎ **青皮麦芽饮**

青皮30克，麦芽10克。两味洗净，加水先用大火烧开，转用小火煮5分钟，取汁。1次1杯温饮，每天3次。▶理气疏肝。对于胸胁胀痛、肝气郁结、纳食不佳等症有疗效。

◎ **青皮**

中药。又名青柑皮、青橘皮。芸香科植物福橘或朱橘的未成熟果皮或幼果。味苦、辛，性温。入肝、胆经。▶破气，疏肝，消痰，散结。主治胃脘胀痛、两胁疼痛、胸胁胀满、乳中结核、食积、疝气等症。用量3～10克。煎服、入丸散、配制药膳，例如"白术酒"。

酸橙 学名：Citrus aurantium L.

FRUCTUS AURANTII IMMATURUS Zhishi
〖枳 实〗

别名： 鹅眼枳实。

◎《本草纲目》记载枳实：

"除胸胁痰癖，逐停水，破结实，消胀满，心下急，痞痛，逆气，胁风痛；安胃气，止溏泄，明目。"

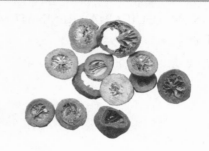

【科 属】为芸香科植物酸橙及其栽培变种或者甜橙的干燥幼果。

【地理分布】**1. 酸橙** 栽培于长江流域及其以南各地。主产于湖南沅江、四川江津、江西新干。**2. 甜橙** 长江以南均有栽培。主产于贵州、四川。

【采收加工】于5—6月间采摘幼果或者待其自然脱落后拾其幼果，大者横切成两半。晒干。

【药理作用】双向调节胃肠平滑肌；抗炎；强心；抗病毒、抗菌；抗氧化；抗变态反应等。

【化学成分】黄酮类：新橙皮苷、橙皮苷、新橙皮苷等；其他：昔奈福林、维生素C、N-甲基酪胺等。

【性味归经】苦、辛、酸，温。归脾、胃经。

【功能主治】化痰散痞，破气消积。用于痞满胀痛、积滞内停、大便不通、泻痢后重、结胸、痰滞气阻胸痹；脱肛、胃下垂、子宫脱垂。

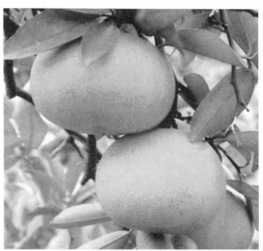

本草药方

◎ **1. 主治：急性胰腺炎。**

枳实、赤芍、厚朴、白芍各10克，连翘、金银花、紫花地丁、蒲公英各30克，大黄15克，芒硝10克（冲服）。加水煎沸15分钟，滤出药液，再加水煎20分钟，去渣，两煎药液兑匀，分服，每天1剂。

如系急性坏死性（包括出血性）胰腺炎，病情危笃者，应立即送往条件好的医院抢救。

◎ **2. 主治：急性胰腺炎。**

枳实、香附、黄芩、半夏、川楝子、柴胡、黄连、蒲公英各10克，茵陈、白芍各20克，银花、大黄各15克，甘草5克。煎服法同1。每天1剂。大便不通加芒硝10克冲服。

◎ **3. 主治：急性胰腺炎。**

枳实、白芍、柴胡、甘草、川芎、白术、香附、木香、丹参、元胡、草蔻、川楝子各10克，红藤、败酱草各30克，薏苡仁、茯苓各15克，干姜、附子各5克。煎服法同1。每天1剂。

药膳养生

◎ **枳壳升麻浆**

炒枳壳60克，黄芪30克，升麻15克，红糖100克。炒枳壳、黄芪、升麻加水800毫升煎汤，煮取500毫升。每次服20毫升，每天3次。▶补气升阳。适用于气虚下陷的阴挺、阴道有物脱出、腰酸腹坠等症。多用于产后子宫脱垂。阴虚火旺以及肝阳上亢者不宜服用。

◎ **枳壳砂仁炖猪肚**

炒枳壳12克，砂仁5克，猪肚1个。枳壳、砂仁装入洗净的猪肚，扎好后加水炖熟，食肉饮汤。▶健脾补中，行气开胃。适用于脘腹胀满、脾胃气虚、气短消瘦、疲乏无力等症。也可用于胃下垂及脱肛。

◎ **枳壳茶**

枳壳（麸炒）60克。将枳壳炒后为末，点汤代茶饮用。▶具有舒肝解郁的功能。适用于痞满胀痛、因气郁引起的目昏暗等症。

白木香 学名：Aquilaria sinensis (Lour.) Gilg

LIGNUM AQUILARIAE RESINATUM　Chenxiang

〖沉 香〗

别名：蜜香，拨香，沉水香，奇南香。

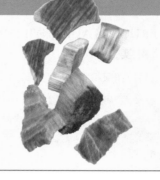

◎《本草纲目》记载沉香：

"治上热下寒，气逆喘急，大肠虚闭，小便气淋，男子精冷。"

【科 属】为瑞香科植物白木香含有树脂的木材。

【地理分布】生于丘陵、平地的疏林或者荒山中。分布于福建、广东、台湾、广西、海南。主产于广西、海南、广东。

【采收加工】全年均可采收，将采下的沉香，用刀剔除无脂以及腐烂部分，阴干。

【药理作用】抑制中枢神经；解除肠平滑肌痉挛等。

【化学成分】色原酮类：5,8-二羟基-2-〔2-4′-甲氧基-苯乙基〕色原酮、5,8-二羟基-2-（2-苯乙基）色原酮等；萜类：沉香螺醇、沉香醇、白木香醇、沉香呋喃等；其他：氢化桂皮酸、苄基丙酮、茴香醚等。

【性味归经】辛、苦，微温。归脾、胃、肾经。

【功能主治】温中止呕，行气止痛，纳气平喘。用于胸腹胀闷疼痛、肾虚气逆喘急、胃寒呕吐呃逆。

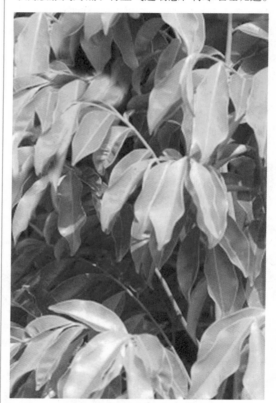

本草药方

◎ **1. 主治：冠心病，胸痛，咳嗽，舌苔黄。**

　　沉香4克，黄连10克，合欢花20克，附子2克，丹参、陈皮、远志、郁金、茯神、灯心草各15克。加水煎沸15分钟，滤出药液，再加水煎20分钟，去渣，两煎药液兑匀，分服，每天1剂。

◎ **2. 主治：冠心病，心绞痛，心悸。**

　　沉香、琥珀末（冲）、三七末（冲）各3克，丹参20克，红花、当归、元胡、郁金各8克，降香5克。加水煎沸15分钟，滤出药液，再加水煎20分钟，去渣，两煎药液兑匀，分服，每天1剂。

◎ **3. 主治：噎膈，反胃，梅核气。**

　　沉香、青皮、陈皮、粉甘草、半夏各5克，郁金15克，前胡、檀香、苏子（炒）、茯苓各8克，白蔻、木香各2克。加水煎沸15分钟，滤出药液，再加水煎20分钟，去渣，两煎药液兑匀，分服，每天1剂。脾胃虚寒加白术9克，砂仁3克，藿香6克；气逆加白芥子6克，莱菔子9克，香附15克；有燥痰加瓜蒌仁15克，竹沥30克，竹茹9克，蜂蜜30克；咽肿加金银花15克，熟大黄5克；胃痛加桃仁8克。

药膳养生

◎ **沉香熟地酒**

　　熟地50克，沉香25克，研粗末（以细绢袋包扎），放入黄酒2 000毫升中浸7昼夜后可饮。▶凡噎膈、反胃、梅核气、行气止痛以及气淋精冷者，每餐前饮20毫升即可。

檀 香 学名：Santalum album L.

LIGNUM SANTALI ALBI　Tanxiang

〖檀 香〗

别名：白檀，檀香木，真檀。

◎《本草纲目》记载檀香：

"治噎膈吐食。又面生黑子，每夜以浆水洗拭令赤，磨汁涂之，甚良。"

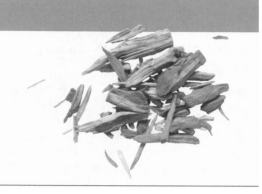

【科 属】为檀香科植物檀香树干的心材。

【地理分布】栽培植物。分布于印度尼西亚、澳大利亚和南亚等地，我国广东、台湾、云南、海南有引种。印度尼西亚、印度为主产国。

【采收加工】原产地植后 30 ~ 40 年采伐，锯成段，砍去色淡的边材，心材干燥入药。

【药理作用】抗菌等。

【化学成分】挥发油类：檀烯、α-檀香萜醇、β-檀香萜醇，α-檀香萜烯、β-檀香萜烯、檀萜酮等。

【性味归经】辛、温。归脾、胃、心肺经。

【功能主治】开胃止痛，行气温中。用于胸痛、寒凝气滞、腹痛、胃痛食少；心绞痛、冠心病。

药膳养生

◎ 丹参蜜饮

檀香 9 克，丹参 15 克，炙甘草 3 克，蜂蜜 30 克。丹参、檀香、炙甘草加水煎煮后，去渣取汁，调入蜂蜜，再煎几沸，随意饮用。▶补益脾胃，行气活血。对于胃及十二指肠溃疡、胃脘隐痛、饥饿、劳倦等病有疗效。

◎ 红花檀香茶

檀香、红花各 5 克，绿茶 1 克，赤砂糖 25 克。共研成细末。泡茶饮用。▶红花活血祛瘀，檀香理气止痛，绿茶消食化痰，而赤砂糖配伍诸药有活血功效。该茶剂性味偏于甘温，具有较好的活血化瘀止痛作用，可缓解冠心病患者心胸窒闷、隐痛等症状。

◎ 梅花汤饼

檀香粉适量，白梅花 8 朵，面粉 150 克，鸡汤300 毫升，盐少许。将梅花洗净，檀香粉放入清水中，再加入梅花同浸 1 小时，用此水和面擀成薄饼，用刀切成梅花状，放入鸡汤中煮熟食用。随量服用。▶补气健脾。对于脾胃虚弱、胃纳不佳、泄泻、乏力等症有疗效。

本草药方

◎ 1. 主治：冠心病。

檀香、丹参、淫羊藿、川芎、山楂各 15 克，益母草、黄芪各 30 克，石菖蒲 10 克，三七末、北细辛各 2 克。加水煎沸 15 分钟，滤出药液，再加水煎20 分钟，去渣，两煎药液兑匀，分服，每天 1 剂。

◎ 2. 主治：冠心病。

檀香、甘草各 5 克，丹参、全瓜蒌各 18 克，陈皮、茯苓、莱菔子、半夏、枳壳各 8 克。煎服法同1。每天 1 剂。

◎ 3. 主治：冠心病，心绞痛。

檀香 10 克，瓜蒌、生地黄、川芎、丹参各 30 克，玉竹、黄精、薤白、党参、淫羊藿、陈皮各 20 克，附子、肉桂各 5 克。煎服法同1。每天 1 剂。

木香 学名：Aucklandia lappa Deene.

RADIX AUCKLANDIAE　Muxiang

〖木香〗

别名：蜜香，云木香，五香，五木香，南木香，广木香。

◎《本草纲目》记载木香：

"治心腹一切气，膀胱冷痛，呕逆反胃，霍乱泄泻，痢疾，健脾消食，安胎。"

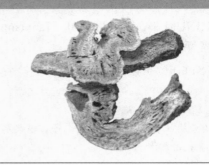

【科 属】为菊科植物木香的干燥根。

【地理分布】原产于印度，从广州进口，习惯称为"广木香"。现栽培于云南大理、丽庆，四川涪陵等地。又称为"云木香"。

【采收加工】培育3年，于9月下旬至10月下旬收获。选晴天，挖掘根部，去除茎秆、泥土和叶柄，粗大者切成2~4块，50~60℃烘干。

【药理作用】促进消化液分泌，促进胃肠蠕动；松弛气管平滑肌；利胆；抑菌等。

【化学成分】内酯类：木香内酯、去氢木香内酯等；甾醇类：白桦脂醇、豆甾醇等；挥发油类：（+）-β-木香醇、单紫杉烯、木香烯内酯等；有机酸类：棕榈酸、天台乌药酸等；其他：(E)-9-异丙基-6-甲基-5,9-癸二烯-2酮、树脂、木香碱、氨基酸等。

【性味归经】辛、苦，温。归脾、胃、大肠、三焦、胆经。

【功能主治】健脾消食，行气止痛。用于泻痢后重、胸脘胀痛、不思饮食、食积不消。煨木香实肠止泻，用于泄泻腹痛。

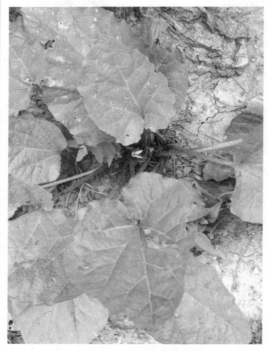

本草药方

◎ **1. 主治：**慢性结肠炎。

木香、黄芪、人参、炮姜、白术、当归、补骨脂、白芍、儿茶、元胡、赤石脂、甘草各10克。加水煎沸15分钟，滤出药液，再加水煎20分钟，去渣，两煎药液兑匀，分服，每天1剂。

◎ **2. 主治：**慢性结肠炎。

木香、乌梅、白术、苦参、干姜各10克，陈皮、甘草各5克，石榴皮20克，白芷、黄芪各15克。煎服法同1。每天1剂。

◎ **3. 主治：**慢性结肠炎。

木香、秦皮、附子各8克，牡蛎30克，枳壳22克，薏苡仁、车前子各15克，山药、炒白扁豆、白术各12克，党参15克，炮姜5克，黄连2克。煎服法同1。每天1剂。

◎ **4. 主治：**慢性结肠炎。

木香、诃子、罂粟壳、白芍各8克，白术、党参各12克，阿胶5克（烊化），黄连、肉桂各2克。煎服法同1。每天1剂。

药膳养生

◎ **木香黄连炖大肠**

木香10克，猪大肠35厘米，黄连5克。木香、黄连研磨成粉末放入猪大肠，两头扎紧，炖肠至烂时去药，饮汤食肠。▶健脾消食，凉血止血。适用于血热肠风下血、痢疾腹痛等症。

莎草 学名：Cyperus rotundus L.

RHIZOMA CYPERI　Xiangfu

〖香附〗

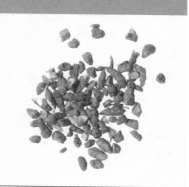

别名：雀头香，莎草根，香附子，三棱草根，苦羌头。

◎《本草纲目》记载香附：

"散时气寒疫，利三焦，解六郁，消饮食积聚，痰饮痞满，胕肿，腹胀，脚气，止心腹、肢体、头、目、齿、耳诸痛，痈疽疮疡，吐血，下血，尿血，妇人崩漏带下，月候不调，胎前产后百病。"

【科 属】为莎草科植物莎草的干燥茎。

【地理分布】野生于耕地、山坡草地、路旁水边的潮湿处。分布于中南、华东、西南以及河北、辽宁、陕西、山西、台湾、甘肃等地。主产于山东、浙江、福建、河南、湖南等地。

【采收加工】春、秋季采挖根茎，用火燎去须根，晒干，或者沸水略煮或者蒸透后晒干。

【药理作用】促进胆汁分泌；抑制回肠平滑肌；松弛子宫平滑肌；有雌激素样作用；催眠；解热；强心；抗病原微生物；抗炎等。

【化学成分】微量元素：钨、镁、锰、铬、锌等；挥发油类：莰烯、β-蒎烯、芹子三烯、香附子烯等；糖类：鼠李素、3-O-鼠李糖、吡喃鼠李糖苷、葡萄糖、果糖等。

【性味归经】辛、微苦、微甘、平。归肝、脾、三焦经。

【功能主治】调经止痛，行气解郁。用于肝郁气滞，胸、胁、脘胀痛，胸脘痞闷，消化不良，乳房胀痛，寒疝腹痛，经闭痛经，月经不调。

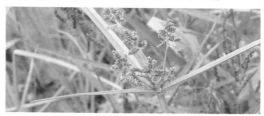

本草药方

◎ **1. 主治：乳腺小叶增生。**

香附12克，鹿角胶（烊化）、熟地黄、土贝母各15克，法半夏10克，麻黄、干姜炭、炒白芥子各6克，肉桂、甘草各5克。加水煎沸15分钟，滤出药液，再加水煎20分钟，去渣，两煎药液调兑均匀，分服，每天1剂。

◎ **2. 主治：乳腺增生，肝气郁结型。**

香附、当归、橘叶、川楝子、赤芍各12克，橘核30克，丝瓜络、柴胡各15克。煎服法同1。每天1剂。

◎ **3. 主治：慢性咽炎。**

香附、陈皮、白术、小茴香、半夏、桔梗、乌药、山豆根、射干、知母各10克，茯苓12克，牛蒡子12克，广木香5克，甘草2克。煎服法同1。每天1剂。咽干甚者改小茴香为佛手15克，去木香加天花粉12克；失眠加夜交藤30克；舌质红去小茴香、乌药，加牡丹皮15克；胃脘痛者加延胡索12克；当咽部异物感消失后，用乌梅肉，每日10克煎汁，加白糖适量当茶冲服，可根治此病。

药膳养生

◎ **香附子粥**

香附子8克，芡实18克，益母草12克，大米60克。前3味用纱布袋包好，煎汤去渣，入大米煮粥，每天1次。▶调经止痛，行气解郁。适用于肝经郁热导致的乳汁自出。

◎ **香附子酒**

制香附子30克，白酒500克。香附子浸酒中7天。每服20毫升，每天4次。▶具有疏肝理气、行气解郁、温经止痛的功效。适用于肝胁痛等症。

◎ **香附根酒**

香附根60克。将香附根洗净切碎，用水、白酒各250克，浸泡4天。去渣饮用，不限时候。▶行气止痛。适用于胸胁胀痛、乳房胀痛、脘腹疼痛、月经不调、食欲不振、心中郁闷等症。

◎ **香附川芎茶**

香附子、茶叶、川芎各5克。上药一起制成粗末，沸水冲泡。代茶多饮。▶舒肝解郁。适用于肝气郁滞导致的慢性头痛。

乌药 学名：Lindera aggregaaata (Sims) Kosterm.

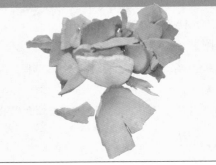

RADIX LINDERAE Wuyao

〖乌药〗

别名： 天台乌药，铜钱柴，土木香，鲫鱼姜，鸡骨香，白叶柴。

◎《本草纲目》记载乌药：

"治脚气，疝气，气厥头痛，肿胀喘急，止小便频数及白浊。"

【科 属】 为樟科植物乌药的干燥块根。

【地理分布】 林缘或向阳山坡灌木丛中以及山麓、旷野等地多有野生。分布于安徽、陕西、江西、浙江、台湾、福建、湖南、湖北、广西、广东、四川等地。主产于浙江、湖南、安徽、广东、广西。

【采收加工】 冬春季采挖根，除去细根，洗净晒干，称"乌药个"。趁鲜刮去棕色外皮，切片干燥，称"乌药片"。

【药理作用】 抗单纯疱疹病毒；双向调节胃肠平滑肌功能；止血；抗组胺等。

【化学成分】 脂肪酸类：十二碳烷酸、癸酸、豆蔻酸等；萜类：乌药醇、乌药烷等；其他：新木姜子碱等。

【性味归经】 辛，温。归肺、脾、肾、膀胱经。

【功能主治】 温肾散寒，行气止痛。对于胸腹胀痛、膀胱虚冷、气逆喘急、疝气、遗尿、尿频、痛经均有疗效。

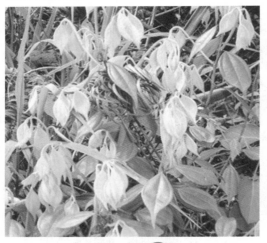

本草药方

◎ **1. 主治：疔毒初起，或起红线，烦躁不宁。**
乌药、蒲公英、紫花地丁、防风、荆芥、桂枝、麻黄、连翘、金银花、没药、乳香、甘草各8克。黄酒120克为引，加水500克煎温服。服后发汗。4小时后再煎第2剂，煎法如前。疔在下部，加用川牛膝9克。

◎ **2. 主治：各种疔毒。**
乌药、荆芥、紫花地丁、甘草、防风各8克，蒲公英、麻黄各15克。以黄酒90克、水两杯煎汤，分早晚两次空腹服用，每天1剂。

◎ **3. 主治：膝关节滑囊积液。**
乌药、白芍、当归、紫苏梗、川芎、黄芪、桔梗、陈皮、枳壳、茯苓、半夏、青皮、防风各5克，枳实、槟榔、泽泻、生姜、甘草、木香、大枣各2克。加水煎沸15分钟，滤出药液，再加水煎20分钟，去渣，两煎药液兑匀，分服，每天1剂。

◎ **4. 主治：不安腿综合征。**
乌药、黄芩、柴胡、木香、半夏、白芍、赤芍各15克，甘草10克。煎服法同3。每天1剂。

药膳养生

◎ **乌药根酒**
土乌药（矮樟树根）适量。干布揩净，瓷片刮屑，收于瓷器内，以一次量酒浸一夜。温服，一次服完。可入麝香少量。▶温肾散寒，行气止痛。适用于脚气。孕妇禁服。

◎ **甘露茶**
乌药、姜灸川朴、炒山楂、麸炒枳壳各22克，橘皮120克，炒谷芽30克，麸炒六神曲45克，茶叶90克。先将橘皮用盐水浸润炒干，碾为粗末，和匀过筛，分装，每袋8克。每次1袋，加鲜姜1片，开水泡代茶饮。▶理气消积，温肾散寒，行气止痛。适用于食积停滞引起的脘腹胀闷、不思饮食及水土不服等症。忌生冷、油腻的食物。

荔枝 学名：Litchi chinensis Sonn.

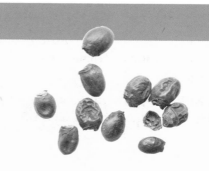

SEMEN LITCHI Lizhihe

〖荔枝核〗

别名：荔核，荔仁，枝核，大荔核。

◎《本草纲目》记载荔枝核：

"行散滞气。治癫疝气痛，妇人血气刺痛。"

【科 属】为无患子科植物荔枝的干燥成熟的种子。

【地理分布】分布于西南和华南等地区，栽培于广东和福建南部、台湾。广东、广西、福建为主产区。

【采收加工】6—7月果实成熟时采摘，吃荔枝肉（假种皮）后收集种子，洗净，晒干。

【药理作用】降血糖。

【化学成分】黄酮类：矢车菊定-3-芸香糖苷、矢车菊定-3-葡萄糖苷等；氨基酸类：天门冬酸、丙氨酸、酪氨酸等；脂肪酸类：油酸、棕榈酸、亚油酸、半合成环丙基脂肪酸等；其他：糖、淀粉、微量元素。

【性味归经】甘、微苦，温。归肝、肾经。

【功能主治】祛寒止痛，行气散结。用于寒疝腹痛、睾丸肿痛。

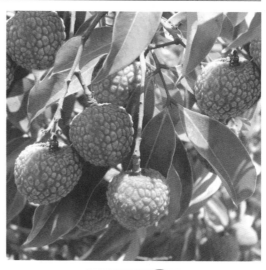

本草药方

◎ **1. 主治：消化性溃疡。**

荔枝核、良姜、荜拨、白及、佛手、甘草各10克，鸡内金20克，鸡蛋壳100克，海螵蛸25克。一同制成细末。每次服用2克，每天3次。

◎ **2. 主治：胃脘痛。**

荔枝核、乌药各15克，川楝子20克，百合40克。加水煎沸15分钟，滤出药液，再加水煎20分钟，去渣，两煎药液兑匀，分服，每天1剂。

◎ **3. 主治：疝气，腹胀，腹痛。**

小茴香、白术、茯苓、川楝子、泽泻、桂枝、荔枝核、猪苓、广木香、橘核各8克。加水煎沸15分钟，滤出药液，再加水煎20分钟，去渣，两煎药液兑匀，分服。每天1剂。

◎ **4. 主治：食管贲门黏膜裂伤，恶心呕吐。**

荔枝核、瓜蒌、薤白、旋复花、川楝子、元胡、橘核各9克，代赭石30克，当归、赤芍、白芍各10克，吴茱萸、甘草各6克。煎服法同3。每天1剂。

药膳养生

◎ **荔枝饮**

荔枝肉30克，大枣10枚，冰糖100克。荔枝洗净，大枣洗净去核，一起放入锅内，加水适量，大火烧沸后小火煨熬30分钟；冰糖砸碎，加水溶化后倒入荔枝汤中搅匀，装入容器内。吃荔枝、大枣，喝汤。▶健脾理气，祛寒止痛，行气散结，生津润燥。适用于烦渴、胃脘寒痛等症。

◎ **荔枝粥**

荔枝核30克，粳米50克。先煎荔枝核，取汁，合粳米煮粥，任意食用。▶祛寒止痛，行气散结。适用于少腹冷痛、寒疝气痛、妇女血气刺痛等症。

◎ **荔枝大枣粥**

荔枝5～7枚，粳米50克，大枣5枚，荔枝去壳带核，与大枣、粳米加水入砂锅内煎煮。以汤稠表面有粥油为度。每天3次，温热空腹食。▶祛寒止痛，行气散结，适用于虚咳、烦渴、头晕、喘、心悸怔忡、气短、胃脘寒痛、口臭等症。温热病者忌服。曾发低血糖休克者不宜多食。

土木香 学名：Inula helenium L.

RADIX INULAE　Tumuxiang

〖土木香〗

别名：马兜铃根，土青木香，兜铃根，去南根，痧药，野木香根，水木香根，白青木香。

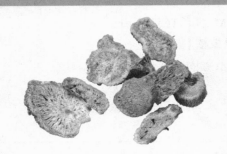

◎《本草纲目》记载土木香：
"利大肠。治头风，瘑痒，秃疮。"

【科　属】为菊科植物土木香的干燥根。

【地理分布】各地均有栽培。

【采收加工】秋季采挖，除去泥沙后，晒干。

【药理作用】抗菌；驱虫等。

【化学成分】三萜类：大牻牛儿烯醇乙酸酯、大牻牛儿烯内酯等；挥发油类：异土木香内酯、土木香内酯、二氢异土木香内酯等；其他：菊糖等。

【性味归经】辛，苦，温。归肝、脾经。

【功能主治】调气解郁，健脾和胃，止痛安胎。用于胸胁及脘腹胀痛、胸胁挫伤、呕吐泻痢、胎动不安、岔气作痛。

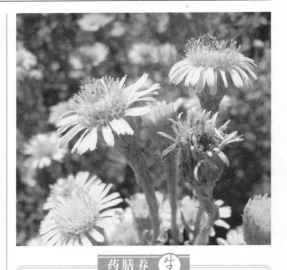

本草药方

⊛ **1. 主治：咽喉肿痛，瘟病初起，感冒发烧。**

土木香、山柰各10克，苦参20克，杆达嘎日、川楝子、栀子各15克，诃子5克。以上7味，分别挑选，除土木香、山柰外，其余5味，加2倍量的蒸馏水渗漏提取4次，合并提取溶液，过滤，浓缩至膏状；另将土木香、山柰粉碎成细粉，过筛，加入上述浓缩膏中，充分搅匀，在60℃烘干，压成粗粉，过筛，得粗颗粒，压至0.25克大小片，包糖衣。口服，1次4片，每天3次。

⊛ **2. 主治：瘟疫，瘟疫陷胃，口渴烦躁，目肤发黄，消化不通。**

土木香5克，黑冰片7克，地格达、土黄连、麝香、诃子、余甘子（或栀子）、毛诃子（或川楝子）、牛黄、天竺黄、红花各2克。以上11味，分别挑选，除麝香、牛黄外，其余9味粉碎成细粉，过筛；另将麝香、牛黄研细，与上述粉配研，混匀。一次2克，每天2次，凉开水或冰糖水送服。

药膳养生

⊛ **四味土木香散**

土木香、苦参（去粗皮）各200克，珍珠杆（去粗皮、心）100克，山柰50克。一起研磨成粉末。水煎服，1次3克，每天3次。▶清瘟解表。对于瘟病初期、发冷发热、头痛咳嗽、咽喉肿痛、胸胁作痛有疗效。

⊛ **四味土木香汤**

土木香、苦参、悬钩木各2克，山柰1克。以上4味，粉碎成粗粉，过筛，混匀。成人一次5克，每天2次，水煎温服。▶清瘟解表，调气解郁，健脾和胃。对于温病、瘟疫初期的未成熟热、发冷发烧、血热头痛、咽喉肿痛、胸胁刺痛等症有疗效。

⊛ **五味沙棘散**

土木香6克，沙棘6克，白葡萄6克，甘草3克，栀子（或余甘子）2克。以上5味，除白葡萄外，其余四味粉碎成粗粉，加入白葡萄干，再粉碎成细粉，过筛混匀。成人1次2克，每天2次，温开水送服。▶清热，化痰，止咳。对于肺热痰多、久咳喘促、慢性支气管炎、胸胁及脘腹胀痛等症有效。

刀豆 学名：Canavalia gladiata (Jacq.) DC.

SEMEN CANAVALIAE　Daodou

〖刀豆〗

别名： 挟剑豆，刀豆子，大刀豆，刀鞘豆，太弋，刀板仁豆，刀巴豆，马刀豆，卡肖，刀培豆。

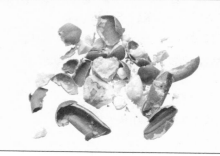

◎《本草纲目》记载刀豆：
"温中下气，利肠胃，止呃逆，益肾补元。"

【科 属】为豆科植物刀豆的干燥成熟的种子。

【地理分布】原产于西印度群岛。我国长江以南各省区有栽培。热带亚热带以及非洲广布。

【采收加工】秋季果实成熟的时候，采收果实，晒干，剥取种子，或者采后即剥取种子，晒干。

【药理作用】抗肿瘤；促进淋巴细胞转化反应等。

【化学成分】黄酮类：芹菜素、刺槐素、异鼠李素等；其他：血球凝集素、尿素酶、蛋白质、淀粉、刀豆氨酸、脂肪等。

【性味归经】甘，温。归胃、肾经。

【功能主治】下气，温中，温肾助阳，止呃。对于虚寒呃逆、肾虚腰痛、呕吐有疗效。

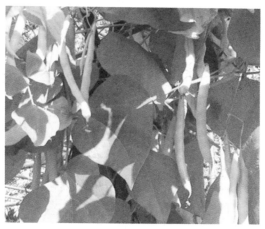

本草药方

◎ 1. 主治：腰痛。

刀豆壳60克。炒成老黄色，研细末，每次服5克。黄酒冲服亦可。不能饮酒者，可改成煎汤酌加酒服，或切成小块，黄酒炖服，亦可再加白糖用。

◎ 2. 主治：肾外伤腰痛，尿频，尿急。

刀豆、诃子各3克，红花、五灵脂、枇杷叶、茜草、紫草茸、刺柏叶、白豆蔻各2克，地格达1克。以上10味，分别挑选，碎成细粉，过筛，混匀。成人每次2克，每天2次，温开水送服。

◎ 3. 主治：牙周炎。

刀豆壳10克，冰片少许。将刀豆壳烧炭，加入冰片研末，然后将药涂抹于患处。

◎ 4. 主治：胃寒呃逆、呕吐。

刀豆、生姜各10克，柿蒂6个。煎煮后取汁加红糖适量服用。

药膳养生

◎ 刀豆粳米粥

1. 刀豆30克，粳米60克。上2味煮粥，随意食用。▶益肾补元，温中下气。适用于腹胀呕吐、肾虚腰痛、虚寒呃逆、痰喘。虚寒，指病人面色㿠白，畏寒肢冷，欲盖衣被。

2. 刀豆20克，南粳米60克，生姜2片。刀豆捣碎（或炒研末），姜、粳米一齐放入砂锅，加水400毫升煮稀稠粥。早晚温热食。▶适用于呃逆、虚寒性胃痛、呕吐等症。用于其他要长期服食。

◎ 刀豆茶

刀豆根30克，黄酒适量，红茶4克。水煎数沸，不限时间，代茶饮。▶适用于恶风畏寒、头痛连项背，呈发作性，遇风痛加，舌淡红，口不渴，苔薄白，脉浮。

◎ 刀豆蜂蜜饮

刀豆子30克，甘草4克，以及冰糖6克或者蜂蜜6克适量。2药水煎取汁，加冰糖或者蜂蜜调匀。代茶饮。▶温中下气，益肾补元。适用于小儿百日咳以及老年咳喘症。胃热严重者慎用。

柿 学名：Diospyros kaki Thunb..

CALYX KAKI　Shidi

〖柿 蒂〗

别名：柿钱，柿丁，柿子把，柿蒂。

◎《本草纲目》记载柿蒂：
"咳逆哕气，煮汁服。"

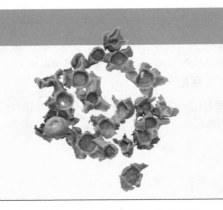

【科 属】为柿树科植物柿的干燥宿萼。

【地理分布】河北、辽宁、山西、河南、甘肃、陕西、江苏、山东、浙江、安徽、福建、江西、广东、海南、台湾、湖北、湖南、广西等地均有分布。主产于河南、山东。

【采收加工】秋、冬季收集成熟柿子的果蒂（带宿存花萼），去柄，晒干后使用。

【药理作用】抗心律失常；镇静；抗生育等。

【化学成分】黄酮类：槲皮素、山柰酚、三叶豆苷等；三萜类：熊果酸、齐墩果酸、白桦脂酸等；其他：无羁萜、胡萝卜苷、β-谷甾醇等。

【性味归经】苦、涩，平。归胃经。

【功能主治】降逆下气。用于呃逆。

本草药方

◉ 1. 主治：呃逆，舌红，苔黄。
柿蒂、橘红、竹茹、大黄、竹叶各10克，生石膏、代赭石各20克。加水煎沸15分钟，滤出药液，再加水煎20分钟，去渣，两煎药液兑匀，分服，每天1剂。

◉ 2. 主治：食管贲门癌。
柿蒂、柿霜、浙贝母、海藻各60克，山慈姑120克，半夏、红花各30克，没药、乳香各15克，三七18克。共为细末。每次服5克，加适量蜂蜜。每天2次。

◉ 3. 主治：遗尿。
柿蒂30克，益智仁、桑螵蛸、补骨脂、熟地黄各12克，石菖蒲10克，黄连5克，升麻2克。加水煎沸15分钟，滤出药液，再加水煎20分钟，去渣，两煎药液调兑均匀，分服，每天1剂。

◉ 4. 主治：呃逆。
柿钱、丁香、人参等份。上为细末，水煎，食后服。

◉ 5. 主治：血淋。
干柿蒂（烧炭存性）。为末，每服6克，空心米饮调服。

◉ 6. 主治：胸满咳逆不止。
柿蒂、丁香各30克。上细切，每服12克，水1.5盏，姜5片，煎至7分，去渣，热服，不拘时。

◉ 7. 主治：百日咳。
柿蒂20克（阴干），乌梅核中之白仁10个（细切），加白糖15克。用水2杯，煎至1杯。一日数回分服，连服数日。

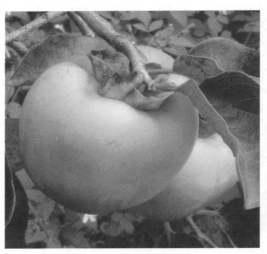

药膳养生

◉ **柿蒂茶**
柿蒂8枚，冰糖6克。一起放入茶杯，沸水冲泡。代茶饮。▶平喘止咳，降逆下气。适用于咳嗽、慢性支气管炎、气逆。

◉ **柿霜糖**
柿霜50克，植物油适量，白糖400克。白糖、柿霜一齐放入锅内，加清水适量，烧沸后小火煮熬至挑起糖液呈丝状时，倒入涂有植物油的搪瓷盘内，摊平，稍冷后划成糖块大小。每次服用3块，每天3次。▶化痰止咳，清热润燥，降逆下气。适用于肺热燥咳、咽干喉痛、口舌生疮等症。

佛手 学名：Citrus medica L. var. sarcodactylis Swingle

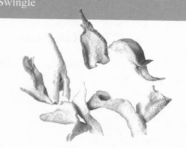

FRUCTUS CITRI SARCODACTYLIS Foshou
《佛手》

别名： 佛手柑，五指柑，手柑。

◎《本草纲目》记载佛手：

"煮酒饮，治痰气咳嗽。煎汤，治心下气痛。"

【科 属】为芸香科植物佛手的干燥果实。

【地理分布】生于亚热带、热带。栽培于江西、浙江、广东、广西、福建、云南、四川等地。川佛手主产于四川合江、泸县、江津、云南易门、宾川等地；广佛手主产于广东高要，集散于肇庆，其次产于广西灌阳、凌东。

【采收加工】分批采收，多于晚秋待果皮由绿变浅黄绿色时，用剪刀剪下，选择晴天，将果实顺切成 4 ~ 7 毫米的薄片，晒干或烘干后使用。

【药理作用】中枢抑制；解除胃肠平滑肌痉挛；平喘；增加冠脉血流量；抗炎；抗心肌缺血等。

【化学成分】黄酮类：布枯叶苷、橙皮苷、柠檬黄酮、3,5,8- 羟基 -3,4- 二甲氧黄酮、香叶木苷等；酚酸类：棕榈酸、对羟基苯丙烯酸等；香豆素类：佛手内酯、6,7- 二甲氧基香豆素等；其他：柠檬油素、瓦伦酸、挥发油等。

【性味归经】辛、苦、酸、温。归肝、脾、肺经。

【功能主治】和胃止痛，疏肝理气。用于胸胁胀痛、肝胃气滞、食少呕吐、胃脘痞满。

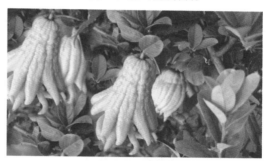

本草药方

◎ **1. 主治：胆结石并发胆道出血。**

佛手、连翘、茵陈、猪苓、茯苓、厚朴各10克，金钱草、赤小豆各15克，甘草、大黄末（分两次冲服）各5克。加水煎沸15分钟，滤出药液，再加水煎20分钟，去渣，两煎药液兑匀，分服，每天1剂。

◎ **2. 主治：精神失常症，头目晕胀，易怒，情绪波动无常。**

佛手、半夏、竹茹、黄芩、青皮、陈皮、枳实各15克，石菖蒲30克，柴胡20克。加水煎沸15分钟，滤出药液，再加水煎20分钟，去渣，两煎药液调兑均匀，分服，每天1剂。

◎ **3. 主治：肋间神经痛。**

佛手、丹参、柴胡、白芍、香附、延胡索各20克，当归、五灵脂、乳香、川芎、没药各10克，甘草5克，三七（研，分两次冲）2克。加水煎沸15分钟，滤出药液，再加水煎20分钟，去渣，两煎药液调兑均匀，分服，每天1剂。

药膳养生

◎ **佛手粥**

佛手、苏梗各15克，粳米30 ~ 60克。前2味水煎取汁；粳米淘净，加水煮粥，待粥将熟时兑入药汁一起煮至熟，放入白糖调味，温服。▶理气解郁。适用于胸腹痞满、妊娠少腹胀痛等症。

◎ **佛手露**

佛手120克，五加皮30克，青皮、木瓜各12克，栀子、陈皮各15克，砂仁、良姜、肉桂各8克，木香、公丁香各5克，当归18克，白酒10 000毫升，冰糖2 500克。前12味一起切成粗末，装入绢布袋扎口，浸入酒中，以小火煮之，去药袋，放入冰糖溶化。每服50毫升，每天3次。▶疏肝理脾，宽胸解郁，和胃止痛，疏肝理气。适用于肝气郁结、脾胃气滞、痞闷不舒、胸胁胀痛、消化不良及脘腹冷痛等症。孕妇忌服。

◎ **佛手柑粥**

佛手柑30克，粳米60克。先煎佛手柑，去渣取汁，放米煮粥，空腹食用。▶和胃止痛，疏肝理气，化痰，理气。适用于胃脘气痛，以胀痛为主，甚至连及两胁胀痛。

枸 橼 学名：Citrus medica L.

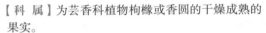

FRUCTUS CITRI Xiangyuan

〖香 橼〗

别名： 枸橼，香圆。

◎《本草纲目》记载香橼：
"下气，开胸膈。"

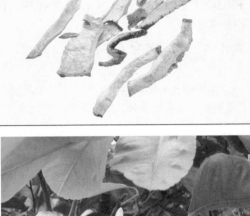

【科 属】为芸香科植物枸橼或香圆的干燥成熟的
果实。

【地理分布】**1. 枸橼** 云南玉溪、丽江、思茅，广
西柳州等地为主产区。**2. 香圆** 主产于江苏苏州地
区以及浙江。

【采收加工】9—10月果实变黄成熟的时候采摘，
用糠壳堆7天，待皮变金黄色后，切成1厘米厚，
除去种子以及果瓤，摊开暴晒；遇雨天可烘干。

【药理作用】促进胃肠蠕动；抗炎；祛痰；抗病
毒等。

【化学成分】挥发油类：α-柠檬烯、二戊烯、柠
檬醛等；萜类：柠檬甘素、柠檬油素、黄析酮
等；有机酸类：苹果酸、柠檬酸等；其他：橙皮
苷、柠檬酮、维生素C、果胶等。

【性味归经】辛、苦、酸，温。归肝、脾、肺经。

【功能主治】疏肝理气，化痰，宽中。对于肝胃气
滞、胸胁胀痛、呕吐噫气、脘腹痞满、痰多咳嗽
有疗效。

本草药方

◎ **1. 主治：萎缩性胃炎，舌质紫黯。**

香橼、五灵脂、蒲黄、赤芍、佛手、苍术、白
术各10克，丹参20克，乳香、莪术、三棱、没药
各5克。加水煎沸15分钟，滤出药液，再加水煎
20分钟，去渣，两煎药液兑匀，分服，每天1剂。

◎ **2. 主治：慢性胃炎。**

香橼、佛手、陈皮、青皮、白芍各12克，茯苓、
山药、甘草各15克，党参、白术、川楝子各10克，
柴胡8克。煎服法同1。每天1剂。脾胃虚寒加附
子15克，半夏、吴茱萸各10克；肝郁胃热加蒲公
英50克，银花25克，黄连5克。

◎ **3. 主治：胃扩张。**

香橼、大腹皮、鸡内金、枳壳各10克，木香、
砂仁各5克，沉香2克。煎服法同1。每天2剂。

药膳养生

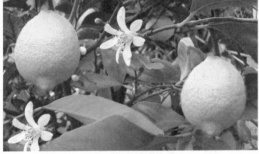

◎ **香橼茶**

陈香橼1个。切成粗末，水煎取汁。代茶饮。
▶疏肝理气，适用于消积、胃脘胀痛、消化不良、
痰饮咳嗽气壅等症。

◎ **香橼麦芽糖饮**

鲜香橼1个，麦芽糖适量。香橼洗净，切片，
和麦芽糖一起放碗内，加盖后隔水炖3～4小时，
至香橼熟烂。每服15毫升，每天2次。▶理气宽胸，
养心宁神。适用于胸中窒塞、心气不足、疏肝理气。

◎ **香橼醴**

鲜香橼100克，蜂蜜40毫升，65°白酒200毫
升。将香橼洗净切碎，放入锅内，加水200毫升，
煮烂后加白酒、蜂蜜，沸后停火，一起放入细口瓶，
密闭贮存，1月后饮用。每服10毫升，每天2次。
▶理气消痰，补中润燥。适用于久咳不止等症。

◎ **香橼露**

香橼500克，加水浸泡2小时，再入蒸馏器内
蒸2次，收集芳香蒸馏液。每服30毫升，炖温服，
每天2次。▶和中化痰，疏肝理脾。适用于肝脾不和、
心烦易怒、胁肋胀痛，以及痰饮咳嗽、痰多清稀等症。

七叶树 学名：Aesculus chinensis Bge.

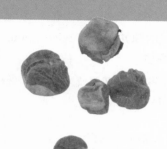

SEMEN AESCULI   Suoluozi
〖娑罗子〗

别名: 天师栗，娑婆子，武吉，仙栗，开心果，苏罗子，索罗果，梭椤子。

◎《本草纲目》记载娑罗子：
"久食，已风挛。"

【科 属】为七叶树科植物七叶树、天师栗或者浙江七叶树的干燥成熟的种子。

【地理分布】**1. 七叶树** 秦岭地区有野生。栽培于河北南部、陕西南部、山西南部、浙江、江苏、河南北部。**2. 天师栗** 海拔1 000~1 800米的阔叶林中有野生。分布于江西西部、河南西南部、湖北西部、湖南、四川、广东北部、贵州和云南等地。**3. 浙江七叶树** 低海拔的丛林中多有生长。分布于浙江北部和江苏南部。

【采收加工】10月间采收成熟果实，晒7～8天后，再用小米烘至足干，烘前用针在果皮上刺孔，防止爆破，且易干燥。也可直接晒干或者剥除果皮晒干。

【药理作用】降低胆固醇；抗炎等。

【化学成分】脂肪油类：硬脂酸和油酸的甘油酯；皂苷类：七叶皂苷；其他：纤维素、淀粉、粗蛋白等。

【性味归经】辛、苦、酸、温。归肝、脾、肺经。

【功能主治】宽中、疏肝理气、化痰。对于肝胃气滞、胸胁胀痛、呕吐噫气、脘腹痞满、痰多咳

嗽有疗效。

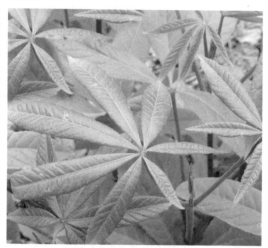

本草药方

◎ **1. 主治：不孕症，胞脉闭塞，肝郁气滞。**

娑罗子、王不留行子、路路通各12克，石见穿18克，红藤、蒲公英各15克，牡丹皮、广地龙、赤芍各8克。加水煎沸15分钟，滤出药液，再加水煎20分钟，去渣，两煎药液兑匀，分服，每天1剂。

◎ **2. 主治：清肝泻火，头痛、目赤、易怒，肝火上炎引起的血压升高。**

娑罗子20克，杭白菊、浮萍各5克，荷叶10克。先把娑罗子去皮，泡6小时后煮烂，加入前三种中药小火慢煮15分钟，滤去固体成分，加冰糖适量，即可随意饮用。

药膳养生

◎ **开心果鸡肉沙拉**

娑罗子仁3/4杯，无核红葡萄160克，酸乳酪1/2杯，鸡胸肉400克，柠檬汁2茶匙，新鲜薄荷叶2片，绿叶菜数片，葱60克，盐、胡椒粉适量。娑罗子炒熟研碎，葡萄洗净分半，鸡肉洗净煮熟切条，薄荷叶、葱切碎。先将鸡肉、葡萄、半杯开心果仁、葱拌匀，再将剩下的开心果加酸乳酪、柠檬汁、薄荷叶拌匀，放入鸡肉等用料及盐、胡椒粉搅拌，盛在垫有绿叶的碟里即可。▶疏肝理气，化痰。对于肝胃气滞、胸胁胀痛、呕吐噫气、脘腹痞满、痰多咳嗽有疗效。

◎ **娑罗子炒青瓜番茄**

娑罗子30克，西红柿2个，黄瓜1根，蒜末及沙拉酱少许。娑罗子去壳，黄瓜洗净，切去两头对开切片，西红柿洗净去皮切小块。锅内倒油，烧热，先炒黄瓜片，再放入西红柿、开心果仁、蒜末炒匀，加少许盐及沙拉酱即可。▶清热解毒，疏肝理气，化痰。

九香虫 学名：Aspongopus chinensis Dallas

ASPONGOPUS Jiuxiangchong

【九香虫】

别名： 黑兜虫，瓜黑蝽，屁板虫，蜣螂虫，打屁虫，屁巴虫。

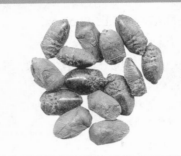

◎《本草纲目》记载九香虫：

"主治膈脘滞气，脾肾亏损，壮元阳。"

【科 属】为蝽科昆虫九香虫的干燥体。

【地理分布】除东北、西北外，全国大部分地区都有分布。主产于贵州、四川等地。

【采收加工】春、秋两季捕捉，捕后用沸水烫死，晒干或者烘干。

【药理作用】抗肿瘤；抑菌等。

【化学成分】甲壳质、蛋白质、脂肪、微量元素等。

【性味归经】咸，温。归肝、脾、肾经。

【功能主治】温中助阳，理气止痛。对于肝胃气痛、胃寒胀痛、腰膝酸痛、肾虚阳痿有功效。

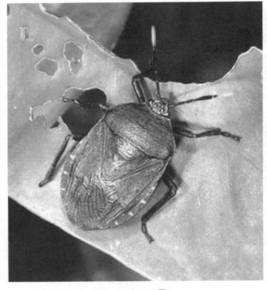

本草药方

◎ **1. 主治：慢性胃炎。**

九香虫、黄芩、柴胡、山药、藿香、香附、白芍、元胡各8克，仙鹤草、白花蛇舌草各30克，薏苡仁、茯苓各20克。加水煎沸15分钟，滤出药液，再加水煎20分钟，去渣，两煎药液兑匀，分服，每天1剂。

◎ **2. 主治：肝硬化，胁痛。**

九香虫3克，党参、黄芪、鳖甲各15克，丹参、五灵脂、海藻、当归各8克，地鳖虫、桃仁、川芎各5克，大黄1克。加水煎沸15分钟，滤出药液，再加水煎20分钟，去渣，两煎药液兑匀，分服，每天1剂。

◎ **3. 主治：肋间神经痛。**

九香虫15克，三七20克，全蝎10克。一起制成细末，每次冲服1克，每天3次。

◎ **4. 主治：膈间滞气，助肝肾亏损。**

九香虫（半生半熟）30克，车前子（微炒）、陈皮各12克，白术15克，杜仲（酥炙）24克。上为细末，炼蜜为丸，如梧子大，每服4.5克，盐白汤或黄酒送下，空腹服，临卧再服1次。

◎ **5. 主治：胸脘闷痛。**

九香虫30克，车前子12克，杜仲24克。上为细末，炼蜜为丸，如梧子大，空腹服，临卧再服1次。

药膳养生

◎ **九香虫补肾酒**

九香虫30克，65°白酒500克。九香虫放入酒内泡6天。每服20毫升，每天2次。▶具有补肾助阳、温脾止痛的功效。对于肾虚阳痿有疗效。阴虚阳亢者不宜用。

◎ **九香海马汤**

九香虫、仙茅、淫羊藿各9克，海马6克，熟地、山药、菟丝子各15克。上药共为粗末，加水煎3次，合并煎汁，浓缩。分多次温服。▶温补肾阳。对于肾阳亏虚、阳痿尿频、腰膝冷痛有疗效。

◎ **冬虫夏草香虫汤**

九香虫、冬虫夏草各9克，虾米40克，调料适量。将3味一同放入砂锅，加适量水共煮后，经调味即可。饮汤吃虾米。每天1次。▶补肾壮阳。对于肾虚阳痿、神疲乏力、腰膝酸痛等症有疗效。

驱虫药

【概念】

在中医药理论中凡以驱除或抑杀人体寄生虫为主要作用的药物，称驱虫药。

【功效】

驱虫药入胃、脾、大肠经，部分药物具有一定毒性，对人体内寄生虫，特别是肠道寄生虫体有麻痹或杀灭作用，促使其排出体外。行气、润肠、消积、止痒等为其中部分药物兼有的功效。

【药理作用】

中医科学研究表明，驱虫药主要具有排出寄生虫和麻痹寄生虫虫体的作用，以及具有抗病毒、抗真菌、抗肿瘤的作用。

【适用范围】

驱虫药主要用于治疗肠内寄生虫，如蛲虫病、蛔虫病、钩虫病、绦虫病、姜片虫病等多种虫病。对食积气滞、便秘、小儿疳积、疥癣瘙痒也有疗效。苦楝皮、使君子、南瓜子、槟榔、雷丸、鹤草芽、鹤虱、芜荑、贯众、榧子为中医药方常用的驱虫药。

【药物分类】

使君子：科属为使君子科植物使君子的干燥成熟的果实。性味归经：甘、温。归脾、胃经。功能主治：杀虫消积。用于蛔虫病、蛲虫病、虫积腹痛、小儿疳积。

苦楝皮：科属为楝科植物楝或川楝的干燥树皮以及根皮。性味归经：苦、寒；有毒。归肝、脾、胃经。功能主治：疗癣，驱虫。用于虫积腹痛、蛔蛲虫病；外治疥癣瘙痒。

槟榔：科属为棕榈科植物槟榔的干燥成熟的种子。性味归经：苦、辛、温。归胃、大肠经。功能主治：降气，行水，杀虫消积，截疟。用于绦虫病、蛔虫病、姜片虫病、虫积腹痛、里急后重、积滞泻痢、水肿脚气、疟疾。

雷丸：科属为白蘑科真菌雷丸的干燥菌核。性味归经：微苦，寒。归胃、大肠经。功能主治：杀虫消积。用于钩虫病、绦虫病、虫积腹痛、蛔虫病、小儿疳积。

鹤草芽：科属为蔷薇科植物龙芽草的带短小根茎的冬芽。性味归经：苦、涩，凉。归肝、小肠、大肠经。功能主治：杀虫。驱绦虫、蛔虫；抗血吸虫；杀滴虫等。用于滴虫性阴道炎、绦虫病、小儿头部疖肿。

绵马贯众：科属为鳞毛蕨科植物粗茎鳞毛蕨的干燥根茎以及叶柄残基。性味归经：苦，微寒；有小毒。归肝、胃经。功能主治：驱蛔虫、绦虫及钩虫，清热解毒。用于疮疡、虫积腹痛、防治外感。绵马贯众炭止血，用于崩漏。

鹤虱：科属为菊科植物天名精的干燥成熟的果实。性味归经：苦、辛，平；有小毒。归脾、胃经。功能主治：杀虫消积。对于蛲虫病、蛔虫病、绦虫病、虫积腹痛、小儿疳积有疗效。

榧子：科属为红豆杉科植物榧的干燥成熟的种子。性味归经：甘，平。归肺、胃、大肠经。功能主治：润燥通便，杀虫消积。用于蛔虫病、钩虫病、绦虫病、小儿疳积、虫积腹痛、大便秘结。

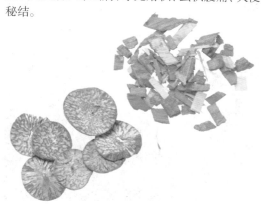

使君子 学名：Quisqualis indica L.

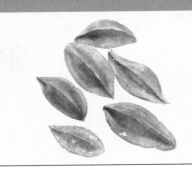

FRUCTUS QUISQUALIS　Shijunzi

〖使君子〗

别名: 史君子, 五棱子, 山羊屎, 君子, 君子仁, 冬君子, 病疳子。

◎《本草纲目》记载使君子：
"健脾胃，除虚热。治小儿百病疮癣。"

【科　属】为使君子科植物使君子的干燥成熟的果实。

【地理分布】山坡、平地、路旁等向阳灌木丛中有野生，也有栽培。分布于西南及福建、江西、湖南、台湾、广东等地。主产于福建、四川、广西、广东、台湾、江西等地，以四川产量最大。

【采收加工】驱蛔虫、蛲虫；抗皮肤真菌等。

【药理作用】镇静；镇咳，祛痰；抗病原微生物等。

【化学成分】脂肪油类：油酸、棕榈酸、硬脂酸等的甘油酯；酸及盐类：使君子酸、苹果酸、柠檬酸、使君子酸钾等；糖类：蔗糖、葡萄糖、果糖等；其他：甾醇、胡卢巴碱、吡啶等。

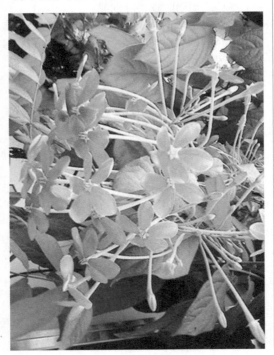

【性味归经】甘，温。归脾、胃经。

【功能主治】杀虫消积。用于蛔虫病、蛲虫病、虫积腹痛、小儿疳积。

本草药方

◎ **1. 主治：胆道蛔虫症。**
使君子仁10克。炒香，嚼食。每天1次。

◎ **2. 主治：胆道蛔虫症。**
使君子肉、苦楝皮各15克，槟榔28克，木香、枳壳各10克。加水煎沸15分钟，滤出药液，再加水煎20分钟，去渣，两煎药液兑匀，分服，每天1剂。

◎ **3. 主治：胆结石并发胆囊炎。**
使君子仁、茵陈、火麻仁、香橼各8克，元胡、瓦楞子、吴茱萸、黄连、柴胡、龙胆草、雷丸、槟榔、丹参、广木香各8克，鸡内金、砂仁、海藻各5克，金钱草、桃仁各15克。一起制成细末，蜜丸。每次10克，每天3次。

药膳养生

◎ **使君子肉饼**
使君子30克，面粉30克，猪瘦肉200克。使君子肉捣碎；猪肉洗净剁碎，一起和面粉混合均匀，做饼10个，蒸熟。每服1个，每天2次。▶具有补虚驱虫的功效。适用于小儿身体虚热而有蛔虫者。

◎ **使君子蒸猪肉**
使君子15克，猪瘦肉100克。使君子去壳取肉，和猪瘦肉捣烂和匀，隔水蒸熟或者放饭上蒸熟，佐餐食。▶驱蛔。适用于蛔虫病。

◎ **炒使君子**
使君子适量。略炒到香，按年龄每岁每天2粒（最多每天不得超过10粒），分3次嚼服。连服3天为1个疗程。▶驱虫。适用于小儿蛔虫病、蛲虫病。忌饮茶以及热食。

川楝 学名：Melia toosendan Sieb. et Zucc.

CORTEX MELIAE　Kulianpi

〖苦楝皮〗

别名：楝皮，楝木皮，楝树枝皮，苦楝树白皮、
苦楝根皮。

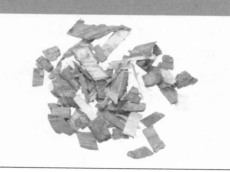

◎《**本草纲目**》记载苦楝皮主治：
"蛔虫，利大肠。"

【**科 属**】为楝科植物楝或川楝的干燥树皮以及
根皮。

【**地理分布**】**1. 楝** 野生于旷野或路旁，常栽培于
屋前房后。分布于南方各地。主产于湖北、四川、
江苏、安徽、贵州、河南。**2. 川楝** 野生于土壤湿
润肥沃的杂木林和疏林内，栽培于村旁或者公路
边，分布于河南、湖北、甘肃、广西、四川、贵
州、湖南、云南。四川、云南、甘肃、湖北、贵
州为主产区。

【**采收加工**】全年或春、秋两季采收，剥取干皮
或者根皮，除去泥沙，晒干。

【**药理作用**】驱蛔虫；抑制呼吸中枢；抗血吸虫；
增强肠平滑肌收缩力；阻断神经肌肉传导等。

【**化学成分**】香豆素类：七叶亭、莨菪亭等；萜
类：异川楝素、川楝素、苦楝子三醇、苦里酮等；
其他：多糖、甾醇、苷类等。

【**性味归经**】苦，寒；有毒。归肝、脾、胃经。

本草药方

◎ **1. 主治：肠蛔虫病。**
　　苦楝根皮190克。加水煎2遍，去渣。分2次服用，
每天1剂。

◎ **2. 主治：肠蛔虫病。**
　　苦楝皮、槟榔各30克，乌梅60克，蜀椒、细辛、
雷丸各8克，黄连5克。加水煎2遍，去渣。分2次服，
每天1剂。

◎ **3. 主治：钩虫病。**
　　苦楝根皮15克，槟榔、椿根皮、石榴皮各12克。
加水煎2遍。取汁兑匀，分3次服，每天1剂。

◎ **4. 主治：钩虫引起贫血，肠道功能紊乱，
营养不良症。**
　　苦楝皮30克，槟榔15克。加水煎，去渣。加
入白糖。睡前1次口服。连服2天。

【**功能主治**】疗癣，驱虫。用于虫积腹痛，蛔蛲虫
病；外治疥癣瘙痒。

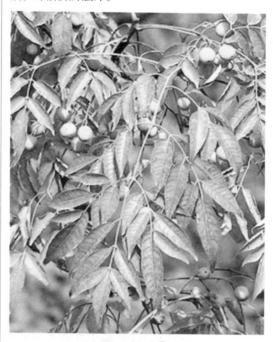

药膳养生

◎ **苦楝皮粳米粥**
　　苦楝根皮15克（鲜者60克），粳米60克，
冰糖适量。小火煎煮苦楝根皮，去渣取汁，放入粳
米、冰糖煮稀粥。空腹1次服完。隔6天再服1次。
▶适用于蛔虫病。

◎ **苦楝根粥**
　　苦楝根皮15克（细锉），粟米800克。慢火
煎苦楝根皮，去渣取汁，放入米煮粥。早晨空腹顿食，
以虫下为度。▶燥湿，清热，杀虫。适用于虫积腹痛，
兼治疥癣、风疹。

槟榔 学名：Areca catechu L.

SEMEN ARECAE　Binglang

【槟榔】

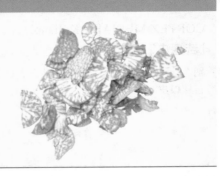

别名： 大腹子，橄榄子，大腹槟榔，槟榔子，青仔，槟榔玉，榔玉。

◎《本草纲目》记载槟榔：

"治泻痢后重，心腹诸痛，大小便气秘，痰气喘急。疗诸疟，御瘴疠。"

【科 属】为棕榈科植物槟榔的干燥成熟的种子。

【地理分布】产于海南、台湾、云南等热带地区，栽培于福建、广东、台湾、云南、海南等地。广泛栽培于热带以及亚热带地区。

【采收加工】11—12月将采下的青果，煮沸4小时，烘12小时即得槟榔干。3—6月采收成熟果实，晒3～4天，捶破或用刀剖开取出种子，晒干。经水煮，熏烘7～10天，待干后剥去果皮，取出种子，烘干，称为榔玉。

【药理作用】驱绦虫、蛲虫、蛔虫；抗血吸虫；兴奋M胆碱受体；抗高血压；抗病原微生物；抗肿瘤等。

【化学成分】氨基酸类：苯丙氨酸、脯氨酸、精氨酸等；脂肪类：肉豆蔻、月桂酸、肉豆蔻酸、棕榈酸等；生物碱类：槟榔次碱、槟榔碱、去甲基槟榔碱等；其他：红色素、鞣质、α–儿茶素等。

【性味归经】苦、辛，温。归胃、大肠经。

【功能主治】降气，行水，杀虫消积，截疟。用于绦虫病、蛔虫病、姜片虫病、虫积腹痛、里急后重、积滞泻痢、水肿、疟疾。

本草药方

◎ **1. 主治：肠梗阻，腹胀痛，呕吐，大便闭合，不排气。**

槟榔、厚朴、木香、乌药、枳壳、瓜蒌、香附、大腹皮、大黄（后下）、芒硝（冲服）各10克，莱菔子20克。加水煎煮15分钟，滤出药液，再加水煎20分钟，去渣，两煎药液调兑均匀，分服，每天1剂。

◎ **2. 主治：肝硬化。**

槟榔、生姜、栀子、旋复花、黄芩、陈皮、代赭石、甘草、半夏、莱菔子、枳壳、竹茹各10克，神曲、山楂、麦芽各30克，茯苓20克，太子参15克。煎服法同1。每天1剂。

◎ **3. 主治：乳汁缺少。**

槟榔、乳香、穿山甲珠、王不留行、山药各2克。一起研磨成细面，分2次冲服。

药膳养生

◎ **槟榔粳米蜂蜜粥**

槟榔15克，粳米100克，蜂蜜及姜汁各适量。将槟榔水磨取汁，煮米令熟，次下蜂蜜及槟榔汁、姜汁，同煮成粥。空腹服食。▶消积导滞，利水消肿。适用于大便不爽、脘腹胀闷、水肿、脚气等症。

◎ **槟榔粟米石榴根皮粥**

槟榔15克，酸石榴根皮30克，粟米100克。先将前2味粗捣筛，水煎去渣取汁，放入粟米煮成粥。平旦乘饥顿食，以大便泻虫为度。▶杀虫破积，下气行水，适用于虫积腹痛。

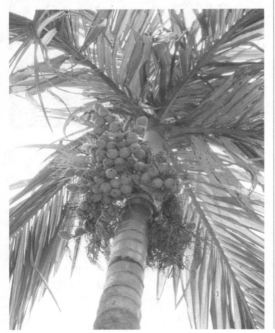

雷 丸

OMPHALIA Leiwan

〖雷 丸〗

别名: 雷矢,雷实,竹苓,白雷丸,竹铃芝,木连子,雷公丸。

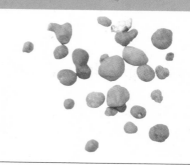

◎《本草纲目》记载雷丸:
"杀三虫,逐毒气胃中热。利丈夫,不利女子。"

【科 属】为白蘑科真菌雷丸的干燥菌核。

【地理分布】野生于竹林下,生长于老竹兜下或者竹根上。分布于陕西、河南、江苏、甘肃、浙江、安徽、湖北、湖南、福建、四川、贵州、广西、广东、云南。甘肃、浙江、江苏、湖北、河南、广东、四川、广西、云南、贵州等地为主产地。

【采收加工】秋季采挖,拣净杂质,去净泥沙,晒干或者炕干。

【药理作用】驱杀滴虫、绦虫、钩虫、蛔虫;抗肿瘤;增强机体免疫功能等。

【化学成分】蛋白酶类:雷丸素;其他:雷丸多糖S-4002、铝、钙、镁等无机元素。

【性味归经】微苦,寒。归胃、大肠经。

【功能主治】杀虫消积。用于钩虫病、绦虫病、虫积腹痛、蛔虫病、小儿疳积。

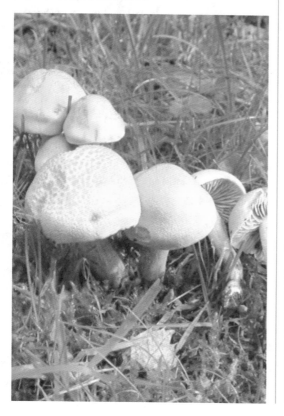

本草药方

◉ **1. 主治:绦虫病。**

雷丸(为末)40克,槟榔150克,南瓜子仁200克,蜀椒12克,乌梅50克,芒硝5克。晨起嚼服南瓜子仁;1小时后,煎服槟榔;再将乌梅、蜀椒加水煎,去渣,用半量冲服雷丸粉末;30分钟后,以剩余的半量冲服芒硝。

◉ **2. 主治:绦虫病。**

雷丸、大黄各8克,槟榔30克,石榴皮(切)120克。加水煎,去渣。空腹顿服。

◉ **3. 主治:囊虫病。**

雷丸、苦楝皮、槟榔各25克,碳酸氢钠1克。加水煎,去渣,分3次服,每天1剂。

◉ **4. 主治:肝囊虫病。**

雷丸、山楂、冬瓜仁、莱菔子、石榴树根皮各28克,黄芩、姜黄、当归、郁金、丹参、白术各15克,陈皮、三棱各8克。上述各味药一起制成粉末,炼蜜为丸。每次服10克,每天服3次。连服10天,休息3天,以愈为期。

药膳养生

◉ **驱钩虫粉**

雷丸研磨成细末15克,用白糖水冲服,空腹服,每天3次。服药期间禁吃油脂类食物,但需加强营养。

◉ **驱绦虫粉**

雷丸、牵牛子各12克,大黄8克。一起制成细末,每次服2克,每天3次。空腹服,服用期禁吃油脂类食物。可连用6天,下虫可暂停用,1个月之后再用。

榧 学名：Torreya grandis Fort.

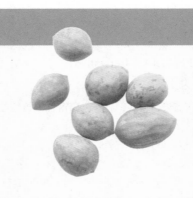

SEMEN TORREYAE　Feizi

〖榧 子〗

别名：彼子，榧实，玉山果，赤果，香榧，玉榧。

◎《本草纲目》记载榧子：

"杀腹间大小虫。小儿黄瘦，腹中有虫积者，食之即愈。又带壳细嚼食下，消痰。"

【科 属】为红豆杉科植物榧的干燥成熟的种子。

【地理分布】野生于温暖湿润的红壤、黄壤以及黄褐土中，森林中多有野生。分布于浙江、江苏南部、福建北部、安徽南部以及大别山区、江西北部，西至湖南西南部及贵州松桃等地的海拔1 400米以下的山地；浙江西天目山海拔1 000米以下地带有野生。主产于浙江。

【采收加工】10—11月间种子成熟时采摘，除去肉质外皮，取出种子，晒干。

【药理作用】驱钩虫。

【化学成分】脂肪油类：硬脂酸、亚油酸、油酸等的甘油酯；其他：甾醇、毒肮、多糖、草酸、挥发油等。

【性味归经】甘，平。归肺、胃、大肠经。

【功能主治】润燥通便，杀虫消积。用于蛔虫病、钩虫病、绦虫病、小儿疳积、虫积腹痛、大便秘结。

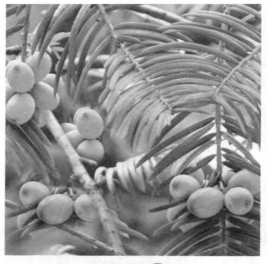

本草药方

◎ 1. 主治：胆道蛔虫症。

榧子、蜀椒、良姜、甘草各8克，苦楝皮18克，使君子仁、香附、芒硝、乌梅各15克，木香、枳壳各12克。加水煎沸15分钟，滤出药液，再加水煎20分钟，去渣，两煎药液兑匀，分服，每天1剂。

◎ 2. 主治：绦虫病。

榧子、雷丸、苦楝皮、鹤虱各15克，槟榔150克，大黄5克。加水煎，去渣。早起空腹1次服下。

◎ 3. 主治：肠道蛔虫病。

榧子、使君子仁各12克，大黄、苍术、乌梅、槟榔各8克，陈皮、厚朴、枳实、青皮、黄檗各5克，干姜、木香、甘草、蜀椒各2克。加水煎取2遍，去渣，分2次服用，每天2剂。

◎ 4. 主治：小儿疳积。

榧子、使君子各60克，白糖适量。一起制成末，每次服用8克，每天3次。

药膳养生

◎ 榧子煎鸡蛋

榧子5克，鸡蛋1个。榧子研磨成细末，调入鸡蛋搅匀，放入热油中煎熟。空腹1次服完。连用3天。▶驱蛔虫。适用于小儿蛔虫症。

◎ 榧子蒜片汤

榧子、大蒜、使君子仁各40克。榧子切碎，使君子切细，大蒜切片，同水煎取汁。每天3次，空腹服用。小儿用量酌减。▶适用于蛲虫症、蛔虫症，尤其适宜于小儿服用。

◎ 独脚金榧子鹌鹑瘦肉汤

榧子30克，鹌鹑肉300克，猪肉（瘦）120克，独脚金、蜜枣各40克，陈皮10克，盐4克。独脚金用水洗净晾干。榧子去壳取仁。蜜枣、陈皮和瘦猪肉用水洗净。将鹌鹑剖洗，去毛，去内脏，斩去脚爪。加水于瓦煲内煲至水滚。放入独脚金、榧子、蜜枣、陈皮、鹌鹑、瘦猪肉。用中火煲3小时，以细盐调味，即可随意饮用。▶清热解毒，健脾开胃，益智补脑。

消食通络篇

消食活血

调经补血

通络止血

化痰止咳

润肺清肠

祛风醒神

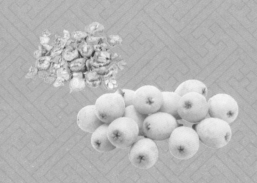

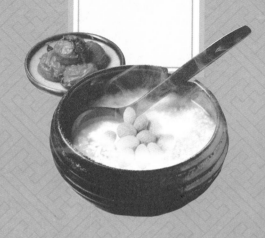

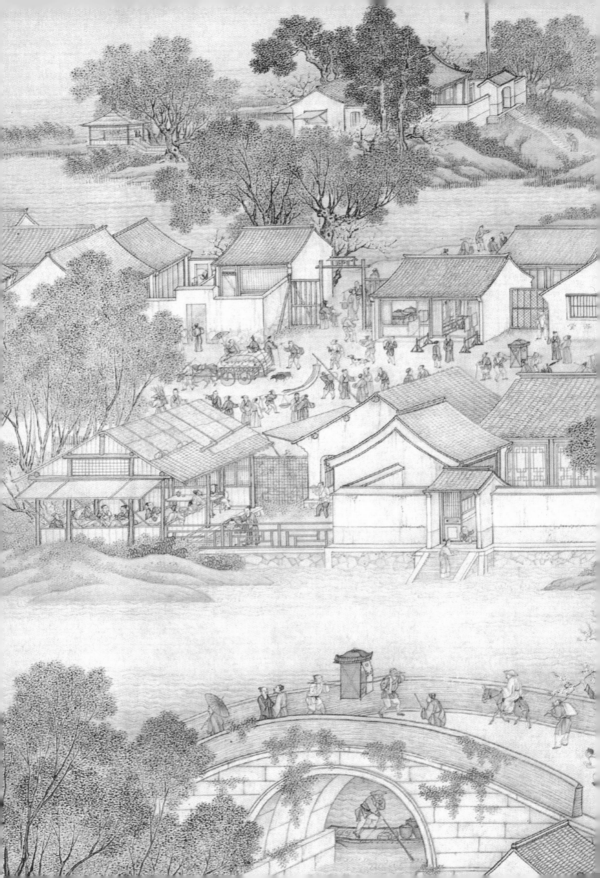

消食药

【概念】

在中医药理论中凡以消化食积为主要作用，用于治疗饮食积滞的药物，称为消食药，又称消导药或助消化药。

【功效】

消食药多性味甘平，主归脾、胃二经，行积导滞，具消食化积、健脾开胃、增进食欲、和中功效。

【药理作用】

中医科学研究表明，消食药主要具有兴奋胃肠蠕动、促进消化、排除肠道积气的作用。

【适用范围】

消食药主要用于饮食不消、宿食停留导致的脘腹胀闷、嗳腐吞酸、不思饮食、大便失常、恶心呕吐，以及脾胃虚弱、消化不良等症。对十二指肠炎、十二指肠溃疡、胃炎、消化不良及其他胃功能疾患、嗳气、肠胃气胀及胀痛等有一定的治疗作用。部分药物用来医治腹股沟疝气、前列腺炎性疾患、泌乳不良等，也可取得良好的治疗效果。莱菔子、山楂、谷芽、隔山消、麦芽、鸡矢藤、鸡内金、阿魏等为中医药方常用的消食药。

【药物分类】

山楂：科属为蔷薇科植物山楂或山里红的干燥成熟果实。性味归经：酸、甘，微温。归脾、胃、肝经。功能主治：消食健胃，行气散瘀。用于胃脘胀满，肉食积滞，瘀血经闭，泻痢腹痛，心腹刺痛，产后瘀阻，高脂血症，疝气疼痛。

麦芽：科属为禾本科植物大麦的成熟果实经发芽干燥后而成。性味归经：甘，平。归脾、胃经。功能主治：健脾开胃，行气消食，退乳消胀。用于食积不消，脾虚食少，脘腹胀痛，乳汁郁积，乳房胀痛，妇女断乳。生麦芽健脾和胃，疏肝行气，用于脾虚食少、乳汁郁积；炒麦芽行气消食回乳，用于妇女断乳、食积不消；焦麦芽消食化滞，用于食积不消、脘腹胀痛。

谷芽：科属为禾本科植物粟的成熟果实经发芽干燥而成。性味归经：甘，平。归脾、胃经。功能主治：健脾开胃，消食和中。用于食积不消、脾胃虚弱、腹胀口臭、食少不饥。炒谷芽偏于消食，用于食少不饥；焦谷芽善于化积滞，用于积滞不消。

鸡内金：科属为雉科动物家鸡的干燥砂囊内壁。性味归经：甘，平。归肺、胃、小肠、膀胱经。功能主治：涩精止遗，健胃消食。对食积不消、呕吐泻痢、遗精、小儿疳积、遗尿均有功效。

鸡矢藤：科属为茜草科多年生草质藤本植物鸡矢藤或者毛鸡矢藤的干燥地上部分。性味归经：甘，苦，微寒。归脾、胃、肝、肺经。功能主治：化痰止咳，消食健胃，止痛，清热解毒。用于食积腹痛、小儿疳积、腹泻、热毒泻痢、痰热咳嗽、痈疮疔肿、咽喉肿痛、各种疼痛、烫火伤、神经性皮炎、湿疹、皮肤瘙痒。

阿魏：科属为伞形科植物新疆阿魏或阜康阿魏的树脂。性味归经：苦，辛，温。归脾、胃经。功能主治：散痞，消积，杀虫。用于瘀血症瘕、肉食积滞、虫积腹痛、腹中痞块。

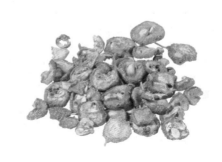

山里红　学名：Crataegus pinnatifida Bge. var.major N. E. Br.

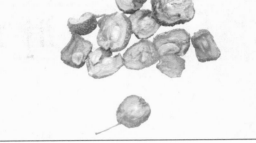

FRUCTUS CRATAEGI　Shanzha

《山楂》

别名： 鼠查，赤枣子，山里红果，映山红果，棠梨子，酸梅子，山梨。

◎《本草纲目》记载山楂：

"化饮食，消肉积，症瘕，痰饮，痞满，吞酸，滞血痛胀。"

【科　属】为蔷薇科植物山楂或山里红的干燥成熟果实。

【地理分布】1.**山里红** 华北及山东、河南、安徽、江苏等地均有栽培。主产于山东、河南、河北等地。2.**山楂** 海拔100～1 500米的溪边、山谷、林缘或灌木丛中多有生长，东北及内蒙古、河北、山西、河南、山东、江苏、陕西、浙江等地也有分布。平原村庄附近也有栽培。

【采收加工】秋季果实成熟时采收，切成薄片，干燥。

【药理作用】增强心肌收缩力；促进消化；降脂；降压；镇痛，镇静；抗氧化；利尿；抗菌；提高机体免疫力；抗肿瘤等。

【化学成分】黄酮类：金丝桃苷、牡荆素、槲皮素等；脂肪烷烃类：庚烷、3-甲基己烷、甲基环己烷等；其他：蛋白质、糖分、微量元素、维生素C等；有机酸类：柠檬酸、山楂酸、熊果酸、绿原酸等。

【性味归经】酸、甘，微温。归脾、胃、肝经。

【功能主治】消食健胃，行气散瘀。用于胃脘胀满、肉食积滞、瘀血经闭、泻痢腹痛、心腹刺痛、产后瘀阻、高脂血症、疝气疼痛。

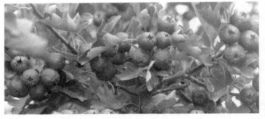

本草药方

◎ **1.主治：胃石症，因食柿子、黑枣所致。**
山楂18克，麦芽、神曲、枳实、鸡内金、白术、苍术各20克，砂仁10克，干姜、甘草各5克。加水煎沸15分钟，滤出药液，再加水煎20分钟，去渣，两煎药液调兑均匀，分服，每天1剂。

◎ **2.主治：胃石症。**
山楂18克，丹参30克，鸡内金、半夏、莪术、三棱、钩藤、莱菔子各12克，连翘、陈皮、茯苓、木香各10克，大黄8克，甘草5克。煎服法同1。每天1剂。

◎ **3.主治：胃石症，因食黑枣所致。**
山楂、麦芽、神曲、槟榔各15克，厚朴、枳实、大黄各8克。煎服法同1。每天1剂。

◎ **4.主治：动脉硬化。**
山楂、丹参、槐花、木贼各25克，黄精、赤芍、徐长卿、川芎、虎杖、牛膝、何首乌各15克。煎服法同1。每天1剂。

药膳养生

◎ **山楂核桃茶**
山楂50克，白砂糖150克，胡桃仁150克。将胡桃仁洗净，加适量清水，用石磨磨成浆，装瓶加适量清水；山楂洗净放入锅加适量清水，用中火煎熬3次，每次15分钟，过滤去渣取浓汁约1 000毫升；把锅洗净后放于火上，倒入山楂汁，加入冰糖待溶化后，入核桃浆，搅拌均匀，烧到微沸出锅服用。每天150毫升，分为2次，代茶饮。▶益肾补虚。适用于气喘、肺虚咳嗽、腰痛、肾虚阳痿、便干食积纳差、血滞经少、腹痛等症；也可作为冠心病、高血压、老年便秘之膳食。

◎ **山楂神糕**
生山楂1 000克，神曲20克，莱菔子30克，白糖、琼脂各适量。将3味水煎，待山楂烂熟后碾碎，再煮15分钟，用洁纱布滤出汁液。把琼脂和白糖加入汁液中煎煮，待黏稠后置凉，凝结成山楂糕状，切块分顿食用。▶具有消食化积导滞的功能。适用于食滞肠胃导致的儿童厌食症。

萝卜 学名：Raphanus sativus L.

SEMEN RAPHANI Laifuzi
〖莱菔子〗

别名：萝卜子，芦菔子。

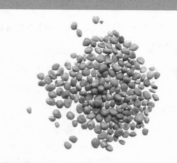

◎《本草纲目》记载莱菔子：

"下气定喘，治痰，消食，除胀，利大小便，止气痛，下痢后重，发疮疹。"

【科 属】为十字花科植物萝卜的干燥成熟种子。

【地理分布】全国各地都有出产。

【采收加工】夏季果实成熟时采割，晒干，搓出种子，除去杂质，再晒干后使用。

【药理作用】促进胃排空；增强回肠收缩力；祛痰，镇咳；抗动脉粥样硬化；降血压；抗菌等。

【化学成分】挥发油类：β－乙烯醇、γ－乙烯醇、α－乙烯醛、β－乙烯醛等；其他：莱菔素、芥子碱硫酸氢盐、多肽、蛋白质、氨基酸、黄酮、生物碱、植物甾醇等；脂肪油类：亚油酸、芥酸、亚麻酸等。

【性味归经】辛、甘、平。归肺、脾、胃经。

【功能主治】降气化痰，消食除胀。用于脘腹胀痛、饮食停滞、积滞泻痢、大便秘结、痰壅喘咳。

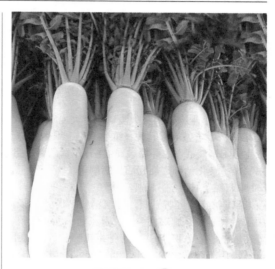

本草药方

◎ **1. 主治：咳嗽。**

莱菔子 18 克。研磨成粉末，加水煎，去渣。顿服。每天 2 剂。

◎ **2. 主治：泄泻。**

莱菔子、吴茱萸、车前子、五味子、黄药子各 5 克。加水煎沸 15 分钟，滤出药液，再加水煎 20 分钟，去渣，两煎药液兑匀，分服，每天 1 剂。

◎ **3. 主治：食欲不振，食积，胃脘不适。**

莱菔子、陈皮、芫荽子各 20 克。制成细末。每次冲服 8 克，每天 3 次。

◎ **4. 主治：老年哮喘。**

莱菔子 100 克。研末，炼蜜为丸。每次 10 克，每天 3 次。

药膳养生

◎ **莱菔子山楂粥**

莱菔子 15 克，生姜 3 片，山楂 20 克，红糖 15 克，大米 250 克。先将山楂、莱菔子、姜片同煮 25 分钟，去渣取汁，放入米煮做粥，快要熟时放入红糖。分 3 次服食，可连服 6 天。▶消食除胀。适用于饮食不节导致的急性腹泻症。

◎ **莱菔子粳米粥**

莱菔子 30 克，粳米 50 克。先煎莱菔子煮 20 分钟，去渣，取汁，放粳米煮做粥。空腹食用。▶消食化痰，下气定喘。适用于食积气滞、咳嗽痰喘、下痢后重、胸闷腹胀。

◎ **莱菔子内金粥**

莱菔子 8 克，鸡内金 15 克，白糖 4 克，淮山药适量。将淮山药研成粉末。放入莱菔子、鸡内金的煎液中，煮沸成粥，调入白糖服食。周岁以内小儿每天 10 克，分 3 次服食；周岁以上小儿酌情加量，连续服用 5 天。▶适用于伤食导致的小儿腹泻。

大麦 学名：Hordeum vulgare L.

FRUCTUS HORDEI GERMINATUS　Maiya

〖麦芽〗

别名：大麦，麦，大麦毛，大麦芽。

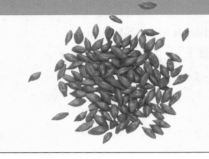

◎《本草纲目》记载麦芽：
"消化一切米、面、诸果食积。"

【科 属】为禾本科植物大麦的成熟果实经发芽干燥后而成。

【地理分布】全国各地均有栽培。

【采收加工】将麦粒用水浸泡后，保持湿度适宜，待幼芽长到约 0.5 厘米的时候，晒干或低温干燥。

【药理作用】降血糖；促进消化；大剂量抑乳，小剂量催乳等。

【化学成分】生物碱类：大麦碱 A、大麦碱 B、大麦芽碱、甜菜碱等；其他：维生素 B、维生素 D、维生素 E、糊精、麦芽糖、α–生育三烯酚等；蛋白酶类：转化糖酶、淀粉酶、脂酶等。

【性味归经】甘，平。归脾、胃经。

【功能主治】1.健脾开胃，行气消食，退乳消胀。用于食积不消、脾虚食少、脘腹胀痛、乳汁郁积、乳房胀痛、妇女断乳。2.生麦芽健脾和胃，疏肝行气，用于脾虚食少、乳汁郁积。炒麦芽行气消食回乳，用于妇女断乳、食积不消。3.焦麦芽消食化滞，用于食积不消、脘腹胀痛。

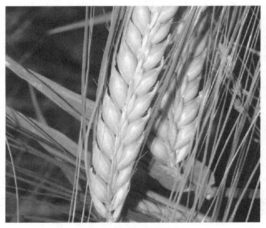

本草药方

◎ **1. 主治：饮食不节引起的胃痛。**

麦芽、神曲、山楂、莱菔子、半夏、陈皮、连翘、茯苓、白术各 8 克，良姜、木香各 2 克。加水煎沸 15 分钟，滤出药液，再加水煎 20 分钟，去渣，两煎药液兑匀，分服，每天 1 剂。

◎ **2. 主治：异食癖，嗜食泥土。**

麦芽、茯苓、党参、山楂、白芍、神曲各 8 克，甘草 5 克，黄芪 20 克，山药、白扁豆、伏龙肝各 12 克。煎服法同 1。每天 1 剂。

◎ **3. 主治：慢性阑尾炎。**

麦芽、枳实、栀子、山楂、桃仁、鸡内金、木香各 10 克，枳壳、神曲、远志、甘草各 5 克，香附 15 克。煎服法同 1。每天 1 剂。

◎ **4. 主治：噎膈进食。**

麦芽 200 克，神曲 100 克，白术、橘皮各 50 克。为末，蒸饼丸梧子大。每人参汤下 30~50 丸。

药膳养生

◎ **麦芽赤豆粥**

大麦芽 60 克，赤小豆 40 克。煮粥。每天 2 次服食。▶食积不消，脘腹胀痛。适用于脾肾两虚导致的小儿水肿。

◎ **麦芽山楂饮**

炒麦芽 10 克，炒山楂片 6 克。水煎取汁，调入红糖。▶和胃止呕，消食化滞。适用于呕吐酸腐、饮食停滞、脘腹胀满拒按等症。

◎ **麦芽消食粉**

麦芽、鸡内金各 30 克，分别炒黄，研粉，混匀。1 岁左右每服 3 克，白糖调味 1 克，开水送服，每天 3 次。3—5 岁者酌增量。▶消食健脾。适用于小儿消化不良、脘腹胀满、食积不化、泄泻等症。

◎ **麦芽粥**

粳米 150 克，生麦芽、炒麦芽各 50 克，红糖适量。将麦芽放入锅内，加适量清水煎煮，去渣。锅置火上，放入麦芽汁、粳米煮粥，等粥熟时，加入红糖即可。▶有回乳功效。适于小儿断乳，需停乳者食用。

粟 学名：Setaria italica (L.) Beauv.

FRUCTUS SETARIAE GERMINATUS　Guya
〖谷芽〗

别名： 蘖，谷蘖，稻蘖，稻芽。

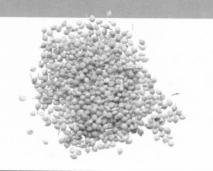

◎《本草纲目》记载谷芽：
"快脾开胃，下气和中，消食化积。"

【科　属】为禾本科植物粟的成熟果实经发芽干燥而成。

【地理分布】全国各地普遍栽培。

本草药方

◉ **1. 主治：睾丸炎，睾丸肿胀疼痛。**

谷芽、制半夏、白术、党参、紫花地丁、泽泻、麦芽、连翘、逍遥丸（包煎）各8克，陈皮4克，炙甘草2克，牡蛎（先煎）、蒲公英各30克。加水煎沸15分钟，滤出药液，再加水煎20分钟，去渣，两煎药液调兑均匀，分早晚两次服，每天1剂。每周服药5天，每月20剂。

◉ **2. 主治：崩漏，下血量多，出血淋漓，夹有瘀块。**

焦谷芽、茯神、巴戟天、阿胶、蒲黄（炒）、当归、黄芪、生地黄、白术、熟地黄各8克，仙鹤草18克，熟大黄炭2克，另三七粉、藏红花末（煎汁送服）各1克。煎服法同1。每天1剂。

◉ **3. 主治：系统性红斑狼疮，热毒壅滞，气血两虚。**

谷芽、生地黄、鳖甲、白芍、赤芍、鸡血藤、牡丹皮、麦芽、山楂、白茅根各30克，升麻60克，黄芪、当归、薏苡仁、党参、赤小豆各15克，鸡内金、神曲各10克，犀角5克（研粉分包，冲）。煎服法同1。每天1剂。

◉ **4. 主治：病后脾土不健者。**

谷芽蒸露。代茶饮。

◉ **5. 主治：启脾进食。**

谷芽120克，为末，入姜汁、盐少许，和做饼烘干；入炙甘草、砂仁、白术（麸炒）各30克。为末，白汤点服之，或丸服。

◉ **6. 主治：小儿外感风滞，有呕吐，发热者。**

谷芽15克，藿香6克，蝉蜕、防风各4.5克，云苓9克，苏梗15克，薄荷（后下）3克，川连2.1克。水煎服。

【采收加工】将谷粒用水浸泡后，保持适宜的湿度，待幼芽长到约5毫米时，低温晒干。

【药理作用】抗过敏、促进消化等。

【化学成分】蛋白质、淀粉、维生素B、脂肪等。

【性味归经】甘，平。归脾、胃经。

【功能主治】1.健脾开胃，消食和中。用于食积不消、脾胃虚弱、腹胀口臭、食少不饥。炒谷芽偏于消食，用于食少不饥。2.焦谷芽善于化积滞，用于积滞不消。

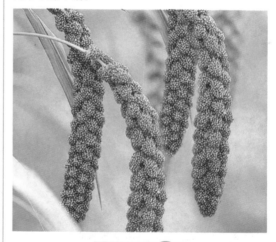

药膳养生

◉ **谷芽蒸露茶**

谷芽蒸露。多次饮用。▶健脾开胃，消食和中。适用于病后脾土不健。有消食开胃、健脾生津、益元气的功效。

◉ **谷芽姜汁饼**

谷芽120克，姜汁6克，少量食盐。谷芽研磨为细末，加入姜汁、食盐，和匀制饼。每服5克，每天3次。▶宽中止呕，醒脾开胃。适用于消化不良、脘闷腹胀、食欲不振、呕恶等症。

家鸡 学名：Gallus gallus domesticus Brisson

ENDOTHELIUM CORNEUM GIGERIAE GALLI　Ji'neijin
【鸡内金】

别名： 鸡黄皮，鸡食皮，鸡合子，鸡中金，化石胆，化骨胆。

◎《本草纲目》记载鸡内金：

"治小儿食疟，疗大人（小便）淋漓、反胃，消酒积，主喉闭、乳蛾、一切口疮、牙疳，诸疮。"

【科 属】为雉科动物家鸡的干燥砂囊内壁。

【地理分布】全国各地均有饲养。

【采收加工】全年采收，杀鸡后，立即取出砂囊，剖开，趁热剥下内膜，洗净，干燥。

【药理作用】加速放射性锶的排泄；促进消化等。

【化学成分】维生素类：维生素 B1、维生素 B2、维生素 C、烟酸等；色素类：胆汁三烯、胆绿素等；蛋白质类：角蛋白、胃激素、淀粉酶、胃蛋白酶等；其他：氨基酸，铝，铬，钙，铜，锌等微量元素。

【性味归经】甘、平。归肺、胃、小肠、膀胱经。

【功能主治】涩精止遗，健胃消食。对食积不消、呕吐泻痢、遗精、小儿疳积、遗尿均有功效。

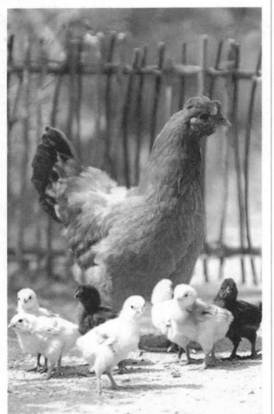

本草药方

◆ **主治：胆石症。**

　　鸡内金5克，金钱草30克，茵陈20克，柴胡15克，郁金12克，大黄、姜黄各10克。加水煎沸15分钟，滤出药液，再加水煎20分钟，去渣，两煎药液调兑均匀，分服，每天1剂。湿热加红藤30克、龙胆草5克、玄明粉10克；血瘀加桃仁、红花、三棱、莪术各10克；气滞加川楝子、枳壳、青皮、元胡、陈皮各10克；脾虚减少大黄的用量，加党参、苍术、黄芪、白术各10克，官桂5克。

药膳养生

◎ **鸡内金散**

　　鸡内金18克。焙干研磨粉末，每次3克，温开水送服。▶止遗尿，消食积。适用于脘腹胀满、食积不化及小便频数、小儿疳积、遗尿等症。

◎ **鸡内金粳米粥**

　　鸡内金10克，粳米100克，白糖10克。将鸡内金用小火炒到黄褐色，研磨成细粉；用粳米、白糖放入砂锅，加水煮至米开汤未稠时，将鸡内金调入粥内，再煮1沸，视粥稠停火。早晚温热服食。▶适用于饮食停滞、消化不良、脘腹饱胀、泌尿系统结石、胆道结石、小儿疳积、遗尿等症。

◎ **鸡橘粳米粥**

　　鸡内金8克，干橘皮4克，砂仁2克，粳米30克，白糖4克。前三味一同研磨成细末，和粳米同煮粥，快熟时放入白糖。温服。早晚各服1碗。▶健脾消积。适用于脘腹胀满、食积不化，以及小儿消化不良、呕恶便溏、面黄肌瘦等症。

温里药

【概念】

在中医药理论中凡以温里祛寒为主要作用，用于治疗里寒症候的药物，称为温里药，又称祛寒药。

【功效】

温里药大多味辛性温热，辛散温通，性热除寒，具有回阳救逆、温里散寒、温经止痛的功效。根据归经不同而有多种药效：归脾胃经，具有散寒止痛、温脾暖胃的功效；归肾经，功效为温肾助阳、回阳救逆；归肺经，又有止咳平喘、温肺化饮的功效。

【药理作用】

中医科学研究证明，温里药主要具有强心、抗休克、镇静、镇痛、改善微循环、扩张血管、调节胃肠功能、抗炎、免疫调节、促进胆汁分泌的作用。

【适用范围】

温里药主要用于呕吐泄泻、脘腹冷痛、冷汗自出、胸痹疼痛、脉微欲绝、四肢厥逆等里寒证。现代中医的急慢性胃肠炎、胃及十二指肠溃疡、胃下垂、胃扩张、心肌梗死、慢性结肠炎、心律失常、心力衰竭导致的心源性休克等有一定的治疗作用。肉桂、附子、吴茱萸、干姜、香、小茴香、花椒、高良姜、胡椒、荜茇、荜澄茄为中医药方常用的温里药。

【药物分类】

附子：科属为毛茛科植物乌头的侧生子根的加工品。性味归经：辛、甘，大热；有毒。归心、肾、脾经。功能主治：补火助阳，回阳救逆，逐风寒湿邪。用于亡阳虚脱、肢冷脉微、宫冷、阳痿、虚寒吐泻、心腹冷、阴寒水肿、阳虚外感、寒湿痹痛。

肉桂：科属为樟科植物肉桂的干燥树皮。性味归经：辛、甘，大热。归肾、脾、心肝经。功能主治：补火助阳，散寒止痛，引火归元，活血通经。用于阳痿、腰膝冷痛、宫冷、肾虚做喘、阳虚眩晕、心腹冷痛、目赤咽痛、寒疝、虚寒吐泻、经闭、奔豚、痛经。

干姜：科属为姜科植物姜的干燥根茎。性味归经：辛，热。归脾、胃、肾、心、肺经。功能主治：回阳通脉，温中散寒，温肺化饮。用于脘腹冷痛、肢冷脉微、呕吐泄泻、痰饮喘咳。

吴茱萸：科属为芸香科植物吴茱萸、石虎或疏毛吴茱萸的干燥成熟果实。性味归经：辛、苦，热；有小毒。归肝、脾、胃、肾经。功能主治：降逆止呕，散寒止痛，助阳止泻。用于厥阴头痛、寒湿脚气、寒疝腹痛、脘腹胀痛、经行腹痛、五更泄泻、呕吐吞酸、高血压；外治口疮。

丁香：科属为桃金娘科植物丁香的干燥花蕾。性味归经：辛，温。归脾、胃、肺、肾经。功能主治：补肾助阳，温中降逆。用于脾胃虚寒、呃逆呕吐、心腹冷、食少吐泻、肾虚阳痿。

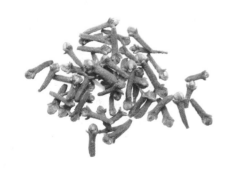

乌头 学名：Aconitum carmichaeli Debx.

RADIX ACONITI LATERALIS PREPARATA　Fuzi

〖附子〗

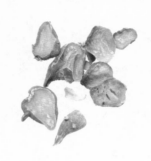

别名：天雄，乌头，铁花，五毒。

◎《本草纲目》记载附子：

"治三阴伤寒，阴毒寒疝，中寒中风，痰厥气厥，柔痓癫痫，小儿慢惊，风湿麻痹，肿满脚气，头风，肾厥头痛，暴泻脱阳，久痢脾泄，寒疟瘴气，久病呕哕，反胃噎膈，痈疽不敛，久漏冷疮。"

【科属】为毛茛科植物乌头的侧生子根的加工品。

【地理分布】山地草坡或灌木丛中多有生长。辽宁南部、河南、甘肃、陕西、江苏、山东、江西、安徽、浙江、湖北、湖南、广西、广东北部、四川、贵州、云南等地多有分布。主要栽培于陕西、四川、湖南、湖北、云南等地。

【采收加工】6月下旬至8月上旬采挖，除去母根、须根以及泥沙，习称"泥附子"，加工成下列品种：1. 选择均匀、个大的泥附子，先洗净，浸入氯化镁及食盐的混合溶液，每天取出晾晒，并逐渐延长晒晾时间，直到附子表面出现大量结晶盐粒（盐霜），质地变硬为止，习称"盐附子"。2. 取泥附子，按大小分别洗净，浸入氯化镁及食盐的混合溶液中数天，连同浸液煮到透心，捞出，水漂，纵切成厚约0.5厘米的片，再用水浸漂，用调色液使附子染成浓茶色，取出，蒸到出现油面，烘到半干，再晒干或者继续烘干，习称"黑顺片"。3. 选择大小均匀的泥附子，洗净，浸入氯化镁及食盐的混合溶液中数天，连同浸液煮至透心，捞出后，剥去外皮，纵切成厚约0.3厘米的薄片，用水浸漂，取出，蒸透晒干，习称"白附片"。

【药理作用】抗心肌缺血与缺氧，强心；促进血小板聚集；抗休克；抗炎；麻醉；镇痛，镇静；促进胃肠平滑肌收缩。

【化学成分】生物碱类：次乌头碱、乌头碱、乌头新碱、川乌碱甲、川乌碱乙、阿替新等。

【性味归经】辛、甘，大热；有毒。归心、肾、脾经。

【功能主治】补火助阳，回阳救逆，逐风寒湿邪。用于亡阳虚脱、肢冷脉微、宫冷、阳痿、虚寒吐泻、心腹冷、阴寒水肿、阳虚外感、寒湿痹痛。

本草药方

◎ **1. 主治：慢性阑尾炎。**

附子、当归、败酱草各10克，薏苡仁、金银花各30克。加水煎沸15分钟，滤出药液，再加水煎20分钟，去渣，两煎药液调兑均匀，分服，每天1剂。

◎ **2. 主治：腹胀，不排气，麻痹性肠梗阻。**

附子、大黄、大腹皮各15克，干姜、厚朴、桃仁各10克。煎服法同1。每天2剂。

药膳养生

◎ **附子粳米粥**

炮附子8克，炮姜15克，粳米100克。药捣细，罗末，每次取10克，和米同煮粥，空腹食用。▶温中散寒，止痛，寒湿痹痛。适用于下痢白冻、寒湿痢疾、腹中绞痛、里急后重、喜按喜暖。

◎ **附子干姜粳米粥**

制附片9克，干姜、红糖各5克，葱白2茎，粳米100克。前两味加水同煮1小时后取汁，下粳米，加水适量，煮稀粥，临熟放入葱末，调入红糖。每天3次，温服。▶温肺化痰，逐风寒湿邪。适用于肺寒咳嗽、痰涎清稀、反复发作、畏寒肢冷、脾胃虚寒、呕吐泄泻、脘腹冷痛等症。

丁 香 学名：Syzygium aromaticum (L.) Merr. et Perry

FLOS CARYOPHYLLI　Dingxiang
《丁 香》

别名： 丁子香，支解香，瘦香娇，宁极，雄丁香，公丁香，如宇香，索瞿香，百里馨。

◎《本草纲目》记载丁香：
"治虚哕，小儿吐泻，痘疮胃虚，灰白不发。"

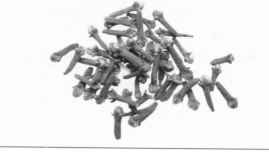

【科 属】为桃金娘科植物丁香的干燥花蕾。

【地理分布】我国海南、广东、广西、云南等地有栽培。原产于马来群岛及非洲。

【采收加工】当花蕾由绿色转为红色时采摘，晒干。

【药理作用】抗胃溃疡，促进胃液分泌；促进胆汁分泌；止泻；镇痛；抗凝血；抗缺氧；抗病原体等。

【化学成分】色原酮类：番樱桃亭、番樱桃素等；黄酮类：山奈酚、鼠李素等；挥发油类：丁香酚乙酸酯、丁香酚、石竹烯等；其他：齐墩果酸、丁香英等。

【性味归经】辛，温。归脾、胃、肺、肾经。

【功能主治】补肾助阳，温中降逆。用于脾胃虚寒、呃逆呕吐、心腹冷、食少吐泻、肾虚阳痿。

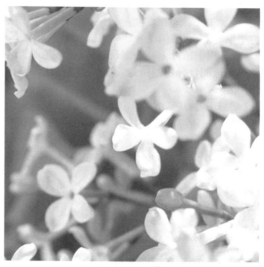

本草药方

◎ 1. 主治：梅毒。
丁香、血竭各60克，青木香、广木香、儿茶各30克，巴豆霜12克。共为细末，用薏苡仁煮粥做成药丸，丸重3克，每次1丸，每天1次。

◎ 2. 主治：精神失常症。
丁香5克，广木香8克，薄荷15克（后下），细辛、沉香、朱砂（研磨，冲）各3克，麝香（冲）0.5克，冰片（研，冲）0.15克。加水煎沸15分钟，滤出药液，再加水煎20分钟，去渣，两煎药液调兑均匀，分服，每天1剂。

◎ 3. 主治：牙痛。
丁香20克，细辛12克，白芷80克，高良姜10克，冰片4克。以上各药共研磨细粉，混合均匀。牙痛时将药粉塞入牙缝。

◎ 4. 主治：急性胃肠炎，呕吐腹泻。
公丁香、藿香、茵陈、半夏、佩兰、生姜各10克，白药子、鱼腥草、土茯苓、黄药子各20克。煎服法同2，每天1剂。

药膳养生

◎ 丁香煨梨
丁香15粒，大梨1只。梨洗净去核，入丁香，外用菜叶包裹，在蒸熟食。▶温中止呕，益胃。适用于胃气虚弱或胃寒所致的反胃吐食、药物不下等。

◎ 丁香莲子糯米粥
公丁香37粒，糯米250克，煨姜1片，白莲子（去心）37粒。丁香、莲子煮烂后去渣，加入煨姜、糯米煮粥。随量食用。▶温中散寒，补肾助阳，温中降逆。对呃逆呕吐、心腹冷等症有效。

◎ 丁香山楂煮酒
丁香3粒，山楂8克，黄酒80毫升。黄酒放在瓷杯中，加丁香、山楂，把瓷杯放在有水的蒸锅中加热蒸炖10分钟，趁热饮酒。▶温中散寒，补肾助阳。适用于感寒腹痛、腹胀、吐泻等症。

茴香 学名：Foeniculum vulgare Mill.

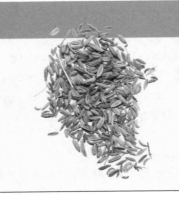

FRUCTUS FOENICULI Xiaohuixiang
《小茴香》

别名： 茴香，茴香子，野茴香，大茴香，谷茴香，谷香，香子，小香。

◎《本草纲目》记载小茴香：
"小儿气胀，霍乱呕逆，腹冷不下食，两胁痞满。"

【科 属】为伞形科植物茴香的干燥成熟的果实。

【地理分布】我国各地均有栽培。原产于地中海地区。

【采收加工】秋季果实初熟时采割植株，晒干后，打下果实，除去杂质。

【药理作用】抗胃、十二指肠溃疡；促进平滑肌蠕动；促进胆汁分泌；松弛气管平滑肌；性激素样作用等。

【化学成分】氨基酸类：谷酰胺、谷氨酸、天门冬氨酸等；甾醇及其苷类：植物甾醇基－β－呋喃果糖苷、谷甾醇、豆甾醇等；挥发油类：茴香酮、茴香醚、小茴香酮等；其他：油酸、洋芫荽子酸、亚油酸、乙酰胆碱、胆碱等。

【性味归经】辛，温。归肝、肾、脾、胃经。

【功能主治】散寒止痛，理气和胃。用于痛经、食少吐泻、脘腹胀痛、寒疝腹痛、睾丸偏坠、少腹冷痛、睾丸鞘膜积液。盐小茴香可暖肾、散寒、止痛，对寒疝腹痛、睾丸偏坠、经寒腹痛均有疗效。

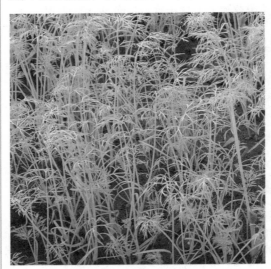

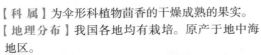
本草药方

◎ **1. 主治：胃痛、胃下垂。**
小茴香、枳壳、石菖蒲各60克。研磨为粗末，投入1 000毫升白酒中，浸泡10天。每次饮酒20毫升，每天3次。

◎ **2. 主治：凉寒引起的胃脘痛。**
小茴香、吴茱萸、荔枝核各5克。加水煎，去渣。顿服。每天1剂。

◎ **3. 主治：食欲不振，肠绞痛，呕吐，泻下清水。**
小茴香20克，广木香、山楂核各5克，荔枝核、橘核各10克。加水煎沸15分钟，滤出药液，再加水煎20分钟，去渣，两煎药液兑匀。分服，每天2剂。

◎ **4. 主治：小肠疝气，掣引脐腹作痛，睾丸下坠，得暖热稍止者。**
小茴香、槟榔、广木香、青皮各9克，乌药15克，川楝子、良姜各6克。煎服法同3。每天1剂。临睡前服用为佳。

药膳养生

◎ **小茴香红烧蛋**
小茴香10克、鸭蛋10个，调料适量。鸭蛋煮熟。冷后剥去壳，加酱油、小茴香烧至入味，调入味精。每服鸭蛋1～3个，每天3次，温热食。▶散寒止痛，理气和胃。适用于小儿疝气痛及睾丸、膀胱痛等。

◎ **小茴香丸**
小茴香、胡椒各15克。共为细面，酒糊为丸。每次服5克，温酒送下。▶散寒理气止痛。适用于疝气胀满、小腹冷痛等。

◎ **小茴香黄酒**
小茴香（炒黄、为粗末）20克。用黄酒300克烧滚冲，停一刻，去渣。酌量饮用。▶理气散寒，适用于白浊（又名"下淋"）、精道受风寒。

胡 椒 学名：Piper nigrum L.

FRUCTUS PIPERIS NIGRI　Hujiao
《胡椒》

别名： 昧履支，浮椒，玉椒。

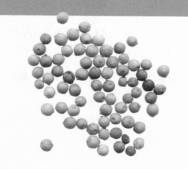

◎《本草纲目》记载胡椒：
"暖肠胃，除寒湿反胃，虚胀冷积，阴毒，牙齿浮热作痛。"

【科 属】为胡椒科植物胡椒的干燥近成熟或成熟果实。

【地理分布】我国福建、广东、台湾、广西、海南、云南等地有栽培。原产于东南亚，现广植于热带地区。

【采收加工】秋末至次年春天果实呈暗绿色时采收，晒干，为黑胡椒；果实变红时采收，用水浸渍多天，擦去果肉，晒干，为白胡椒。

【药理作用】促进胆汁分泌；抑制中枢神经；抗炎等。

【化学成分】生物碱类：胡椒新碱、胡椒碱、胡椒脂碱等；挥发油类：二氢葛缕素、向日葵素、β-石竹烯等；其他：3,4-二羟基苯乙醇糖苷、脂聚多糖、微量元素。

【性味归经】辛，热。归胃、大肠经。

【功能主治】下气，温中散寒，消痰。用于胃寒呕吐、腹痛泄泻、癫痫痰多、食欲不振。

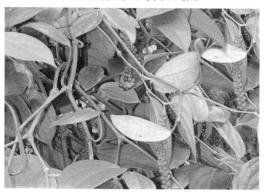

本草药方

◎ **1. 主治：肩周炎。**
白胡椒30粒，川乌头、天南星、羌活、草乌、姜黄、苍术、半夏各20克，白芷、白附子、没药、乳香各15克，红花、细辛各10克。一同研磨细末，取药末30克，与食醋、葱白、白酒、蜂蜜、鲜姜共捣如泥，敷肩疼处，每天换1次。

◎ **2. 主治：乳汁缺少。**
胡椒7粒，鸡蛋1个。将鸡蛋打一个小口，把胡椒放入蛋内，用纸将口封住，蒸熟去皮后食用。

◎ **3. 主治：牙痛。**
胡椒7个，全蝎1条。一同研磨成细末，若左牙疼痛吸入右鼻孔，若右牙疼痛吸入左鼻孔。

◎ **4. 主治：龋齿牙痛。**
白胡椒3粒，巴豆1粒（去油）。上药一同研磨成细末用白布包住，咬在牙痛处，半小时后取出，用冷水漱口。

药膳养生

◎ **胡椒煨鸡蛋**
胡椒8粒，鸡蛋1枚，烧酒适量。鸡蛋打1个小孔，胡椒为末，放入蛋中，湿纸封口后，用湿白面团包裹壳外4毫米厚，木炭火中煨熟，去面、壳。每次服1枚，空腹烧酒送服，每天3次。▶温中止泻。适用于寒泻等症。

◎ **胡椒羊肚**
白胡椒4克，羊肚1个。猪肚翻转里外清洗干净，放入白胡椒，头尾用线扎紧，加水慢火烧1小时，饮汤食肉，连食数次。▶健脾和胃，温中止痛。适用于呕吐食物、胃寒反胃、脘腹冷痛、脘腹隐痛、脾胃虚寒、便溏肢冷、慢性胃炎属虚寒者、胃下垂。吐血患者不宜服用。

◎ **胡椒乌枣散**
白胡椒8粒，大枣4个，乌梅2个。乌梅和白胡椒一同研磨成粉末，再将枣去核，共捣一处。每天3次，饭后用醋送服；或男子用酒送服，女子用醋送服。▶温中散寒，制酸止痛。适用于胃痛吞酸、胃酸过多型、十二指肠溃疡等症。

高良姜 学名：Alpinia officinarum Hance

RHIZOMA ALPINIAE OFFICINARUM　Gaoliangjiang

〖高良姜〗

别名：膏凉姜，良姜，蛮姜，小良姜，海良姜。

◎《本草纲目》记载高良姜：
"健脾胃，宽噎膈，破冷癖，除瘴疟。"

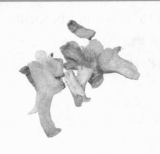

【科　属】为姜科植物高良姜的干燥根茎。

【地理分布】荒坡灌木丛或疏林中多有生长。分布在台湾、雷州半岛、海南、广西、云南等地。也可栽培。

【采收加工】夏末秋初采挖，除去须根及残留的鳞片，洗净，然后切段，晒干待用。

【药理作用】抑制胃肠平滑肌蠕动；镇痛；抗溃疡；提高耐缺氧能力；抗菌；抗血栓形成等。

【化学成分】挥发油类：桂皮酸甲酯、桉油精等；黄酮类：槲皮素、槲皮素-3-甲醚、山奈酚等；二苯基庚烷类：7-（4″-羟基苯基）-1-苯基-4-庚烯-3-酮、5-羟基-1，7-双（4′-羟基-3-甲氧苯基）-3-庚酮等；其他：β-谷甾醇、豆甾醇等的β-葡萄糖苷混合物、良姜素等。

【性味归经】辛，热。归脾、胃经。

【功能主治】消食止痛，温胃散寒。用于脘腹冷痛、胃寒呕吐、嗳气吞酸。

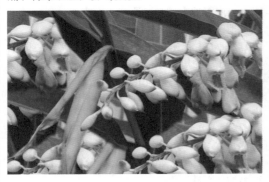

本草药方

◎ **1. 主治：慢性胃炎。**
　　高良姜、没药、乳香、甘草各10克，黄芪20克，川芎、当归、枳实各15克。加水煎沸15分钟，滤出药液，再加水煎20分钟，去渣，两煎药液兑匀，分服，每天1剂。

◎ **2. 主治：消化性溃疡。**
　　高良姜、元胡各5克，制乳香、草果仁各3克。煎服法同1。每天1剂。

◎ **3. 主治：胃脘痛，畏寒喜暖，得食缓痛。**
　　高良姜、佛手、陈皮各5克，黄芪、大枣各12克，神曲、香附、白芍、甘草各8克，香橼5克。煎服法同1。每天1剂。

◎ **4. 主治：牙痛。**
　　高良姜、铜绿、白芷药各8克，雄黄、干姜各7克，细辛4克，冰片0.3克。共研磨为极细末，放瓷瓶中收存，防止潮解。使用时先将鼻涕拭净，将黄豆大小药物吸入。左齿痛吸入左鼻，右齿痛吸入右鼻。疼痛剧烈可两鼻同吸。眼泪出疼痛就停止。

药膳养生

◎ **高良姜酒**
　　高良姜15克。用火炙使高良姜焦香，每次用200克，以酒600毫升，煮3～4沸。适量服。▶适用于霍乱吐痢、霍乱腹痛气恶。

◎ **高良姜粳米粥**
　　高良姜20克，南粳米50克，红枣2枚，砂糖适量，葱白2根。高良姜晒干研粉，红枣、南粳米、葱白、砂糖放入砂锅，加水煮成粥，取高良姜粉5克，调入粥中，再煮片刻，视粥稠为最佳。早晚温热服食，5天为1个疗程。▶适用于脾胃中寒、脘腹冷痛、呕吐清水、胃寒气逆等症。肝胃火郁的胃痛呕吐者忌服。

◎ **高良姜炖鸡块**
　　高良姜、陈皮、草果、胡椒各4克，公鸡1只，调料适量。各味药装入纱布袋，扎口；鸡去毛以及内脏，洗净，切块，放入锅内，加水、药袋和适量葱、姜、盐、酱油，醋少量。小火煨炖，熟烂，任意食用。▶温中益气补虚。用于体虚瘦弱、腹部冷气串痛等症。

花椒 学名：Zanthoxylum bungeanum Maxim.

PERICARPIUM ZANTHOXYLI Huajiao

〖花椒〗

别名：秦椒，蜀椒，南椒，巴椒，陆拔，汉椒，川椒，点椒。

◎《本草纲目》记载花椒：

"散寒除湿，解郁结，消宿食，通三焦，温脾胃，补右肾命门，杀蛔虫，止泄泻。"

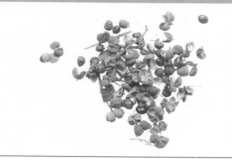

【科 属】为芸香科植物花椒或青椒的成熟干燥的果皮。

【地理分布】**1.花椒** 生长在阳光充足的地方，温暖肥沃处较适合栽培。分布于西南、中南及河北、辽宁、陕西、甘肃、山东、安徽、江苏、江西、浙江、西藏等地。**2.青椒** 生于林缘、灌木丛或坡地石旁。分布于辽宁、河南、河北、江苏、山东、浙江、安徽、湖南、江西、广西、广东等地。

【采收加工】秋季采收成熟果实，晒干后，除去种子以及杂质。

【药理作用】抗胃溃疡，双向调节肠平滑肌；镇痛；抗腹泻；局部麻醉；抗肝损伤；抗炎；杀螨，抗菌等。

【化学成分】香豆素类：脱肠草素、香柑内酯等；生物碱类：青椒碱、菌芋碱、白鲜碱等；挥发油类：柠檬烯、1,8-桉叶素等；其他：不饱和脂肪酸、甾醇、苯甲酸等。

【性味归经】辛，温。归脾、胃、肾经。

【功能主治】杀虫止痒，温中止痛。对脘腹冷痛、呕吐泄泻、蛔虫症、虫积腹痛有疗效；外治湿疹瘙痒。

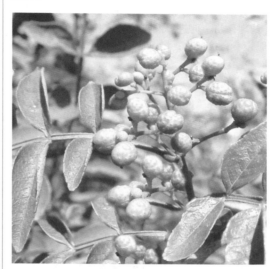

本草药方

◉ **1. 主治：虫蚀牙痛。**

花椒2个，巴豆仁1个。捣烂，用纱布包裹，咬在牙齿患处即可。

◉ **2. 主治：风热牙痛。**

花椒5克，细辛、白芷各2克。加水3碗，煎剩两碗，徐徐含漱。

◉ **3. 主治：热瘅。**

花椒、葱根、蒜秧各180克。水煎熏洗患处，每天1剂。

◉ **4. 主治：软组织损伤。**

花椒、苏木、地龙、血竭、乳香、川乌头、连翘各2克，红花、樟脑各8克。一同制成粗末，浸泡在500毫升白酒中，3天后，用毛笔蘸药水涂于患处，每天4次。

药膳养生

◉ **花椒火腿汤**

花椒6克，火腿肉150克。火腿切成薄片，和花椒加水一起煮汤，撇去浮油，适量葱、姜、盐、酱油，调味食用。▶温中止痛，健脾开胃。适用于腹中冷痛、脾胃虚寒、呃逆呕吐等症。

◉ **花椒绿豆汤**

花椒6克，绿豆50克。水煎温服。▶温中止呕。适用于反胃呕吐、胃气上逆等症。

◉ **花椒红糖水**

花椒6克，加水500毫升，煎到250毫升，放入红糖50克溶化。于断奶当天趁热1次服用，每天1次，连用3天。▶具有回乳的功效。

肉桂 学名：Cinnamomum cassia Presl

CORTEX CINNAMOMI Rougui

〖肉桂〗

别名： 牡桂，大桂，筒桂，辣桂，玉桂。

◎《本草纲目》记载肉桂：

"治寒痹，风喑，阴盛失血，泻痢，惊痫。""治风僻失音喉痹，阳虚失血，内托痈疽痘疮，能引血化汗化脓，解蛇蝮毒。"

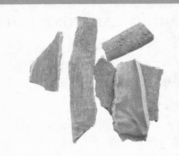

【科 属】为樟科植物肉桂的干燥树皮。

【地理分布】常绿阔叶林中多有生长，但多为栽培。台湾、福建、云南、广东、广西等地的热带及亚热带地区有栽培，其中广西的栽培数量最多。

【采收加工】多于秋季剥取，阴干。

【药理作用】促进唾液与胃液分泌；解除胃肠平滑肌痉挛；抗溃疡；增强心肌收缩力；抗血小板聚集；增加冠脉流量；抗肿瘤；增强免疫功能；抗炎；抗菌等。

【化学成分】挥发油类：肉桂醇、桂皮醛、肉桂酸等；萜类：桂皮醇、锡兰肉桂宁、肉桂苷、肉桂醇 A、肉桂醇 B、肉桂醇 A19–O–β–D–葡萄糖苷等；黄烷醇类：（–）–表儿茶精–3–O–β–D–吡喃葡萄糖苷、（–）–表儿茶精、丙氰定 B–2 等；其他：原儿茶酸、胆碱、生物素等。

【性味归经】辛、甘，大热。归肾、脾、心肝经。

【功能主治】补火助阳，散寒止痛，引火归元，活血通经。用于阳痿、腰膝冷痛、宫冷、肾虚作喘、阳虚眩晕、心腹冷痛、目赤咽痛、寒疝、虚寒吐泻、经闭、奔豚、痛经。

本草药方

◎ **1. 主治：坐骨神经痛。**

肉桂、附子、胆南星、草乌头、川乌头各30克，豨莶草、炮姜各60克，没药、乳香、细辛各15克。一同研磨成细末，取28克与醋调成糊状，敷患处，每天换1次。

◎ **2. 主治：坐骨神经痛。**

肉桂、乳香、全蝎、麻黄、没药各20克，制马钱子40克。一同研磨成细末，每次服1克，每天3次。

◎ **3. 主治：小儿口角流涎。**

肉桂粉10克，用醋调成糊饼状。每晚在小儿临睡前，将药料均匀摊于2块塑料薄膜上，分别贴敷于两脚心（涌泉穴），外盖纱布，胶布固定。次日晨取下，每日1次，连敷3~5次，即可告愈。

◎ **4. 主治：干霍乱。**

肉桂（末）50克，诃黎勒皮（末）2.5克，巴豆1枚（去皮心，研，纸包压去油）。先将后2味绵裹，入1中盖汤，浸良久，搦下黄汁，更入酒1合，下桂末令匀，顿服。须臾得吐痢。

◎ **5. 主治：主感受寒湿，腰痛不能转侧，两胁搐急作痛者。**

酒汉防己、防风各0.9克，炒神曲、独活各1.5克，川芎、柴胡、肉桂、当归梢、炙甘草、苍术各3克，羌活4.5克，桃仁5个（去皮、尖，研如泥）。上药嚼咀，都做一服。用好酒900毫升，熬至300毫升，去滓稍热，空腹时服。

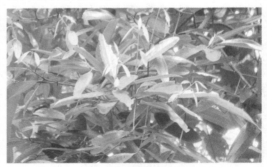

药膳养生

◎ **肉桂酒**

肉桂8克，酒适量。肉桂研磨成细末，酒浸3天。温服。▶适用于感寒身疼痛。

◎ **肉桂米粥**

肉桂2克，红糖6克，粳米100克。将肉桂煎取浓汁，去渣；用粳米，加水煮成稀粥，调入桂浆，放入红糖，稍煮一沸。每天早晚温热服食，5天为1疗程。▶适用于肾阳不足、四肢发凉、小便频数、脘腹冷痛、大便稀薄、饮食减少、消化不良以及风寒湿痹等症。

止血药

【概念】

在中医药理论中凡以制止体内外出血为主要作用，用于治疗各种出血病证的药物，称为止血药。

【功效】

止血药均入血分，因肝藏血、心主血、脾统血，故本类药物以归肝、心、脾经为主，尤其以归肝、心二经者为多。

【药理作用】

中医科学研究表明，止血药主要具有促进血液凝固、收缩局部血管、缩短凝血时间、促进血小板聚集、降低血管脆性、改善血管壁功能、抑制毛细血管通透性以及抗病原微生物、抗炎、镇痛的作用。

【适用范围】

止血药主要用治咯血、吐血、衄血、尿血、便血、紫癜、崩漏以及外伤出血等体内外各种出血病证。对现代临床的支气管扩张、慢性支气管炎、肺结核、支气管结核、肺炎、尘肺引起的咯血，胃十二指肠溃疡、食道及胃底静脉曲张、血液病等引起的呕血，鼻出血、牙龈出血、舌出血、耳道出血、紫癜导致的衄血症，肾肿瘤、肾炎、肾损伤等引起的尿血，子宫功能性出血疾病、子宫癌、子宫肌瘤、盆腔炎以及流产引起的崩漏下血等有一定的治疗作用。

【药物分类】

根据止血药的药性和功效的不同，主要分为凉血止血药、化瘀止血药、收敛止血药和温经止血药四类。

凉血止血药味多甘苦，性属寒凉，入血分，能清泄血分的热而止血，主要用于血热妄行导致的各种出血证。大蓟、小蓟、槐花、地榆、白茅根、侧柏叶、苎麻根、羊蹄为中医药方常用的凉血止血药。

化瘀止血药既能止血，又能化瘀，具有止血而不留瘀的特点，主要用于血不循经的出血、瘀血内阻病证。部分药物还能止痛、消肿，还可用治跌打损伤、瘀滞心腹疼痛、经闭等病证。中医药方常用的化瘀止血药有茜草、三七、花蕊石、蒲黄、降香等。

收敛止血药大多味涩，或为炭类，或为质黏，因此能收敛止血，广泛用于各种出血病证。中医药方常用的收敛止血药有白及、紫珠、仙鹤草、棕榈炭、藕节、桃木。

温经止血药性属温热，能益脾阳、温内脏、固冲脉而统摄血液，具有温经止血的功效。主要用于冲脉失固、脾不统血的虚寒性出血病证。艾叶、炮姜等为中医药方常用的温经止血药。

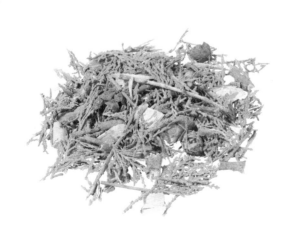

地榆 学名：Sanguisorba officinalis L.

RADIX SANGUISORBAE　Diyu

【地榆】

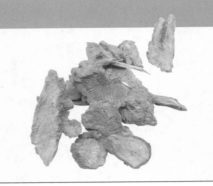

别名：白榆，鼠尾地榆，西地榆，地芽，野升麻，红地榆。

◎《本草纲目》记载地榆：

"捣汁涂虎、犬、蛇、虫伤，除下焦热，治大小便血证。"

【科 属】为蔷薇科植物地榆或长叶地榆的干燥根。

【地理分布】**1. 地榆** 在海拔30~3 000米的草原、草甸、灌丛、山坡草地或疏林下有野生。分布于东北、西北、华北、西南、华东以及河南、湖北、湖南、广西等地。**2. 长叶地榆** 野生于海拔100~3 000米的山坡草地、灌丛、溪边及疏林中。中南、华东、西南及黑龙江、河北、辽宁、山西、甘肃等地有分布。

【采收加工】于春天发芽前、秋天枯萎前后挖出，除去地面上的茎叶，洗净晒干，或趁鲜切片干燥。

【药理作用】抗炎；止血；促进伤口愈合；抗菌；止吐等。

【化学成分】鞣质类：地榆素 H_1-H_{11}、没食子酸类鞣质、逆没食子酸类鞣质、缩和鞣质；皂苷类：

地榆皂苷Ⅰ–Ⅲ等；无机元素：铁、钙、镁等；其他：鞣质酸、没食子酸等。

【性味归经】苦、酸、涩，微寒。归肝、大肠经。

【功能主治】解毒敛疮，凉血止血。用于痔血、便血、血痢、水火烫伤、崩漏、痈肿疮毒。

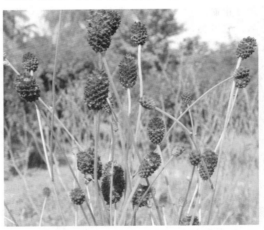

药膳养生

◈ **地榆菖蒲酒**

　　地榆50克，当归40克，菖蒲20克，黄酒600毫升。上药捣为细末，同酒煎取1杯，去渣。食前分3次温饮。▶解毒敛疮，凉血止血。对产后血崩有疗效。

◈ **地榆附子浸酒**

　　干地榆1千克，附子40克。用10升酒浸泡5夜。每次20毫升，每天3次，服尽更作，忌冷水、猪肉。▶解毒敛疮，凉血止血。适用于休息痢。

◈ **地榆酒**

　　地榆60克，黄酒400毫升。地榆研细末，黄酒煎服，每次6克。▶解毒敛疮，凉血止血。适用于月经过多或过期不止、经色深红或紫红、质地黏稠有块、心烦口渴、腰腹胀痛、面红唇干、舌质红、小便短赤、苔黄、脉滑数。

◈ **地榆叶茶**

　　地榆叶10克。研粗末，开水冲泡。代茶饮。▶具有清解暑热的疗效。适用于暑热证。

本草药方

◈ **1. 主治：烧烫伤。**

　　地榆炭、黄柏炭、大黄炭、刘寄奴各8克，芦苇穗7枝，蛇蜕（微炒）1克，花椒少许。前6味同为细末，用香油将花椒炸黑捞出，待油凉的时候，调和以上药末敷于患处。

◈ **2. 主治：烧烫伤。**

　　生地榆适量。将生地榆研磨为细末，香油调敷患处。但必须在伤后立即敷药，过6小时再敷无效。

◈ **3. 主治：腹痛，腹泻，滴虫性阴道炎。**

　　地榆、白芍、白头翁、秦皮各12克，三七粉4克（冲服），鸦子仁30粒，山药30克，甘草10克。加水煎沸15分钟，滤出药液，再加水煎20分钟，去渣，两煎药液调兑均匀，分服，每天1剂。

槐 学名：Sophora japonica L.

FLOS SOPHORAE Huaihua

〖槐花〗

别名：槐蕊。

◎《本草纲目》记载槐花：

"炒香频嚼，治失音及喉痹，又疗吐血、衄血，崩中漏下。"

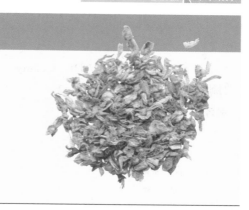

【科属】为豆科植物槐的干燥花及花蕾。

【地理分布】于屋边、路边多有栽种。全国各地普遍栽培。全国各地均产，以华北平原和黄土高原为多。

【采收加工】夏季花蕾形成或开放时采收，及时干燥，除去枝、梗和杂质。前者称"槐米"，后者习称"槐花"。

【药理作用】止血，凝血；利尿；抗菌等。

【化学成分】皂苷类：皂苷元醇、槐花皂苷等；甾体类：槐花米乙素、槐花米丙素；萜类；桦皮醇、槐二醇；其他：鞣质、黄酮类、槐花米甲、山柰酚、槲皮素等。

【性味归经】苦，微寒。归肝、大肠经。

【功能主治】清肝泻火，凉血止血。用于痔血、便血、血痢、崩漏、衄血、吐血、头痛眩晕、肝热目赤。

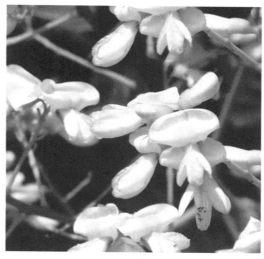

本草药方

◎ **1. 主治：蚕豆病，因食新鲜蚕豆导致的急性溶血性贫血，表现为黄疸明显和贫血症状。**

槐花、茵陈各15克，艾叶60克，党参30克，大黄8克。加水煎沸15分钟，滤出药液，再加水煎20分钟，去渣，两煎药液调兑均匀，分服，每天1剂。呕吐加藿香、竹茹、半夏各10克；腹泻去大黄，加茯苓、山药各10克。

◎ **2. 主治：过敏性紫癜，皮肤紫斑，常伴衄血、齿龈出血，月经过多，口渴发热，舌红苔黄，心烦。**

槐花25克，生地黄、金银花、大红枣、白茅根各20克，白芍、地榆、鸡内金、玄参各15克，神曲、山楂、麦芽各10克。煎服法同1。每天2剂。

◎ **3. 主治：眩晕。**

槐花、茶叶各10克，菊花、决明子各20克，甘草5克。一同研磨成粗末，泡水代茶多饮，每天1剂。

药膳养生

◎ **槐花酒**

槐花110克，黄酒500毫升。将槐花微炒黄，趁热入酒，煎数十余沸，去渣。热服取汗。疮毒未成者2、3服，已成者1、2服。▶清肝泻火，适用于疮毒已成未成，但焮痛者。

◎ **槐花薏粳粥**

槐花10克，冬瓜仁20克，薏米30克，粳米60克。槐花、冬瓜仁加水煮汤，去渣后再放入薏米、粳米煮粥。每天1剂，连服8剂。▶适用于实热所致的慢性盆腔炎。

◎ **槐花糕**

鲜槐花100克，鲜茅根30克，玄参20克，玉米面1 000克，白糖适量。茅根、玄参水煎，提取药液2次；槐花清水洗净。用药液调和玉米面，加槐花和白糖，拌匀后摊在蒸锅屉上，蒸成发糕。食用。▶清肝泻火，补中健胃，凉血化斑。适用于血热内蕴之皮肤发斑，伴有大便干结、咽喉疼痛、小便色黄等症。

侧 柏　学名：Platycladus orientalis (L.) Franco

CACUMEN PLATYCLADI　Cebaiye

【侧柏叶】

别名： 柏叶，扁柏叶。

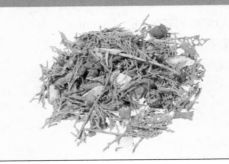

◎《本草纲目》记载侧柏叶：

"吐血衄血，痢血，崩中，赤白……令人耐寒暑，去湿痹，生肌。"

【科 属】为柏科植物侧柏的干燥枝梢及叶子。

【地理分布】在湿润肥沃地野生，石灰岩山地也有生长。分布于东北南部，内蒙古南部，经华北到广东、广西北部，以及甘肃、陕西、贵州、四川、云南。全国大部分地区均有出产。

【采收加工】全年均可采收，以夏、秋季采收者为佳。剪下大枝，干燥后取其小枝叶，扎成小把，放于通风处风干。不宜曝晒。

【药理作用】镇咳，祛痰，平喘；止血；镇静；抗病原体；降血压等。

【化学成分】黄酮类：穗花衫双黄酮、扁柏双黄酮、槲皮素等；挥发油类：β–欧侧柏酚、侧柏酮、侧柏烯等；其他：鞣质、杜松酸、维生素、树脂、松皮内酯、钾、钠、锌等元素。

【性味归经】苦、涩、寒。归肺、肝、脾经。

【功能主治】生发乌发，凉血止血。用于衄血、吐血、咯血、便血、血热脱发、崩漏下血、须发早白。

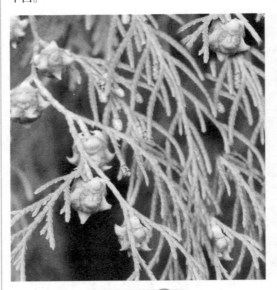

本草药方

◈ **主治：烧伤、烫伤。**

鲜侧柏叶1大把，血竭、白芷各25克，血余1握，川芎、当归、黄檗、黄芩、天花粉、黄连、红花各15克，紫草8克，麝香0.3克，冰片5克，黄蜡、白蜡各12克，纯香油750克。取香油放入锅内，小火熬开，先放白芷、鲜侧柏叶、血余，熬20分钟；再放川芎、当归，熬8分钟后；再下黄连、黄芩、花粉、黄檗，熬5分钟；最后放红花、紫草，熬5分钟。待侧柏叶变黑时捞出粗药渣，把黄蜡、白蜡熔化放入药液中。然后用粗白布或三层纱布将油膏滤出，贮入瓦罐。与此同时，将血竭、麝香、冰片分别研磨成细末，过120目筛，待油膏滤出物温度降低时掺入，用鲜桑枝或柳枝不停地搅拌，使药末分布均匀。药膏完全变冷后，将瓦罐浸入冷水中，用来泄出药膏的火毒。用时，先将患处用浓茶水擦净，用鸡毛蘸药膏搽敷患处，每天搽4次。每次搽药前，都必须用冷茶水拭净患处。治疗期间忌辣椒、酒等刺激性食物。

药膳养生

◈ **侧柏叶粳米粥**

侧柏叶500克，红糖适量，粳米适量。侧柏叶洗净捣汁，拌入粳米粥，然后加入红糖矫味。乘温热慢慢食用。▶凉血止血，对吐血有疗效。

◈ **侧柏叶红枣茶**

侧柏叶，红枣，煎浓汤，取汁。代茶多饮。▶清热润肺，化痰止咳，凉血。适用于肺热咳嗽、干咳或痰稠不易咳出者。

◈ **侧柏叶茶**

侧柏叶15克。切碎，水煎，取汁。代茶多饮，至血压正常。▶适用于高血压病。

白茅 学名：Imperata cylindrica Beauv.var.major (Nees) C. E. Hubb.

RHIZOMA IMPERATAE Baimaogen

〖白茅根〗

别名：茅根，兰根，茹根，地营，地筋，白茅菅，白花茅根，茅草根。

◎《本草纲目》记载白茅根：

"止吐衄诸血，伤寒哕逆，肺热喘急，水肿黄疸，解酒毒。"

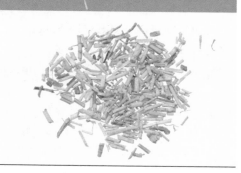

【科 属】为禾本科植物白茅的干燥根茎。

【地理分布】野生于路旁向阳干草地或山坡上。东北、华东、华北、西南、中南及陕西、甘肃等地都有分布。全国大部分地区均产，以华北地区产量最多。

【采收加工】春、秋季节采挖，除去鳞片状的叶鞘和地上部分，洗净，鲜用或扎把晒干。

【药理作用】利尿；促凝血；抗炎。

【化学成分】有机酸类：枸橼酸、草酸、苹果酸等；糖类：葡萄糖、蔗糖、木糖、果糖、淀粉等；三萜类：白茅素、芦竹素、羊齿醇等；其他：白头翁素、维生素类、叶绿素、类胡萝卜素、钾盐等。

【性味归经】甘，寒。归肺、胃、膀胱经。

【功能主治】清热利尿，凉血止血。用于衄血、血热吐血、尿血、黄疸、热病烦渴、热淋涩痛、水肿；急性肾炎水肿。

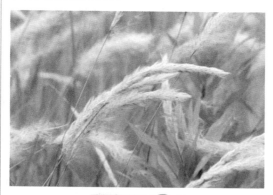

本草药方

◎ **1. 主治：溃疡性结肠炎。**

白茅根、白芍、黄连、地榆各30克，广木香、槟榔、槐花炭、侧柏叶炭、牡丹皮各10克，罂粟壳5克。加水煎沸15分钟，滤出药液，再加水煎20分钟，去渣，两煎药液调匀，分服，每天1剂。

◎ **2. 主治：慢性支气管炎。**

白茅根、生石膏各16克，苇茎22克，瓜蒌、沙参各15克，厚朴12克，半夏、杏仁、苏子、黄芩、苏叶、橘红各8克，麻黄、川贝母、甘草各5克。煎服法同1。每天1剂。

◎ **3. 主治：支气管扩张，干咳咯血，颧红。**

白茅根、旱莲草、仙鹤草各30克，茜草、沙参各15克，生地黄、麦门冬、黛蛤散各12克，牡丹皮、百合各8克。煎服法同1。每天1剂。

◎ **4. 主治：肺结核，午后身热。**

白茅根150克，蛤蚧2对，红人参30克，三七25克，白及100克，百部250克，麦门冬、天门冬各60克。一同研磨成细末，每天3次，每次冲服5克。

药膳养生

◎ **白茅根茶**

鲜茅根250克。加水2 000毫升，煎成1 200毫升，加糖适量。每天分3次服用或代茶饮，不限时，多饮。连服10天为1个疗程。▶具有清热解毒的功效。适用于乳糜尿。

◎ **白茅根炖猪皮**

白茅根60克，猪皮500克，冰糖适量。白茅根布包水煎，取汁，再用汁代水，煎煮去毛洗净的猪皮，炖到汤汁稠黏时，放冰糖调拌均匀。每天1剂，分4～5餐食，连服数剂。▶清热解毒，凉血止血。适用于血小板减少性紫癜属热毒郁营型者，皮肤出现紫斑，或有牙衄、鼻衄、便血、尿血、小便黄赤等症。

◎ **茅根鸡**

鲜茅根60克，母鸡1只。将母鸡宰杀后去毛及内脏，洗净，和茅根一起放入锅内加水炖煮至烂熟，加入少许食盐调味。▶具有安胎的功效。适用于胎动不安、胎漏等。

七叶树 学名：Panax notoginseng (Burk.) F. H. Chen

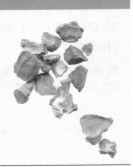

RADIX NOTOGINSENG　Sanqi

〖三七〗

别名：山漆，金不换，血参，参三七，田三七，田漆，田七，滇三七。

◎《本草纲目》记载三七：

"止血，散血，定痛。金刃箭伤，跌扑杖疮；血出不止者，嚼烂涂，或为末掺之，其血即止。亦主吐血，衄血，下血，血痢，崩中，经水不止，产后恶血不下，血晕，血痛，赤目，痈肿，虎咬蛇伤诸病。"

【科 属】为五加科植物三七的干燥根。

【地理分布】海拔400～1 800米的山坡或森林下的人工荫棚下有种植。主产于云南和江西；广西、贵州、广东、湖北等地也有少量种植。

【采收加工】夏末、秋初开花前，选生3～6年以上者，挖取根部，洗净，分开主根、支根及茎基，干燥。

【药理作用】止血；溶栓；抑制血小板聚集；促进造血干细胞增殖；负性频率作用；抗心律失常；降压；抗动脉粥样硬化；提高耐缺氧能力；抗休克；抗脑缺血；镇痛；中枢抑制；增强免疫；抗炎；抗肝损伤；延缓衰老；抗肿瘤；降血脂；降血糖，促进蛋白合成等。

【化学成分】挥发油类：γ-杜松烯、γ-依兰酒酸、莎草烯等；皂苷类：人参皂苷Rb1、Rb2、Rb3、Rc、Re等，三七皂苷R1、R2、R3、R4、R6等；

其他：氨基酸，人参炔三醇，豆甾醇，三七素，三七多糖，钠、钾、锰等无机元素。

【性味归经】甘、微苦，温。归肝、胃经。

【功能主治】消肿定痛，散瘀止血。用于衄血、咯血、便血、外伤出血、崩漏、跌打损伤、胸腹刺痛、瘀血肿痛。

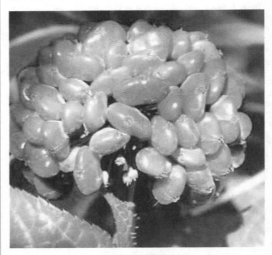

本草药方

◎ **1. 主治：眼底出血。**

三七粉3克（冲服），丹参30克，郁金、赤芍药、生山楂、川芎、当归、防风、黄芪各10克。加水煎沸15分钟，滤出药液，再加水煎20分钟，去渣，两煎药液兑匀，分服，每天1剂。

◎ **2. 主治：胃脘痛。**

三七8克，海螵蛸、丹参、甘草各30克。一同研磨成细末。每次冲服2克，每天3次。

◎ **3. 主治：慢性支气管炎。**

三七粉2克（冲服），枇杷叶、矮地茶、菊花、岗梅根、桔梗、陈皮、淡竹叶、白花蛇舌草各8克。煎服法同1。每天1剂。

◎ **4. 主治：肺脓肿。**

三七、川贝母、海螵蛸各30克。研磨成细末，每次冲服5克，早晚各1次。再用糯米60克和大蒜1头，一同煮米熟。1次食下，早晚各1次。

药膳养生

◎ **三七蒸鸡**

三七25克，母鸡1只，料酒、葱、姜、食盐、味精各适量。将鸡褪毛脏、剁爪、去内脏，洗净，剁成小块装入盆中；把三七片放入鸡盆中，葱、姜摆在鸡上，注入适量的清水，加入盐、料酒，上笼蒸约2小时取出，趁热食用。▶补血。适用于贫血、面色萎黄、久病体弱等。

◎ **三七藕蛋羹**

三七粉6克，鸡蛋1个，鲜藕1杯汁。鲜藕汁加水煮沸；鸡蛋打散，放入三七粉调匀，放入沸汤中，稍加盐。每天2次。▶凉血化瘀止血。适用于胃出血。

水烛香蒲 学名：Typha angustifolia L.

POLLEN TYPHAE　Puhuang

〖蒲 黄〗

别名：蒲厘花粉，蒲花，蒲棒花粉，蒲草黄。

◎《本草纲目》记载蒲黄：
"凉血，活血，止心腹诸痛。"

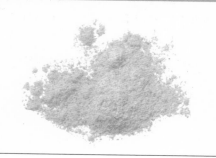

【科 属】为香蒲科植物水烛香蒲、东方香蒲或者同属植物的干燥花粉。

【地理分布】**1. 水烛香蒲** 生于浅水。分布于华北、东北、华东、西北及河南、广西、湖北、贵州、四川、云南等地。**2. 东方香蒲** 生于沼泽中或水旁。分布于东北、华东、华北以及湖南、陕西、贵州、广东、云南等地。

【采收加工】夏季采收蒲棒上部的黄色雄花序，晒干后碾轧，筛取花粉。

【药理作用】扩张血管，增强冠脉血流量；缩短凝血时间；抗心律失常；降血脂；兴奋离体子宫；提高耐缺氧能力；抗动脉粥样硬化；抗炎；抗菌等。

【化学成分】甾醇类：谷甾醇、香蒲甾醇等；黄酮类：槲皮素、柚皮素、异鼠李素等；酸类：香蒲酸、香草酸、丙酮酸等；氨基酸类：色氨酸、缬氨酸、酪氨酸等；其他：多糖、钛、砷、碘等微量元素。

【性味归经】甘，平。归肝、心经。

【功能主治】化瘀，止血，通淋。用于衄血、吐血、咯血、崩漏、经闭、痛经、外伤出血、跌打损伤、脘腹刺痛、血淋涩痛、瘀血肿痛。

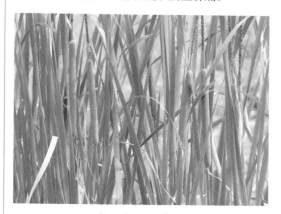

本草药方

◉ **1. 主治：泌尿系结石。**

蒲黄、五灵脂、赤芍、元胡、川芎、制没药、当归各10克，干姜、小茴香、肉桂各3克。加水煎沸15分钟，滤出药液，再加水煎20分钟，去渣，两煎药液兑匀，分服，每天2剂。阴虚加生地黄20克、旱莲草30克；气虚加黄芪30克、党参15克；肾绞痛加白芍30克、甘草10克；血尿加白茅根30克、琥珀末10克（冲服）；小便涩痛加金钱草30克、石韦20克；有热去干姜、肉桂。

◉ **2. 主治：风湿性关节炎。**

蒲黄80克，附子10克。共为细末，每次服3克，每天3次。

◉ **3. 主治：蛲虫病。**

蒲黄、石榴树根皮、大黄各1.5克，海人草5克，黄檗1克。一共研磨成细末。每次冲服4克。睡前服。

药膳养生

◉ **蒲黄蜜玉竹**

生蒲黄、香油各6克，鲜玉竹500克，蜂蜜40克，白糖10克，淀粉10克。把鲜玉竹去须根洗净，切成2厘米长段。炒锅放火上，放入香油、白糖炒成黄色，加适量开水，并将蜂蜜和蒲黄加入，再放入玉竹段，烧沸后用小火焖烂，捞出玉竹段。锅内汁加一滴香精，用少许淀粉勾芡，浇在玉竹段上即成。味道清甜适口。▶清润肺胃，活血散瘀，止痛，对口腔溃疡也很有效。

◉ **行气镇痛汤水**

生蒲黄、元胡、五灵脂、白芍各9克，广木香、厚朴、乳香（后下）各6克，沉香15克，猪瘦肉适量。以上各药洗净，同瘦肉共置瓦煲，加清水6碗，煲存2碗，早晚饭后饮服。▶化瘀行气，消积止痛。对于肠癌进行辅佐治疗有效。

降香檀 学名：Dallbergia odarifera T. Chen

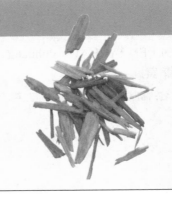

LIGNUM DALBERGIAE ODORIFERAE　Jiangxiang

〖降香〗

别名： 降真香，紫藤香，降真，花梨母。

◎《本草纲目》记载降香：
"疗折伤、金疮，止血定痛，消肿生肌。"

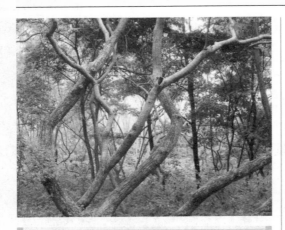

【科　属】为豆科植物降香檀的树干和根的干燥心材。

【地理分布】在山地林中生长。分布于海南、云南。

【采收加工】全年均可采收，除去边材，阴干后使用。

【药理作用】镇痛，镇静；抑制血栓形成等。

【化学成分】黄酮类：降香卡朋、降香黄酮、异豆素等；挥发油类：金合欢醇、没药烯、苦橙油醇等。

【性味归经】辛，温。归肝、脾经。

【功能主治】止痛，行气活血，止血。用于肝郁胁痛、脘腹疼痛、跌扑损伤、胸痹刺痛、外伤出血。

本草药方

◎ **1. 主治：急性大出血，鼻出血。**
降香、甘草各15克，茜草、侧柏叶、白及各150克，仙鹤草100克，荆芥穗炭80克，牛膝50克，三七8克(研，冲服)。加水煎沸15分钟，滤出药液，再加水煎20分钟，去渣，两煎药液调兑均匀，分服，每天1剂。

◎ **2. 主治：病态窦房结综合征，气短烦躁，胸闷心悸。**
降香、桂枝、附子各10克，黄芪35克，淫羊藿、地龙各25克，狗脊、薤白各20克，丹参、白术各15克，细辛、五味子各5克。煎服法同1。每天1剂。

◎ **3. 主治：阵发性窦性早搏心动过速。**
降香、川芎、五味子各10克，黄芪50克，党参、丹参各30克，牡蛎、龙骨、当归各20克，赤芍、麦门冬、玄参各15克，琥珀2克(冲)。煎服法同1。每天1剂。

◎ **4. 主治：心房颤动，心慌，胸闷。**
降香、川芎、五味子各10克，黄芪50克，丹参、党参各30克，牡蛎、龙骨、当归各20克，赤芍、麦门冬、玄参各15克，琥珀末2克(冲)，大枣10枚。煎服法同1。每天1剂。

药膳养生

◎ **猪脊红枣莲子汤**
降香、生甘草各15克，猪脊骨1具，红枣120克，莲子90克。一同加水，以小火烧烂，加姜、盐调味。分多次饮。▶主治骨折中、后期。

◎ **降香止痛精**
降香、两面针各30克，细辛14克，豆豉姜、广藿香、香附各150克，花椒、石菖蒲、香加皮、鸡骨香、九里香各100克，小叶双眼龙15克，荆三棱、高良姜、莪术各50克，黑老虎250克，黄芩、栀子各25克，樟脑15克，薄荷脑2克，将上16味捣碎，以30% 75º白酒，密封浸泡7天，全部取出置蒸馏器中进行蒸馏，收集含醇量20%以上的蒸馏液。黄芩、栀子各以3倍量的70% 75º白酒浸渍1天，取出过滤取用。再将蒸馏液与浸渍液合并混匀，以白酒量65%，加入樟脑、薄荷脑搅拌溶解，过滤即得。分装瓶。口服。每次服5毫升，每天服2次。亦可外用，涂擦患部。▶行气止痛。对于跌打肿痛、吐泻腹痛、风湿骨痛及风火牙痛有疗效。

白及

学名：Bletilla striata (Thunb.) Reichb. f.

RHIZOMA BLETILLAE　Baiji

《白及》

别名：甘根，连及草，羊角七，千年棕，君求子，白鸡儿，利知子。

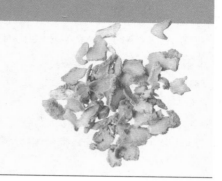

◎《本草纲目》记载白及：

"性涩而收，得秋金之令，故能入肺止血，生肌治疮也。"

【科属】为兰科植物白及的干燥块茎。

【地理分布】野生于山野、山谷较潮湿处。分布于河北、山西、河南、甘肃、陕西、江苏、山东、浙江、安徽、福建、江西、湖北、台湾、广东、湖南、四川、广西、贵州、云南等地。主产于贵州、湖南、四川、安徽、湖北、浙江、河南、陕西。

【采收加工】8—11月采挖，将块茎浸入水中1小时左右，洗净泥土，除去须根，经蒸煮到内面无白心时取出，晒或炕至表面干硬不粘结时，用硫黄熏后，炕干或晒干，然后撞去残须，使表面呈光洁淡黄白色，筛去杂质。

【药理作用】缩短出血、凝血时间；抗肿瘤；保护胃黏膜；抗菌等。

【化学成分】糖类：葡萄糖、黏液质、白及甘露聚糖、白及胶；菲衍生物：二苄基二氢菲、二氢菲苯并吡喃、二氢菲及其配糖体等；其他：蒽醌衍生物、对羟基苯甲酸、肉桂酸、对羟基苯甲醛、挥发油等。

【性味归经】苦、甘、涩，微寒。归肺、肝、胃经。

【功能主治】收敛止血，消肿生肌。用于吐血、咯血、外伤出血、皮肤皲裂、疮疡肿毒；溃疡病出血、肺结核咯血。

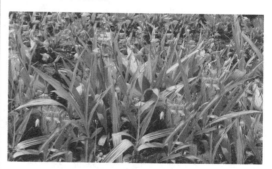

本草药方

1. 主治：外伤出血。

白及、枪花果、止血树各适量。晒干后一起碾磨成极细粉末装净瓶备用。将药粉适量撒涂在出血处，加压包扎，胶布固定。

2. 主治：外伤小血管破裂出血。

白及2克，白矾1克，向阳花5克。将各药研磨成极细粉末，混合均匀，贮瓶内备用。将药粉撒在创面上。

3. 主治：白内障。

白及、麦门冬、赤芍药各12克，珍珠母、大血藤各30克，刺蒺藜18克，当归、黄芩、木通各10克。加水煎沸15分钟，滤出药液，再加水煎20分钟，去渣，两煎药液调兑均匀，每天1剂。用于外伤性白内障，属慢性期去黄芩，加红花10克，海藻、昆布各10克。

药膳养生

白及肺片

白及片30克，猪肺200克。将洗净的猪肺和白及一同放入瓦罐中，加黄酒煮熟，吃肺饮汤。▶补肺止咳，止血生肌。适用于肺痿、气息短促、咳吐浊唾涎沫；肺痈、咯吐腥臭浊痰、咳嗽胸痛，甚则脓血相兼、气急喘促等症。

白及蛋花

白及粉6克，鸡蛋1个。鸡蛋去壳，放入白及粉搅匀，早起用沸水冲成蛋花服用。▶滋阴养血，收敛止血。适用于肺痨咳嗽、痰中带血等症。

白及牛奶

白及粉5克，牛奶250克，蜂蜜40克。将牛奶煮沸后，调入蜂蜜、白及粉。顿服。▶补虚益胃，收敛止血。适用于胃及十二指肠溃疡。

裸花紫珠 学名：Callicarpa formosana R. Browm

FOLIUM CALLICARPAE FORMOSANAE　Zizhu

〖紫 珠〗

别名: 紫珠草，紫荆。

◎《本草纲目》记载紫珠:
"活血行气，消肿解毒，治妇人血气疼痛，经水凝涩。"

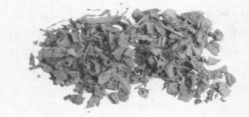

【科 属】为马鞭草科植物裸花紫珠、杜虹花或白棠子树及同属多种紫珠的地上部分。

【地理分布】**1. 裸花紫珠** 野生于1 200米以下的山坡谷地和溪旁灌木丛中。安徽、江苏、江西、浙江、河南、福建、广西、广东、贵州、四川、云南有分布。江西、江苏、广东、广西、贵州、云南为主产区。**2. 杜虹花** 野生于海拔1 590米以下的平地、山坡、溪边树林中或灌木丛中。江西、浙江、台湾、福建、广西、广东、云南多有分布。主产于浙江、福建、江西、广东、广西。**3. 白棠子树** 海拔600米以下的低山丘陵灌丛中有野生。分布于华东、华南及河北、台湾、湖北、河南、贵州。江苏、山东、浙江、安徽、福建、江西、湖北、河南、广东是主产区。

【采收加工】7—8月份采收，晒干后使用。

【药理作用】抗菌，止血等。

【化学成分】木樨草素、紫珠萜酮、大波斯菊苷、芹菜素、糖类、酚类、鞣质、氨基酸、有机酸等。

【性味归经】苦、涩，凉。归肝、肺、胃经。

【功能主治】清热解毒，收敛止血。用于衄血、咯血、呕血、便血、尿血、烧烫伤、外伤出血、热毒疮疡。

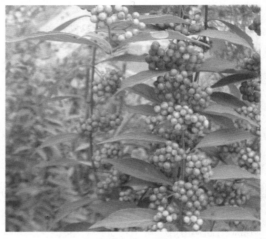

本草药方

◎ **1. 主治：肺痨；肺痨引起的咯血。**
紫珠叶50克，化血丹20克。研为细末，每天3次，每次服5克，用鸡蛋清兑温开水调服。一般服用3天即可见效。

◎ **2. 主治：消化道急性出血，血络内伤，循行失道。**
紫珠草、白茅根各30克，白及粉12克，云南白药1克，大黄粉2克。将白及粉、云南白药、大黄粉混合分成两份，以白茅根、紫珠草煎汤早晚送服。每天1剂。

药膳养生

◎ **紫珠茶**
干紫珠末2克。加冷开水冲泡，每4小时1次。▶适用于肠胃出血。

◎ **紫珠草茶**
紫珠草8克。研磨成粗末，煎煮，取汁，代茶多饮。▶对肝硬化、食道静脉曲张破裂出血有疗效。

◎ **益气凉血汤**
紫珠草、乌贼骨粉各30克，炙黄芪15克，党参、全当归、地榆炭、槐花炭各12克，蒲黄、炒阿胶各20克，生大黄末3克，参三七末6克。三味药末和匀分3次温水调服。其余药物水煎服。每天1剂。▶补气摄血，祛瘀收敛。

◎ **菟丝紫珠粥**
紫珠米100克，菟丝子、茯苓、黑芝麻各15克，石莲肉10克，食盐适量。将以上药物洗干净，与紫珠米加适量水，在旺火上煮开后，移至微火上煮成粥，加少许食盐。每天2次，可服15天。▶滋阴补肾，乌发美发。

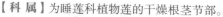

莲　学名：Nelumbo nucifera Gaertn.

NODUS NELUMBINIS RHIZOMATIS　Oujie
〖藕节〗

别名：光藕节，藕节巴。

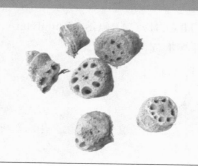

◎《本草纲目》记载藕节：

"能止咳血，唾血，血淋，溺血，下血，血痢，血崩。"

【科属】为睡莲科植物莲的干燥根茎节部。

【地理分布】水泽、湖沼、池塘或水田内有生长，野生或栽培。全国大部分地区均有生产。

【采收加工】秋、冬或春初挖取根茎（藕），洗净后，切下节部，除去须根后，晒干。

【药理作用】缩短凝血时间。

【化学成分】天门冬酰胺、鞣质、棉子糖、淀粉、水苏糖、葡萄糖、蔗糖、果糖、多酚化合物等。

【性味归经】甘、涩，平。归肝、肺、胃经。

【功能主治】消瘀，止血。用于咯血、吐血、尿血、衄血、崩漏。

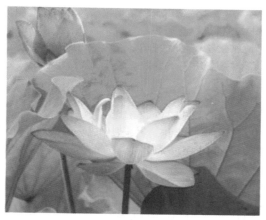

本草药方

◎ 1.主治：眼眶神经痛。

藕节、荷蒂各5个，半夏、白芷、防风、僵蚕各10克，天麻、白附子、川芎各5克，细辛2克。加水煎沸15分钟，滤出药液，再加水煎20分钟，去渣，两煎药液兑匀，分服，每天1剂。

◎ 2.主治：高热汗出，鼻衄，烦渴，舌苔黄，脉数。

藕节、旱莲草、仙鹤草各15克，生甘草2克，生石膏30克，葛根15克，淡竹叶、连翘、白茅根、钩藤各10克。煎服法同1。每天2剂。

◎ 3.主治：钩端螺旋体病，咳嗽带血，胸闷胸痛。

藕节、川贝母、牡丹皮、白及、杏仁各10克，犀角1克（为末，冲服），生地黄15克。煎服法同1。每天2剂。

◎ 4.主治：血瘀气滞型功能性子宫出血。

藕节炭、红花、桃仁、蒲黄炭、血余炭各10克，山楂炭、乌梅各20克，当归15克，赤芍、炒香附各12克，三七粉3克（冲服）。煎服法同1。每天1剂。

药膳养生

◎ 藕节茅根茶

藕节9枚，白茅根、桑叶各15克。洗净晒干，研制成粗末，煎汤，取汁。代茶多饮。▶消瘀止血。适用于咯血、吐血等出血症。

◎ 藕节茶

藕节10枚。水煎，取汁。代茶多饮。▶适用于各种出血症。

◎ 藕粥

藕粉30克，粳米50克，白糖少量。米煮粥，临熟时，放入藕粉和糖，调匀食。▶养血，调中，止血，开胃。适用于虚损失血、泄泻食少。

◎ 藕冬瓜菜

生藕节100克，白冬瓜1个。加水煎汤。代茶常饮。▶消瘀止血。对血淋、尿道刺痛、尿血有疗效。

◎ 藕汁

藕适量，将藕洗净、切片，放砂锅中水煮取汁，浓缩。每服20毫升，每天3次，宜常服。▶清热凉血，散瘀止血。适用于阴虚火旺以及诸失血症。忌用铁器煮。

棕榈 学名：Trachycarpus fortunei (Hook. f) H. Wendl.

TRACHYCARPUS Zonglvtan

【棕榈炭】

别名：棕毛，棕皮。

◎《本草纲目》记载棕榈炭：

"棕灰性涩，若失血去多，瘀滞已尽者，用之切当，所谓涩可去脱也。与乱发同用更良。年久败棕入药尤妙。"

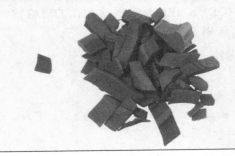

【科 属】为棕榈科常绿植物棕榈的叶鞘纤维（即叶柄基部之棕毛）。

【地理分布】栽培或野生，丘陵或山地有野生，栽培于村边、田边、庭院。江苏、江西、浙江、安徽、福建、广东、四川、广西、贵州、云南等地有分布。

【采收加工】割取叶柄下延部分及鞘片，除去纤维状棕毛，晒干，切成小片，煅制成炭。

【药理作用】缩短凝血时间。

【化学成分】鞣质、纤维素。

【性味归经】苦、涩，平。归肝、肺、大肠经。

【功能主治】收涩止血。用于衄血、吐血、便血、尿血、崩漏下血。

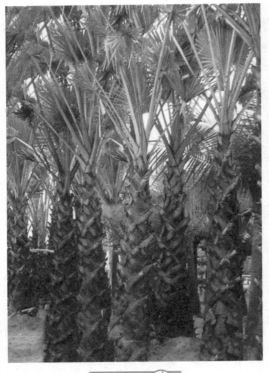

本草药方

◎ **1. 主治：功能性子宫出血，脾肾两虚型。**

棕榈炭、阿胶、白术、荆芥、当归各10克，海螵蛸、伏龙肝各18克，黄芪15克，党参、熟地黄各12克，天门冬8克，茜草、续断、莲房炭、甘草各5克。加水煎沸15分钟，滤出药液，再加水煎20分钟，去渣，两煎药液调兑均匀，分服，每天1剂。

◎ **2. 主治：功能性子宫出血。**

棕榈炭、续断、白术各15克，党参、黄芪、海螵蛸各30克，阿胶、当归各12克。煎服法同1。每天1剂。

◎ **3. 主治：子宫出血过多，属脾肾两虚型。**

棕榈炭、白及、旱莲草、女贞子、红萬草各8克，黄芪、川续断各15克，寄生12克。煎服法同1。每天1剂。

◎ **4. 主治：子宫出血过多，肾虚型。**

棕榈炭、红萬草、菟丝子各8克，龙齿30克，杜仲炭15克，寄生、川续断、海螵蛸各12克。煎服法同1。每天1剂。

药膳养生

◎ **棕榈叶茶**

鲜棕榈叶30克，槐花15克。热水冲泡，代茶饮，每日2次饮用。▶对于高血压病、预防中风有疗效。

◎ **棕榈槐花茶**

鲜棕榈叶30克，槐花10克。一起研磨为粗末，煎水，取汁代茶饮用。▶对高血压、头痛有疗效。

◎ **棕榈花茶**

棕榈花30克。沸水冲泡15分钟，代茶多饮，连用3天。▶治菌痢赤多白少，亦用于肠风出血、妇女功能性子宫出血。

艾 学名：Artemisia argyi Levl. et Vant.

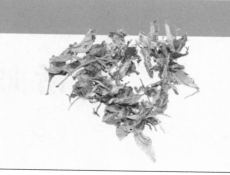

FOLIUM ARTEMISIAE ARGYI　Aiye

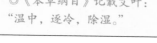
【艾叶】

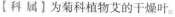
别名：艾蒿，灸草，蕲艾。

◎《本草纲目》记载艾叶：
"温中，逐冷，除湿。"

【科属】为菊科植物艾的干燥叶。

【地理分布】荒地林缘有野生。中国东北部、西部、北部到南部都有分布。安徽、山东为主产区。全国大部分地区有产出。

【采收加工】春、夏两季花未开时割取地上部分，摘取叶片嫩梢，晒干。

【药理作用】缩短出血、凝血时间；抗菌；兴奋子宫；增强单核－巨噬细胞吞噬功能；祛痰、镇咳、平喘；减弱心肌收缩力；促进胆汁分泌等。

【化学成分】挥发油：喇叭醇、蒿醇、异龙醇等；其他：维生素，黄酮，多糖，鞣质，铁、钴、铬等微量元素。

【性味归经】辛、苦，温；有小毒。归肝、脾、肾经。

【功能主治】温经止血，散寒止痛。用于少腹冷痛、经寒不调、吐血、宫冷不孕、崩漏经多、衄血、妊娠下血；外治皮肤瘙痒。

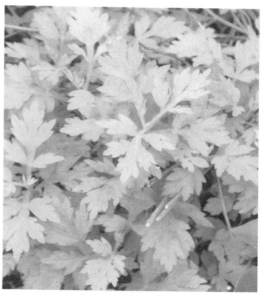

本草药方

◎ **1. 主治：慢性结肠炎，寒热型。**

艾叶、甘草各2克，薏苡仁20克，白芍、白术各12克，白头翁10克，乌梅8克，炮姜、黄连、附子、黄柏各5克。加水煎沸15分钟，滤出药液，再加水煎20分钟，去渣，两煎药液兑匀，分服，每天1剂。

◎ **2. 主治：泄泻。**

艾叶、麻黄各15克。加水煎。药渣敷脐，汤液坐浴。每天1剂。

◎ **3. 主治：泄泻。**

鲜艾叶500克。加水煎。洗脚。每晚1次。

◎ **4. 主治：子宫肌瘤。**

艾叶炭、炒蒲黄、香附、红花、海藻各8克，昆布5克，夏枯草、皂角刺各15克。煎服法同1。每天1剂。

药膳养生

◎ **艾叶煮鸡蛋**

艾叶15克，鸡蛋2个。艾叶煎汁去渣，放鸡蛋煮熟，食蛋饮汤。▶温经散寒，补虚扶正。对妇女少腹冷痛、带下量多、清稀色白，及崩漏下血、习惯性流产等症有疗效。连服5天。

◎ **艾叶鸡蛋汤**

艾叶50克，鸡蛋2个，白糖10克。艾叶加水适量煮汤，去渣，打入鸡蛋煮熟，放白糖搅匀溶化。晚睡前食。▶温肾安胎。适用于习惯性流产。

◎ **艾叶粳米粥**

鲜艾叶15克，南粳米50克，红糖20克。艾叶煎汤，去渣后入南粳米、红糖煮稠粥。月经过后3天开始至月经来前3天停用，每天2次，早晚温热食。▶温中散寒，调经止痛。对虚寒性痛经、月经不调、小腹冷痛、胎动不安、崩漏下血、妊娠下血及宫冷不孕等症有疗效。凡阴虚血热者不宜服用。

活血化瘀药

【概念】

在中医药理论中凡以促进血行、通利血脉、消散瘀血为主要功效，用于治疗瘀血病症的药物，称活血化瘀药或活血祛瘀药，简称活血药或化瘀药。

【功效】

活血化瘀药性味多为苦、辛、温，部分动物类药味咸，主入心、肝两经。味辛则能散、能行，味苦则通泄，且均入血分，故能行血活血，使血脉通畅，瘀滞消散。活血化瘀药通过活血化瘀作用而产生多种不同的功效，包括活血消肿、活血止痛、活血消痈、活血疗伤、破血消症等。

【药理作用】

中医科学研究表明，活血化瘀药主要具有改善血液循环、抗血栓形成、改善微循环、加强子宫收缩、镇痛、抗炎、抗菌、调节机体免疫功能的作用。

【适用范围】

活血化瘀药主要用治胸、腹、头痛，痛如针刺，痛有定处，症瘕积聚，中风不遂，肢体麻木以及关节痹痛日久、跌仆损伤、疮疡肿痛、瘀肿疼痛、经闭、月经不调、痛经、产后腹痛等一切瘀血阻滞之证。对现代临床的冠心病、心绞痛、心肌梗死、脑血栓形成、缺血性脑血管病、脑血管意外后遗症、血栓闭塞性脉管炎、视网膜血管阻塞、月经不调、子宫肌瘤、宫外孕、流产、痛经、子宫内膜异位、难产、盆腔感染、胎盘滞留等有一定的治疗作用。部分药物用治癌肿、慢性肝炎、肝硬化、胃溃疡、类风湿性关节炎、失眠、硬皮病等。

【药物分类】

活血化瘀药，按其作用特点和临床应用的不同，可分为活血止痛药、活血调经药、活血疗伤药、破血消症药四类。

活血止痛药多具辛味，能行能散，既入血分有活血之功，又入气分而兼行气之能，且有良好的止痛作用。主要用于气血瘀滞所致的各种痛证，如头痛、胸胁痛、心腹痛、痛经、产后腹痛、肢体痹痛、跌打损伤之瘀痛等。延胡索、川芎、姜黄、郁金、没药、乳香、夏天无、五灵脂等为中医药方常用的活血止痛药。

活血调经药性味多辛散、苦泄，主归肝经血分，具有活血散瘀之功，尤善通畅血脉而调经水。主要用于血行不畅所致的月经不调、痛经、经闭及产后瘀血腹痛，亦常用于瘀血阻滞所致的心腹疼痛、症瘕积聚、跌打损伤、疮痈肿毒等证。红花、丹参、益母草、桃仁、牛膝、泽兰、月季花、王不留行、鸡血藤、凌霄花等为中医药方常用的活血调经药。

活血疗伤药性味多辛、苦、咸，主归肝、肾经，功善活血化瘀，消肿止痛，续筋接骨，止血生肌敛疮，主要用于跌打损伤、瘀肿疼痛、骨折筋损、金疮出血等伤科疾患，也可用于其他血瘀病证。中医药方常用的活血疗伤药有土鳖虫、自然铜、苏木、骨碎补、血竭、儿茶、刘寄奴、马钱子等。

破血消症药味多辛、苦，虫类药多兼有咸味，均主归肝经血分。药性峻猛，走而不守，能破血逐瘀、消症散积，主要用于症瘕积聚、瘀肿疼痛、血瘀经闭、偏瘫等。三棱、莪术、虻虫、水蛭、穿山甲、斑蝥等为中医药方常用的破血消症药。

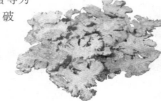

川芎 学名：Ligusticum chuanxiong Hort.

RHIZOMA LIGUSTICI CHUANXIONG　Chuanxiong

『川芎』

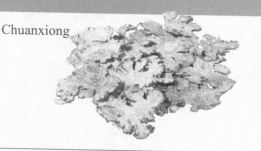

别名：芎䓖，香果，胡䓖，台芎，西芎，杜芎。

◎《本草纲目》记载川芎：
"燥湿，止泻痢，行气开郁。"

【科 属】为伞形科植物川芎的干燥根茎。

【地理分布】为著名栽培中药材，未见野生，主要栽培于四川灌县，贵州、云南、湖北、广西、江西、湖南、江苏、浙江、陕西、甘肃等地均有引种栽培。

【采收加工】栽后第2年5月下旬至6月上旬，挖出根茎，抖掉泥土，除去茎叶，炕干。

【药理作用】抗心肌缺血缺氧，扩张血管，抗脑缺血；降血压；抑制血栓形成；加速骨折局部血肿吸收；镇静；抑制支气管平滑肌收缩；增强免疫功能；抗炎；抗肿瘤。

【化学成分】生物碱类：盐酸三甲胺、川芎嗪、盐酸胆碱等；有机酸及酯类：瑟丹酸、阿魏酸、香草酸、叶酸、瑟丹酸内酯、苯乙酸甲酯、十五酸甲酯等；挥发油类：3-丁叉苯酞、藁本内酯、香桧烯等；苯酞衍生物：川芎酚、川芎内酯等；其他：香划醛、双苯酞衍生物、维生素A等。

【性味归经】辛，温。归肝、胆、心包经。

【功能主治】祛风止痛，活血行气。用于经闭痛经、月经不调、胸胁刺痛、症瘕腹痛、头痛、跌扑肿痛、风湿痹痛。

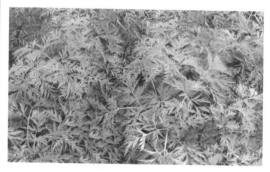

本草药方

◎ **1. 主治：慢性阑尾炎。**

川芎、当归各10克，赤芍50克，泽泻25克，白术、茯苓各12克，败酱草30克。加水煎沸15分钟，滤出药液，再加水煎20分钟，去渣，两煎药液调兑均匀，分服，每天1剂。

◎ **2. 主治：乳腺小叶增生。**

川芎、赤芍、当归、枳壳、牛膝、郁金各12克，丹参25克，鸡血藤20克，延胡索15克，柴胡、桃仁各10克。煎服法同1。每天1剂。

◎ **3. 主治：乳腺增生，气滞血瘀型。**

川芎、红花、桃仁各10克，橘核、丹参各30克，露蜂房20克，赤芍、当归、熟地黄各12克。煎服法同1。每天1剂。

◎ **4. 主治：产后乳汁少，气血虚弱型。**

川芎、王不留行、桔梗、木通各6克，黄芪12克，党参、当归身、生地黄各10克，猪蹄1对。煎服法同1。每天1剂。

药膳养生

◎ **川芎芥穗露**

川芎100克，荆芥穗200克。一起研磨成粗末，加水共煮，蒸馏，收集煮的芳香水1 000毫升，每服20毫升，每天3次。▶解表散风。对外感风寒、偏头痛等有疗效。

◎ **川芎煮鸡蛋**

川芎8克，鸡蛋2个，大葱5根。同入砂锅水煮，鸡蛋熟后剥壳，再煮片刻。吃蛋饮汤。每天1次，连用数日。▶疏风散寒止痛。对于外感风寒之头痛有疗效。

◎ **川芎白芷炖鱼头**

川芎9克，白芷8克，花鲢鱼头或鳙鱼头1个，调料适量。鱼头去鳃洗净；药洗净装纱布袋扎口。同置锅内，加适量水及姜、葱、黄酒、盐、烧沸后转用小火炖至熟，早晚餐温热服食。▶行气活血，祛风止痛。对于男女头风、头痛、四肢拘挛等症有效。阴虚火旺及肝阳上亢者不宜用。

延胡索 学名：Corydalis yanhusuo W. T. Wang

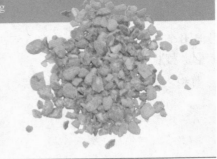

RHIZOMA CORYDALIS Yanhusuo
〖延胡索〗

别名： 延胡，玄胡索，玄胡，元胡索，元胡。

◎《本草纲目》记载延胡索：
"活血，利气，止痛，通小便。"

【科 属】为罂粟科植物延胡索的干燥块茎。
【地理分布】低海拔旷野草地、丘陵林缘多有生长，分布于陕西、河南、安徽、江苏、湖北、浙江等地，浙江东阳、磐安、永康、缙云等地及江苏南通地区有大量栽培。浙江东阳、磐安，以及湖北、湖南、江苏等地为主产区。
【采收加工】夏初茎叶枯萎时采挖，除去须根，洗净，置沸水中煮至恰无白心时，取出，晒干。
【药理作用】扩张冠状动脉；镇痛；抗心律失常，减弱心肌收缩力；抗惊厥，镇静；抗胃溃疡等。
【化学成分】生物碱类：四氢帕马丁、延胡索甲素、延胡索丁素等；其他：黏液质，淀粉，挥发油，树脂，铁、锰、锌等无机元素。
【性味归经】辛、苦，温。归肝、脾经。
【功能主治】行气，活血，止痛。用于胸胁、脘腹疼痛，产后瘀阻，经闭痛经，跌打损伤，瘀血肿痛。

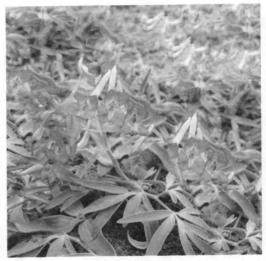

本草药方

◎ **1. 主治：肝性血卟啉病。**

延胡索、桃仁各10克，芒硝、白芍各15克，大黄9克，桂枝6克，琥珀、甘草各3克，珍珠母20克。加水煎沸15分钟，滤出药液，再加水煎20分钟，去渣，两煎药液调兑均匀，分服，每天1剂。

◎ **2. 主治：血卟啉病，恶心呕吐，大便秘结，小便混浊，腹部绞痛周期性发作。**

延胡索、白芍、赤芍、枳壳、郁金、川楝子各12克，蒲公英30克，木香、柴胡、大黄各8克。煎服法同1。每天1剂。

◎ **3. 主治：痛经。月经前或月经期下腹冷痛，得热痛减，月经量少色黯或混有血块，面色青白，舌紫黯，脉沉紧。**

延胡索、五灵脂、生蒲黄、干姜、川芎、小茴香各10克，当归、赤芍药各12克，肉桂、吴茱萸各5克。煎服法同1。每天1剂。

药膳养生

◎ **三藤饮**

延胡索、络石藤各15克，红藤18克，忍冬藤30克，生地20克。一起水泡1小时，放入砂锅煎取汁，去渣，放入红糖10克调味。每天1剂，分服。▶清热解毒，通络止痛。对于热毒型带状疱疹及其疼痛有疗效。

◎ **延胡索调经酒**

延胡索20克，炒白芍、白茯苓、陈皮、丹皮各18克，当归、吴茱萸、川芎各24克，香附（醋炒）、熟地黄各36克，茴香、砂仁各12克，白酒2 500毫升。将前12味捣碎，放入布袋，置容器中，加入白酒，密封，隔水蒸煮2小时，静置24小时后，过滤去渣。每次服20毫升，每天服2次。▶活血调经，开郁行气。对于月经不调、腹内疼痛，伴有胀、满、痛等症有疗效。

◎ **佛手猪肚汤**

延胡索10克，鲜猪肚1个，鲜佛手15克，生姜3片，煲汤。▶胃气滞者可食用。

没药树 学名：Commiphora myrrha Engl.

MYRRHA Moyao

〖没药〗

别名：末药。

◎《本草纲目》记载没药：
"散血消肿，定痛生肌。"

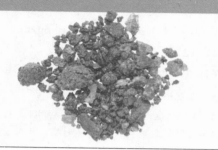

【科属】为橄榄科植物没药树或其他同属植物皮部渗出的油胶树脂。

【地理分布】海拔 500～1 500 米的山坡地有生长，热带非洲和亚洲西部多有分布，索马里、埃塞俄比亚以及阿拉伯半岛南部为主产地，以索马里所产质量最佳。

【采收加工】11 月至次年 2 月采集，由树皮裂缝外渗出的汁液，在空气中变成红棕色坚块的油胶树脂。

【药理作用】降血脂；解热镇痛；抗菌；抗炎；甲状腺素样作用；收敛作用等。

【化学成分】树脂类：没药尼酸、α-没药酸、β-没药酸、γ-没药酸等；挥发油类：间苯甲酚、丁香油酚、枯醛等；其他：蛋白质糖。

【性味归经】辛、苦，平。归心、肝、脾经。

【功能主治】消肿生肌，活血止痛。对瘀滞疼痛、跌打损伤、疮溃疡后久不收口、痈疽肿痛、痛经、胸痹心痛、产后瘀血腹痛、经闭、风湿痹痛有疗效。

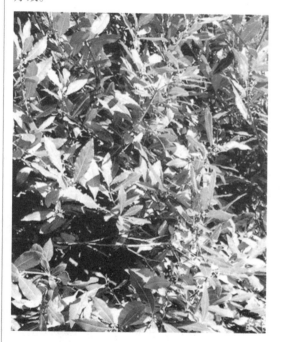

本草药方

◎ 1. 主治：多头痛溃烂。疮溃疡后不收口，消肿生肌。

没药、牛膝各 120 克，藤黄 15 克，松香 1 000 克。一同研磨成细末。再放生姜 1 000 克、大葱 2 000 克绞汁和 20 只猪胆汁共入砂锅烧开，再加入药末和匀，并加入凡士林及苯甲酸钠收膏，敷患处，每天 1 次。

◎ 2. 主治：蛇头疔。

没药、白矾、乳香各 10 克，雄黄 20 克，藤黄 6 克，蟾酥、冰片各 2 克，蜈蚣 1 条。一同研磨细末贮瓶备用。使用时先用 3%碘酊消毒患指，取药末放入猪胆搅匀，然后将患指伸进猪胆汁内，外用丝线扎口，每天 2 次。

◎ 3. 主治：溃疡性结肠炎，腹痛，面晦，舌紫黯，有斑点。

当归、桃仁、赤芍、丹参、杏仁、滑石、白蔻仁、厚朴各 10 克，木通 5 克。加水煎沸 15 分钟，滤出药液，再加水煎 20 分钟，去渣，两煎药液兑匀，分服，每天 1 剂。另用乳香、没药、莪术、白及、丹参各 20 克，煎汤灌肠，每天 1 次。

药膳养生

◎ 没药酒

没药 20 克，高粱酒 3 小杯，将没药磨尽。每次服用 1 小杯，煎沸温服。▶适用于腹疼、产后血晕。

◎ 没药鸡子酒

没药（研末）20 克，生鸡子 3 枚，绍兴黄酒 700 毫升。鸡子开破，取白去黄，盛入碗内，放入没药，酒暖令热，放于碗中使其均匀。不计时候温服。▶活血化瘀。适用于坠落车马，筋骨疼痛不止。

复齿鼯鼠 学名：Trogopterus xanthipes Milne-Edwards

FAECES TOGOPTERI　Wulingzhi
〖五灵脂〗

别名： 寒号虫粪，寒雀粪，灵脂。

◎《本草纲目》记载五灵脂：

"止妇人经水过多，赤带不绝，胎前产后血气诸痛；男女一切心腹、胁肋、少腹诸痛，疝痛，血痢，肠风腹痛；身体血痹刺痛，肝疟发寒热，反胃，消渴及痰涎挟血成窠，血贯瞳子，血凝齿痛，重舌，小儿惊风，五痫，癫疾；杀虫，解药毒及蛇蝎蜈蚣伤。"

【科 属】为鼯鼠科动物复齿鼯鼠的干燥粪便。

【地理分布】我国特有，分布于山西、河北、陕西以及四川、云南、西藏等地。

【采收加工】全年都有可采收，除去杂质后，晒干。

【药理作用】缓解平滑肌痉挛；抑制血小板聚集；改善微循环；抗应激性损伤；提高机体免疫力；抗炎、抗菌等。

【化学成分】氨基酸类：DL-天冬氨酸、DL-丙氨酸、DL-半胱氨酸等；其他：邻苯二酚、五灵脂酸、树脂、苯甲酸、尿素、尿酸等。

【性味归经】苦、咸、甘，温。归肝经。

【功能主治】化瘀止血，活血止痛。用于胸痹心痛、脘腹胁痛、痛经、产后崩漏、瘀血腹痛、便血、吐血。

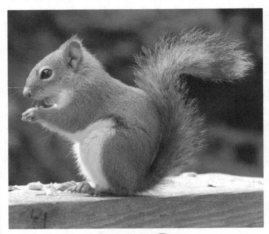

本草药方

◎ **1. 主治：胃下垂，胃脘堵闷，腹胀纳差。**

五灵脂、桔梗、知母、乌药、丹参、元胡、香附、桃仁、蒲黄、没药、乳香、浙贝母、甘草各8克，黄芪30克，海螵蛸12克，柴胡、升麻各5克。加水煎沸15分钟，滤出药液，再加水煎20分钟，去渣，两煎药液兑匀，分服，每天1剂。

◎ **2. 主治：十二指肠炎，胃脘疼不移，如锥如刺，舌质紫黯。**

五灵脂、桃仁、蒲黄、当归、红花、川芎、赤芍各10克，甘草5克。煎服法同1。每天1剂。

◎ **3. 主治：郁热型胃脘痛。**

五灵脂、乌药、青皮各10克，百合、蒲公英各30克。煎服法同1。每天1剂。食少纳呆加鸡内金、神曲各10克；胃脘胀痛加沉香、莱菔子各10克，恶心呕吐加竹茹、半夏各10克；泛酸烧心加黄连6克，吴茱萸3克，海螵蛸30克；大便干燥难解加大黄5克；呕血便血加白及、地榆各10克。

药膳养生

◎ **五灵脂红花蒸墨鱼**

五灵脂、桃仁各9克，红花6克，墨鱼200克，姜、葱、盐各5克，绍兴黄酒15克。把五灵脂、红花、桃仁洗净；墨鱼洗净，切5厘米长、3厘米宽的块；姜切片，葱切段。把墨鱼放在蒸盆内，加入盐、绍兴黄酒、姜、葱和五灵脂、桃仁、红花，注入清水160毫升。把蒸盆置蒸笼内蒸30分钟即可。每天1次，每次吃墨鱼50克。▶活血祛瘀，消肿止痛。对于急性病毒性肝炎属气郁而血络瘀滞者有疗效。

◎ **降气镇痛汤**

五灵脂、白芍、元胡、生蒲黄各9克，乳香（后下）、广木香、厚朴各6克，沉香15克，猪瘦肉适量。以上各药洗净，同瘦肉共置瓦煲，加清水8碗，煲存2碗，早晚饭后饮服。▶理气、消积、祛瘀、止痛等。对于肠癌进行辅佐治疗有疗效。

◎ **百合镇痛汤**

五灵脂、乌药、炒青皮各10克，百合、蒲公英各25克。每天1次，水煎服，晚饭后顿服。剧痛者上、下午各1次。▶主治郁热型胃脘痛。

卡氏乳香树 学名：Boswellia carterii Birdw.

OLIBANUM　Ruxiang

〖乳 香〗

别名： 熏陆香，乳头香，天泽香，摩勒香，浴香，滴乳香。

◎《本草纲目》记载乳香：
"消痈疽诸毒，托里护心，活血定痛伸筋，治妇人产难，折伤。"

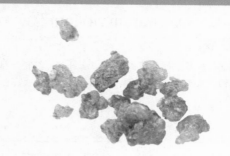

本草药方

◎ 1. 主治：毒气攻心，疔疮发背，狂言谵语，神志不清。

乳香（炒去油）、净轻粉、铜绿、胆矾、枯矾、没药（炒去油）各3克，雄黄、蟾酥各6克，蜗牛（去壳）20个，白丁香（即麻雀屎）2克。先将蟾酥用酒化开，再将蜗牛捣烂，其余的药研成细末，各匀为丸，像绿豆般大小。阴干。每次服6丸，葱白煎汤送下。如牙关紧闭，可将药丸化开用鼻饲法送下，服后发汗。儿童用量酌减。该药属于抢救性质，以后另用他药收功。孕妇忌服。

◎ 2. 主治：发背已溃。

乳香、没药各2克，冰片1克，煅露蜂房、白胡椒、黄连各15克。一同研磨成细末，撒于患处，每天2次。

◎ 3. 主治：髋部肤痛或刺痛，痛有定处，固定不移，久坐久卧后疼痛加重，适当活动后减轻或消失。功能行气活血，通络止痛。

乳香、藏红花、川芎、没药、赤药各10克，当归、地龙、桃仁、柴胡、延胡索各15克。水煎服，每天1剂。

◎ 4. 主治：急心痛。

胡椒49粒，乳香3.125克，为末，男用姜汤下，女用当归汤下。

◎ 5. 主治：产后瘀滞不清，攻刺心腹作痛。

乳香、没药（俱瓦上焙出油）各9.375克，五灵脂、延胡索、牡丹皮、桂枝各15.625克（俱炒黄），黑豆50克（炒成烟炭）。共为末，每服9.375克，生姜泡汤调下。

◎ 6. 主治：鱼肚痛及翻花起肛，久烂不堪者，消肿止痛。

乳香、没药（各去油）各50克，麝香4.6875克，雄精15.625克（各研极细），黄米饭100克。捣烂为丸，如莱菔子大，忌火烘，晒干。每服陈酒送下9.375克，醉盖取汗。

◎ 7. 主治：化脓性指头炎，急性乳腺炎。

乳香15.625克，白矾、花椒各18.75克，葱白数根。水煎外洗，一日数次。

【科 属】 为橄榄科植物卡氏乳香树的油胶树脂。

【地理分布】 热带沿海山地有生长，红海沿岸至利比亚、土耳其、苏丹等地有分布，主产于埃塞俄比亚、索马里以及阿拉伯半岛南部。

【采收加工】 春、夏两季采收。将树干的皮部由下向上顺序切伤，使树脂渗出，多天后凝成固体，即可采收。

【药理作用】 抗炎；镇痛；抗胃、十二指肠溃疡；降低胆固醇等。

【化学成分】 树胶类：阿糖酸的钙盐和镁盐、西内芒粘素等；树脂类：α－乳香脂酸，β－乳香脂酸、乳香树脂烃、结合乳香脂酸等；挥发油类：桉树脑、榄香烯等；其他：苦味素等。

【性味归经】 辛，苦，温，归心、肝、脾经。

【功能主治】 消肿生肌，活血行气止痛。对跌打损伤、疮疡痈肿、痛经、胸痹心痛、风湿痹痛、产后瘀血腹痛有疗效。

药膳养生

◎ 皂荚乳香酒方

乳香6克，皂荚6克，如鸡头实大。皂荚刺制作十余片，用乳香银石器内炒令烟起，放入皂荚刺一起炒，候香缠在刺上，便放入醇酒一盏，同煎令沸，滤去滓。一次服完，肿未成者便消，已成者则脓毒自破。▶消肿生肌，活血行气止痛。主治痈疽、疮疡、发背、肿毒。

◎ 莴苣籽乳没方

白莴苣籽30克，粟米6克，乌梅肉5克，乳香5克，没药5克，蜂蜜少许。先将白莴苣籽及白粟米分别炒香，然后与乌梅肉及乳香没药共研细末，加少许蜂蜜做成丸，丸重约6克，每嚼1丸，用温酒送下。▶适用于急性腰扭伤。

丹 参　学名：Salvia miltiorrhiza Bge.

RADIX SALVIAE MILTIORRHIZAE　Danshen
〖丹 参〗

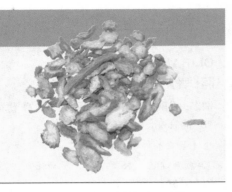

别名：赤参，奔马草，山参，紫丹参，红根，活血根，大红袍，血参根，红丹参。

◎《**本草纲目**》记载丹参：
"活血，通心包络，治疝痛。"

【**科 属**】为唇形科植物丹参的干燥根及根茎。

【**地理分布**】海拔120～1 300米的林下草地、山坡或沟边多有生长，主产于安徽、四川、山西、江苏、河北等地，湖北、辽宁、陕西、河南、江西等地也有出产。

【**采收加工**】每年春、秋季节采挖，除去泥沙，干燥。

【**药理作用**】强心；降血压，扩张血管；抑制血栓形成；改善微循环；抗动脉粥样硬化；降血脂；促进组织的修复与再生；抑菌；抗肝损伤；抗炎等。

【**化学成分**】萜类：弥罗汉酚、丹参醛、丹参螺旋酮内酯；酚酸类：丹参酸甲、丹参酸乙、丹参酸丙、原儿茶酸等；二萜醌类：丹参酮Ⅰ、异参丹酮Ⅰ、丹参新醌甲、丹参新醌乙、丹参新醌丙、丹参新醌

丁等；其他：胡萝卜苷、钙、镁等无机元素。

【**性味归经**】苦，微寒。归心、肝经。

【**功能主治**】活血通经，祛瘀止痛，清心除烦。用于月经不调、经闭痛经、胸腹刺痛、症瘕积聚、疮疡肿痛、肝脾肿大、心烦不眠、心绞痛。

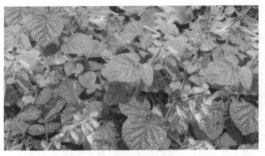

本草药方

◎ **1. 主治：视网膜炎，糖尿病性视网膜病变，症见视网膜出血，久不吸收，血色暗红，较为严重的玻璃体积血，脉细涩。**

丹参、麦门冬、白芍药、玄参各15克，生地黄30克，牡丹皮10克，三七粉3克，犀角2克（或水牛角15克）。加水煎沸15分钟，滤出药液，再加水煎20分钟，去渣，两煎药液调兑均匀，分服，每天1剂。

◎ **2. 主治：眼底出血。**

当归、生地黄各20克，桔梗、赤芍药、陈皮、夏枯草各10克，酒黄芩、川芎、蝉蜕、木贼、密蒙花各8克，柴胡5克，酒大黄2克。加水煎沸15分钟，滤出药液，再加水煎20分钟，去渣，两煎药液兑匀，分早晚两次服，每天1剂。瘀血阻络严重加桃仁、醋三棱各9克，红花6克，丹参1.5克；阴虚内热加银柴胡、麦门冬、天花粉各9克，栀子12克；肝阳上亢加赭石、刺蒺藜各12克，生龙骨、生牡蛎各30克；血热妄行加炒蒲黄15克，焦栀子12克，荆芥炭9克，三七粉1.5克（冲服）。

药膳养生

◎ **丹参糯米粥**

丹参30克，红枣6枚，糯米60克，红糖20克，丹参加水煎汤，去渣后入红枣、糯米、红糖煮粥。温热食，每天2次，10天为1个疗程，隔3天再服。▶适用于月经不调、血滞闭经、产后恶露不尽、瘀滞腹痛、胸胁疼痛及温病热入营血等症。用于高血压病、冠心病等症，要长期服食。

◎ **丹参鸡蛋**

丹参30克，鸡蛋2枚。同煮蛋熟后去皮再入丹参汤内煮1小时，吃蛋喝汤。每天1次，连续服用数天。▶理气行滞，活血化瘀。适用于气滞血瘀、月经数月不行，甚至经年不至，烦躁易怒，精神抑郁，胸胁满闷不舒，少腹胀痛拒按等症。

◎ **丹参蜜饮**

丹参15克，炙甘草3克，檀香9克，蜂蜜30克。丹参、檀香、炙甘草加水煎煮后，去渣取汁，调入蜂蜜，再煎几沸。顿饮。▶行气活血，补益脾胃。适用于胃脘隐痛，胃及十二指肠溃疡，饥饿、劳倦就痛，食后缓解等症。

红花 学名：Carthamus tinctorius L.

FLOS CARTHAMI　Honghua

〖红花〗

别名：红蓝花，刺红花，草红花。

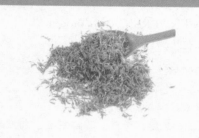

◎《本草纲目》记载红花：
"活血，润燥，止痛，散肿，通经。"

【**科 属**】为菊科植物红花的干燥花。

【**地理分布**】分布于我国东北、西北、华北以及山东、浙江、四川、贵州、西藏；河南延津、封丘，浙江慈溪、余姚，四川简阳、遂宁等地为主产区。现各地多有栽培。

【**采收加工**】夏季花由黄变红的时候采摘，阴干或晒干均可。

【**药理作用**】增加冠脉流量和心肌营养性血流量，兴奋心脏；抗心肌缺血；降血压、扩张血管，改善微循环；降血脂；抗凝血；提高耐缺氧能力；兴奋子宫平滑肌；镇痛；抗炎。

【**化学成分**】苷类：新红花苷、红花醌苷、红花苷；脂肪酸类：肉豆蔻酸、棕榈酸、甘油酸酯等；其他：二十九烷，红化黄色素，β-谷甾醇，铜、硒、钼等无机元素。

【**性味归经**】辛，温。归心、肝经。

【**功能主治**】散瘀止痛，活血通经。用于痛经、经闭、症瘕痞块、恶露不尽、跌打损伤、疮疡肿痛。

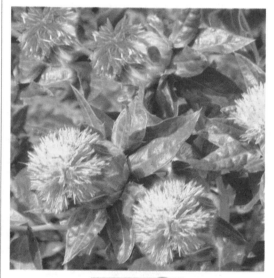

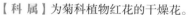
本草药方

◎ **1. 主治：精神病，妄见神鬼，哭闹骂詈，昼夜不眠，奔走号叫。**

红花、当归、牡丹皮、犀角、丹参各8克，木通5克，生地黄30克，赤芍、黄芩各12克。加水煎沸15分钟，滤出药液，再加水煎20分钟，去渣，两煎药液兑匀，分服，每天1剂。

◎ **2. 主治：胼胝。**

红花、地骨皮各40克，甘油100克。先将红花、地骨皮研磨末，再和甘油调匀，慢慢敷于患处，并包扎，每天2次。

◎ **3. 主治：扭伤。**

红花、乳香、桂枝、没药各15克，川芎、栀子各30克，大黄20克。一同研磨成细粉，加适量凡士林，调成糊状，敷于患处，外加绷带包扎，每天1次。

◎ **4. 主治：跌伤后肿胀。**

红花3克，生山栀子30克，姜黄15克，黄檗12克，生大黄12克。以上各味药一同研磨成极细末，用食油调成稠糊，贴敷在患处，5天换药1次。

药膳养生

◎ **红花蕺菜汤**

红花30克，蕺菜30克。洗净，煎汤。每天服2次。▶具有清肺解毒的功效。适用于咽喉肿痛、肺热咳嗽等。

◎ **红葵酒**

红花2千克，天天果4.5千克，白酒（65°）6升。天天果浸入6升65°酒，放一个容器，红花浸入1.5升酒，放另一个容器，1个月后，压榨，过滤，取上两种浸酒的澄清液合并在一起，加2千克糖，装瓶密封。每次15毫升，每天3次，或每晚1次服用。不习惯饮酒者，开水稀释后使用。▶服药后20分钟，喉胸初有热感，以后气喘渐平稳，痰容易咳出，渐有舒适感。寒喘型的支气管哮喘，在易发作季节来临之前服此酒，可防止或减轻发作。

桃 学名：Prunus persica (L.) Batsch

SEMEN PERSICAE Taoren

〖桃仁〗

别名：桃核仁，山桃仁，毛桃仁。

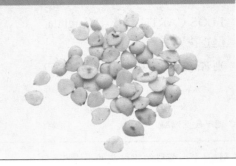

◎《本草纲目》记载桃仁：

"主血滞风痹，骨蒸，肝疟寒热，鬼疰疼痛，产后血瘕。"

【科 属】为蔷薇科植物桃或山桃的干燥成熟种子。

【地理分布】**1.桃** 原产我国，各地普遍栽培，主产于四川、陕西、云南、北京、山东、山西、河北、河南。**2.山桃** 海拔800～1200米的山坡、山谷沟底或荒野疏林及灌木丛内多有生长，分布于内蒙古、河南、河北、陕西、山西、山东、甘肃、四川、云南等地，河北、河南、山东、山西、陕西、四川为主产区。

【采收加工】果实成熟后采收，除去果肉以及核壳，取出种子，晒干。

【药理作用】抑制血栓形成，抗凝血；增加血流量，改善微循环；抗过敏；抗炎；镇痛等。

【化学成分】氰苷：野樱苷、苦杏仁苷；脂质：中性脂、磷脂、糖脂；挥发油类：莽草烯、苯甲醛等；氨基酸类：苏氨酸、天冬氨酸、丝氨酸等；其他：甲基苷、蛋白质、甾体。

【性味归经】苦、甘、平。归心、肝、大肠经。

【功能主治】润肠通便，活血祛瘀。用于经闭、痛经、症瘕痞块、肠燥便秘、跌扑损伤。

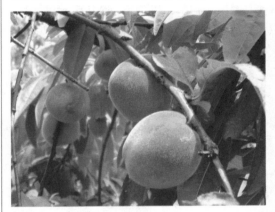

本草药方

◎ **1.主治：急性阑尾炎，右下腹疼痛。**

桃仁、牡丹皮、赤芍、生姜、桂枝各10克，薏苡仁30克，茯苓20克，甘草5克。加水煎沸15分钟，滤出药液，再加水煎20分钟，去渣，两煎药液调兑均匀，分服，每天2剂。

◎ **2.主治：阑尾周围脓肿。**

桃仁、川楝子各10克，红花5克，冬瓜仁、金银花、红藤各30克，牡丹皮、大黄、败酱草各15克。煎服法同1。每天1剂。腹胀痛加元胡、厚朴、枳实、莱菔子各10克；高热口渴加生石膏30克，天花粉15克；湿热盛加黄连、黄芩各10克。

◎ **3.主治：急性肠梗阻，腹痛拒按，大便不通，胸闷腹胀。**

桃仁、芒硝、大黄、厚朴、赤芍、乌药、当归、枳实、木香各15克，莱菔子75克。煎服法同1。每天1剂。

药膳养生

◎ **桃仁墨鱼**

桃仁8克，净墨鱼（去骨）20克，调料适量。2味药同放入锅内，加适量水以及姜、葱、盐，烧沸后，转用文火炖熟。1次温热服食，连用6天。▶通经活血补虚。适用于阴血不足、冲任失养的月经过少症。

◎ **桃仁青粱粥**

桃仁15克（研汁），青粱米50克。煮青粱米成粥，后加入桃仁汁搅匀，空腹食用。▶止咳平喘下气。适用于胸膈痞满、咳嗽上气、气喘。孕妇忌用。青粱米可用粳米代。

◎ **桃仁粳米粥**

桃仁15克，粳米80克。桃仁捣烂如泥，加水研磨成汁去渣，一起放入粳米煮为稀粥，空腹服食。▶活血通经，祛瘀止痛。适用于妇女瘀血停滞而引起的闭经和痛经，以及产后瘀血腹痛、跌打损伤、瘀血停积诸症。桃仁用量不宜过大，孕妇以及便溏病人不宜服食。

益母草 学名：Leonurus japonicus Houtt.

HERBA LEONURI Yimucao

《益母草》

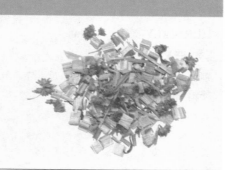

别名：益母，茺蔚，坤草，月母草，地母草。

◎《本草纲目》记载益母草：

"活血破血、调经解毒。治胎漏，产难，胎衣不下，血晕，血风，血痛，崩中漏下，尿血，泻血，疳，痢，痔疾，打扑内损，瘀血，大便、小便不通。"

【科 属】为唇形科植物益母草的新鲜或干燥的地上部分。

【地理分布】田埂、溪边、路旁或山坡草地多有生长，尤其以向阳地带最多，生长地可达海拔 3 000 米以上。全国各地都有分布。

【采收加工】鲜品春季幼苗期至初夏花前期采割；干品夏季茎叶茂盛、花未开时采割，晒干，或者切段晒干。

【药理作用】抑制血小板聚集，抑制血栓形成；兴奋子宫平滑肌；利尿；减慢心率，增加冠脉血流量；增强免疫功能等。

【化学成分】黄酮类：洋芹素、芫花素及芫花苷；生物碱类：水苏碱、益母草碱；脂肪酸类：亚油酸、延胡索酸、亚麻酸等。

【性味归经】苦、辛、微寒。归肝、心经。

本草药方

● **1. 主治：肝癌。**

益母草、两面针、算盘子、青蒿、韩信草各30克。加水煎沸15分钟，滤出药液，再加水煎20分钟，去渣，两煎药液调兑均匀，分服，每天1剂。

● **2. 主治：白细胞减少症，脾肾阳虚。**

益母草、熟地黄、黄芪、鸡血藤各30克，党参12克，补骨脂、山茱萸、何首乌、仙茅、当归、淫羊藿、桂枝、菟丝子各10克。煎服法同1。每天1剂。有瘀血加赤芍、红花各10克。

● **3. 主治：过敏性紫癜。**

益母草、丹参、茜草、赤芍、生地黄、鸡血藤、牡丹皮各15克，白茅根、紫草各30克，甘草5克。煎服法同1。每天1剂。

● **4. 主治：血小板减少性紫癜。**

益母草、党参、鸡血藤、川芎、当归各30克，黄芪60克，赤芍20克，红花10克。煎服法同1。每天1剂。

【功能主治】利尿消肿，活血调经。用于月经不调、痛经、经闭、水肿尿少、恶露不尽；急性肾炎水肿。

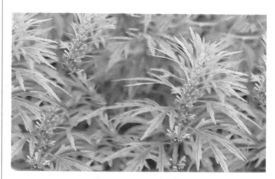

药膳养生

◎ **益母糖茶**

益母草8克，茶叶2克，红糖15克。开水泡15分钟。代茶饮。▶活血化瘀。对产后小腹隐隐作痛，喜按，头晕耳鸣，恶露量少色淡，面色白，苔薄，舌质淡红，脉虚细有疗效。

◎ **益母草汁粥**

益母草汁10毫升，藕汁、生地黄汁各40毫升，生姜汁2毫升，蜂蜜10毫升，粳米100克。粳米煮粥，加入各汁及蜂蜜。每天2次温热服食。▶滋阴养血。解渴除烦，化瘀调经。适用于消渴病、阴虚发热、各种血证（吐、衄、便、崩）瘀血腹痛等。病愈即止。不宜久服。忌用铁器煎煮。脾虚便溏者不宜用。忌食薤白、葱白、韭菜。

◎ **益母草煮鸡蛋**

益母草50克，鸡蛋2个。益母草洗净和鸡蛋一起煮，待蛋熟去壳，复煮片刻。每日1剂，分2次吃蛋饮汤。▶利水消肿，活血调经。适用于产后恶露不尽、气血瘀滞的月经不调、功能性子宫出血、慢性肾炎水肿等。

毛叶地瓜儿苗 学名：Lycopus lucidus Turcz. var. hirtus Regel

HERBA LYCOPI Zelan

〖泽兰〗

别名： 虎兰，水香，虎蒲，地瓜儿苗，红梗草，蛇王菊，接古草，草泽兰。

◎《本草纲目》记载泽兰：

"泽兰走血分，故能治水肿，涂痈毒，破瘀血，消症瘕，而为妇人要药。"

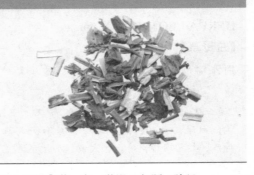

【科 属】为唇形科植物毛叶地瓜儿苗的干燥地上部分。

【地理分布】海拔 2 100 米以上的山野低洼地、沼泽地、水边等潮湿处多有生长，分布于华北、东北、西南及甘肃、陕西等地，全国大部分地区有产。

【采收加工】夏、秋季茎叶茂盛的时候采割，晒干。

【药理作用】改善血液循环；促进微循环；增强心肌收缩力；抗凝血等。

【化学成分】黄酮类：蒙花苷、刺槐苷；挥发油类：冰片烯、月桂烯、α-蒎烯、β-蒎烯、对-聚伞烯、莰烯、柠檬烯等；其他：酚类、皂苷、糖类、树脂、有机酸、氨基酸、鞣质。

【性味归经】苦、辛，微温。归肝、脾经。

【功能主治】行水消肿，活血化瘀。用于经闭、月经不调、痛经、产后瘀血腹痛、水肿。

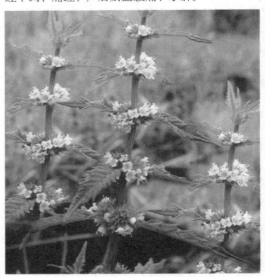

本草药方

◎ **1. 主治：急性阑尾炎剧烈疼痛。**

泽兰叶、红花各 10 克，白花蛇舌草 100 克，蒲公英、生甘草各 30 克，红藤 25 克，芒硝、火硝各 20 克。加水煎沸 15 分钟，滤出药液，再加水煎 20 分钟，去渣，两煎药液调兑均匀。分数次服。每天 1 剂。

◎ **2. 主治：缺乳，肝郁型。**

泽兰、王不留行、鹿角片、路路通各 10 克，蒲公英、丹参各 30 克，当归、赤芍各 12 克，穿山甲 5 克，细辛 1 克。煎服法同 1。每天 1 剂。

◎ **3. 主治：急性牙周炎。**

泽兰、没药、乳香、白芷、连翘各 8 克，黄芪、金银花各 22 克，丹参、白芍药、天花粉各 12 克，生甘草 5 克，京三棱 4 克。煎法同 1。分早晚两次服，每天 1 剂。

◎ **4. 主治：月经不调，周期延长，血瘀型。**

泽兰、赤芍、当归、卷柏、熟地黄、牛膝、柏子仁、桃仁、丹参各 8 克，川芎、香附各 5 克，红花 2 克。煎服法同 3。每天 1 剂。

药膳养生

◎ **泽兰蒸团鱼**

泽兰叶 10 克，团鱼 1 只。将鱼杀死，去除内脏。将泽兰叶纳入团鱼腹腔，加清水适量，放砂锅中，隔水清蒸，肉熟烂后加放少许米酒服食。隔天 1 次，连用 6 次。▶软坚散结，滋阴凉血。适用于妇女经闭、肝脾肿大、骨结核、肺结核，以及疟疾体虚的患者。孕妇不宜食用。

◎ **泽兰米酒**

泽兰 30 克，米酒 300 毫升。水煎泽兰，饮时再加少量米酒。视酒量大小，以不醉为适度。▶具有活血化瘀的功效。适用于拒按、产后少腹疼痛、恶露量少滞涩，舌有紫点或瘀斑、面色青紫，脉弦涩。

牛膝 学名：Achyranthes bidentata Bl.

RADIX ACHYRANTHIS BIDENTATAE　Huainiuxi

【怀牛膝】

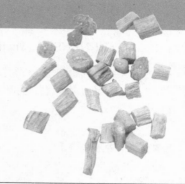

别名： 脚斯蹬，铁牛膝，怀膝，土牛膝，红牛膝，淮牛膝，牛磕膝，接骨丹。

◎《本草纲目》记载怀牛膝：

"治久疟寒热，五淋尿血，茎中痛，下痢，喉痹，口疮，齿痛，痈肿恶疮，伤折。"

【科 属】为苋科植物牛膝的干燥根。

【地理分布】生于屋旁、山坡、林缘草丛中，分布于除东北以外的全国广大地区，主产于河南温县、武陟、沁阳、孟州市、辉县等地，山西、河北、江苏、山东等地也有出产。

【采收加工】冬季茎叶枯萎时采挖，除去须根以及泥沙，捆成小把，晒到干皱后，将顶端切齐，晒干。

【药理作用】提高机体免疫力；镇痛；抗炎；延缓衰老；扩张血管，降血压；抑制心肌收缩力；兴奋子宫平滑肌；促进胆汁分泌；抗生育；降血糖；降血脂等。

【化学成分】氨基酸类：甘氨酸、精氨酸、酪氨酸等；甾体类：牛膝甾酮、蜕皮甾酮、紫茎牛膝甾酮；其他：皂苷，生物碱，多糖，香豆素，钼、铬、铜等无机元素。

【性味归经】苦、酸，平。归肝、肾经。

【功能主治】强筋骨，补肝肾，引血下行，逐瘀通经。用于腰膝酸痛、经闭症瘕、筋骨无力、肝阳眩晕。

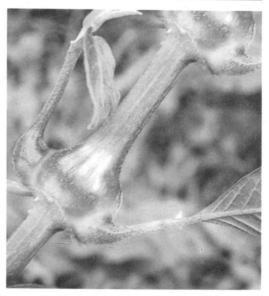

本草药方

◎ **1. 主治：回乳方。**

怀牛膝15克，炒麦芽60克，生大黄6克，炙甘草5克。加水煎沸15分钟，滤出药液，再加水煎20分钟，去渣，两煎药液调兑均匀，分早晚两次服，每天1剂。

◎ **2. 主治：肝硬化腹水。**

怀牛膝、苍术、川牛膝、防己、白术、大腹皮各30克。煎服法同1。每天1剂。

◎ **3. 主治：胆石症。**

怀牛膝、鸡内金各25克，金钱草60克，橘核30克，大黄、郁金、枳壳、川楝子、元胡各20克，三棱、莪术各15克。煎服法同1。每天1剂。

药膳养生

◎ **牛膝酒**

牛膝（去苗）、虎胫骨（酥炙黄）。上药锉像麻豆般大小，用酒5 000毫升，瓶中密封，重汤煮3时辰，取出放冷，随即温服1小杯，不限时，常令酒力相续。▶强筋骨，补肝肾。适用于风冷伤腰、筋骨疼痛不可屈伸。

◎ **牛膝酒**

牛膝茎叶1把。切细，以酒3 000毫升渍1夜。服，稍微有酒气。▶适用于疟疾。

◎ **牛膝酒**

牛膝（去苗）、虎胫骨（酥炙黄）、羚羊角（镑屑）、枳壳（去瓤麸炒）各40克。上4味，锉如麻豆般大小，用酒3 500毫升，瓶中密封，隔水蒸煮6个小时，取出放冷，旋温服1小杯，不限时，常令酒力相续。▶对风冷伤腰、筋骨疼痛不可屈伸有疗效。

月季 学名：Rosa chinensis Jacq.

FLOS ROSAE CHINENSIS　Yuejihua
【月季花】

别名： 四季花，月月红，月贵花，月月开，长春花，月月花。

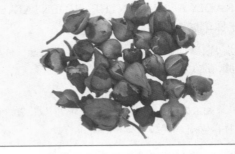

◎《本草纲目》记载月季花：
"活血消肿，散毒。"

【科 属】为蔷薇科植物月季的干燥花。

【地理分布】全国普遍栽培，江苏、山东、湖北、北京、河北等地为主产区，河南、四川、安徽、湖南、贵州等地亦产。

【采收加工】夏、秋两季采收半开放的花朵，晾干，或用微火烘干。

【药理作用】抗病原体，抗真菌。

【化学成分】挥发油类：玫瑰呋喃、玫瑰醚、橙花醇等；其他：花青苷、槲皮素、苦味质、黄色素、没食子酸、鞣质、枸橼酸、脂肪油、蜡等。

【性味归经】甘，温。归肝经。

【功能主治】活血调经，消肿止痛。用于月经不调、痛经。

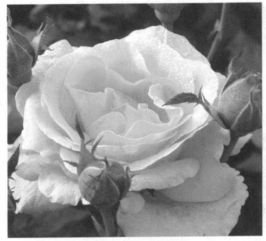

本草药方

◎ **1. 主治：不孕症，肝郁气滞者。**

月季花、柴胡各5克，白芍12克，蒲公英、茯苓、石斛、旱莲草各10克，白术、当归、香附各5克，甘草2克。加水煎沸15分钟，滤出药液，再加水煎20分钟，去渣，两煎药液调兑均匀，分服，每天1剂。

◎ **2. 主治：气滞血瘀、闭经、痛经等。**

月季花5朵，黄酒10克，冰糖适量。将月季花洗净加水150毫升，小火煎至100毫升，去渣取汁，加冰糖及黄酒适量。每天1次，温热服用。

◎ **3. 主治：跌打损伤。**

月季花、红花各5克，黄酒100毫升。上药一起放入杯中，置有水的蒸锅中，隔水加热蒸20分钟。每次温饮30毫升，每天1次。

◎ **4. 主治：痛经，疏肝解郁，祛瘀止痛。**

月季花3克，红茶2克，红糖25克。加水300毫升，煮沸5分钟后，分3次饭后服用。月经前5天起，每天1剂，至月经来潮时止，可连用4个月经周期。

药膳养生

◎ **月季鲫鱼汤**

月季、芫花（炒）各6克，沉香10克，鲫鱼1条。月季花、沉香、芫花搓碎后，装入鲫鱼腹，用线缝合；锅内加猪油，烧到七成热时，将鱼稍微炸后放入开水中去掉油，汤勺中放入鸡汤、葱、鲫鱼、白糖、姜、黄酒各适量，炖煮30分钟左右。随意服食鱼肉。
▶利水解毒。适用于瘰疬未破、皮色不变、按之坚硬等症。

◎ **月季花茶**

鲜月季花20克，夏秋季采取半开放的花朵，气味清香，不散瓣为佳。每日1次，开水冲泡，代茶徐饮用。▶活血化瘀。适用于月经不调、经来腹痛、筋骨疼痛、跌打损伤、瘀血肿痛。

◎ **月季花酒**

月季花12克，黄酒适量。月季花烧灰存性，黄酒送服。▶适用于经来量少，紫黑有血块，少腹胀痛拒按，舌边可见紫黯瘀点，血块排出后疼痛减轻，脉沉涩。

凌霄 学名：*Campsis grandiflora* (Thunb.) K.Schum.

FLOS CAMPSIS　Lingxiaohua

【凌霄花】

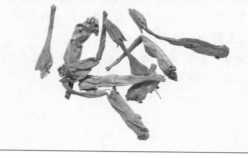

别名： 紫葳花，陵霄花，堕胎花，藤萝花，吊墙花，杜灵霄花。

◎《本草纲目》记载凌霄花：
"行血分，能去血中伏火。故主产乳崩漏诸疾，及血热生风之证也。"

【科　属】为紫葳科植物凌霄或美洲凌霄的干燥花。

【地理分布】1.**凌霄** 山谷、小河边、疏林下多有生长，攀援于树上、石壁上，也有庭院栽培，分布于华东、中南及河北、四川、陕西、贵州等地，主产于江苏、浙江。2.**美洲凌霄** 江苏、上海、湖南等地有栽培。

【采收加工】7—9月间采收，选择晴天摘下刚开放的花朵，晒干。

【药理作用】抑制血管平滑肌收缩；抗血栓形成；松弛未孕子宫平滑肌，兴奋已孕子宫平滑肌；抗菌等。

【化学成分】β－谷甾醇、芹菜素、花青素－3－芸香糖苷、辣红素、熊果酸、水杨酸、阿魏酸等。

【性味归经】甘、酸，寒。归肝、心经。

【功能主治】祛风，凉血，化瘀。用于经闭症瘕、月经不调、产后乳肿、皮肤瘙痒、风疹发红、痤疮。

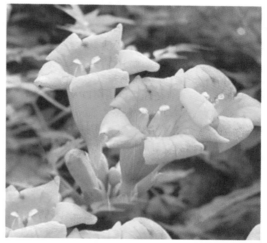

本草药方

● **1. 主治：化脓性睾丸炎。**
　　凌霄花、山栀子、柴胡各5克，蒲公英30克，生地黄12克、黄芩、龙胆草、车前子、川楝子各8克。加水煎沸15分钟，滤出药液，再加水煎20分钟，去渣，两煎药液调兑均匀，分服，每天1剂。

● **2. 主治：酒渣鼻。**
　　凌霄花、丹皮各15克，茵陈40克，山楂30克，丹参、野菊花、乌梅各25克，黄芩、栀子各10克，大黄8克。煎服法同1。每天1剂。10天为1个疗程。

药膳养生

◎ **凌霄花阿胶糯米粥**
　　凌霄花15克，阿胶10克，糯米60克，红糖适量。先将凌霄花加水煎汁，去渣取汁，加入阿胶、糯米同煮成粥。每天2次，温热服。▶适于血虚之经闭、面色萎黄。

◎ **双花茶**
　　凌霄花、生槐花各15克，绿茶15克。先将槐花、凌霄花用温水略泡，洗净去掉根蒂，同绿茶一道以沸水冲泡，即可饮用。▶主治皮肤瘙痒症。

◎ **慈姑凌霄粉**
　　凌霄花20克，慈姑花30克。将山慈姑花、凌霄花共研为细末。每次取6克，白开水送服，每天3次。▶对于前列腺炎有疗效。

◎ **四花茶**
　　凌霄花、月季花、玫瑰花、桂花各2克，红糖5克。上药一同放入保温杯，加沸水冲泡，盖紧茶杯盖闷5分钟。代茶饮。▶主治跌打损伤。

地鳖 学名：Eupolyphaga sinensis Walker

EUPOLYPHAGA SEU STELEOPHAGA　Tubiechong
【土鳖虫】

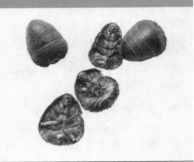

别名：地鳖，簸箕虫，地鳖虫，土元，臭虫母，土虫，蚂蚁虎。

◎《本草纲目》记载土鳖虫：
"行产后血积，折伤瘀血。治重舌，木舌，口疮，小儿夜啼，腹痛。"

【科　属】为鳖蠊科昆虫地鳖或粪地鳖的雌虫干燥体。

【地理分布】**1. 地鳖**　地下或沙土间多有生存，多见于粮仓底下或油坊阴湿处。全国大部分地区均有分布，各地均有野生和饲养，以河南产量最多。

2. 粪地鳖　多生活在灶脚、厨房以及阴湿处。分布于河南、河北、甘肃、陕西、青海及湖南等。

【采收加工】野生者在夏、秋两季捕捉，人工饲养的可以随时捕捉。捕到后用沸水烫死，烘干或晒干。

【药理作用】提高心肌和脑缺血的耐受力；扩张血管；抗凝血；降血脂；抗肝损伤等。

【化学成分】挥发油类：乙酸乙酯、萘、樟脑等；氨基酸类：丙氨酸、谷氨酸、天冬氨酸等；脂肪油类：豆蔻酸、棕榈酸、油酸等甘油酯；其他：尿嘧啶，生物碱，铁、砷、铜等无机元素。

【性味归经】咸，寒；有小毒。归肝经。

【功能主治】续筋骨，破瘀血。对筋肌折伤、瘀血经闭、症瘕痞块有疗效。

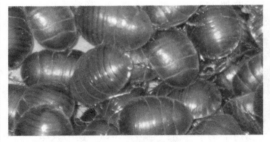

本草药方

◎ **1. 主治：血栓闭塞性脉管炎。**
地鳖虫、黄芪、太子参、石斛、当归、金银花、玄参、水蛭、牛膝、罂粟壳、乌梢蛇、檀香（用量酌情）。同研磨成细末，压成药片。每次服用18克，每天3次。

◎ **2. 主治：下肢血栓性静脉炎。**
地鳖虫、桂枝、红花、甘草各5克，丹参、鸡血藤、路路通各15克，赤芍、桃仁、没药、乳香、土贝母、王不留行子、木通、牛膝各10克。加水煎沸15分钟，滤出药液，再加水煎20分钟，去渣，两煎药液调兑均匀，分服，每天1剂。同时服小活络丹1粒，每天2次。

◎ **3. 主治：狂犬咬伤。**
地鳖虫、桃仁各5克，蜂蜜15克，大黄8克。加水煎，去渣，顿服，每天1剂。

◎ **4. 主治：腰膝痹痛、闪挫扭伤。**
土鳖虫、琥珀、地龙各10克，川芎15克，紫草、刘寄奴、丹皮、威灵仙各25克，草河车、丹参、浮萍各50克。水煎服，每天1剂，每天服2次。小儿可酌减，孕妇忌服。1个月为1个疗程。

药膳养生

◎ **土鳖虫酒**
土鳖虫8个焙干，白酒（65º）50毫升浸1昼夜，去土鳖虫渣。上酒分3份服，每天3次。▶破坚逐瘀，疗伤止痛。主治闪腰扭伤。孕妇忌服。

◎ **二乌骨刺酒**
土鳖虫20克，制川乌、制草乌、制附子、桂枝、川芎、炒白芍、木瓜各50克，当归、透骨草、炮山甲、川红花各30克，元胡70克，蜈蚣10条，甘草10克，白酒（65º）2.5升。将前15味共为粗末，放入布袋，置容器中，倒入白酒（65º）、密封，隔天振摇1次，浸泡10天可取用。服10天添酒满数，再7天后过滤去渣。口服。每次服10毫升。每天服2次。病在下部于食前服，病在上部食后服。同时加外用，先取本药酒50毫升、食醋50毫升，冲入开水2升。趁热先熏后洗再浸泡患处，每次30分钟，每天2次，洗后再用此药酒揉擦患部15分钟。10天为1个疗程。▶温经化湿，理气活血，搜风通络，缓急止痛。对于各部位骨质增生均有疗效。

苏木 学名: Caesalpinia sappan L.

LIGNUM SAPPAN Sumu
【苏木】

别名: 苏方, 棕木, 赤木, 红柴, 红苏木。

◎《本草纲目》记载苏木:
"乃三阴经血分药。少用则和血, 多用则破血。"

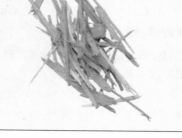

【科属】为豆科植物苏木的干燥心材。

【地理分布】海拔 200 ~ 1 050 米的山谷丛林中有生长, 也可栽培, 分布于红河河谷和云南金沙江河谷, 福建、台湾、海南、广东、四川、广西、云南、贵州等地有栽培, 台湾、广西、广东、贵州、云南等地为苏木的主产区。

【采收加工】全年可采, 大多在秋季采伐, 除去白色边材, 锯成 10 ~ 100 厘米的小段, 粗壮的对半剖开, 干燥。

【药理作用】增加冠脉流量; 改善微循环; 抑制血小板聚集; 抗菌; 抗肿瘤等。

【化学成分】巴西苏木素类: 巴西苏木红素、巴西苏木素、四乙酰基巴西灵等; 查耳酮类: 苏木查耳酮、色酮衍生物等; 原苏木素类: 原苏木素 A、原苏木素 B、原苏木素 C、原苏木素 D、原苏木素 E-1、原苏木素 E-2 等; 芸香化合物: 云实品 P、云实品 J; 其他: 苏木醇类、苯并二氢吡喃类、苏木酮类、有机酸、挥发油、鞣质等。

【性味归经】甘、咸, 平。归心、肝、脾经。

【功能主治】消肿止痛, 行血祛瘀。用于经闭痛经、产后瘀阻、外伤肿痛、胸腹刺痛。

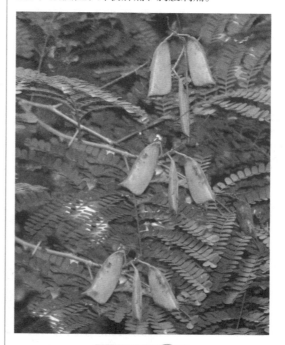

本草药方

◎ **1. 主治: 肱骨外上髁炎, 桡骨茎突炎。**
苏木、艾叶、苍耳子、没药、乳香、七叶莲、大黄、穿破石各 10 克, 石楠藤、海风藤、宽筋藤、青风藤、四方藤、鸡血藤、十大功劳叶各 15 克, 桑枝 12 克。加水煎, 熏洗患处, 每天 4 次。

◎ **2. 主治: 关节扭伤。**
苏木、丹参、川芎、鸡血藤、赤芍、金银花、木瓜、连翘各 30 克, 牛膝 20 克, 大黄、红花、当归、甘草各 15 克, 地鳖虫 10 克。加水共煎, 再加硫酸镁 200 克, 浸洗患处, 每天 2 次。

◎ **3. 主治: 关节骨折、扭伤。**
苏木、当归、红花各 30 克, 黄檗、续断、秦艽、羌活、伸筋草、防风、乳香、川芎、桃仁、没药、蒲公英各 20 克, 莴草、牛膝、白芷、艾叶、独活、透骨草、夏枯草各 15 克。加水煎, 趁热熏洗, 每天 3 次。

药膳养生

◎ **苏木行瘀酒**
苏木 60 克, 捣碎成细末, 用水、酒各 500 毫升, 煎取 500 毫升, 每服适量。早、午、晚、临睡空心各 1 服。▶具有活血化瘀的功效。适用于跌打损伤、肿痛。孕妇忌服。

◎ **苏木煲鸭蛋**
苏木 10 克, 青壳鸭蛋 2 个。鸭蛋洗净, 煮熟, 去壳, 放入锅内, 加苏木同煮 30 分钟。饮汤吃蛋。▶消肿止痛, 活血祛瘀。适用于血瘀经闭腹痛、产后流血过多或产后血瘀腹痛、恶露淋沥不尽等症。

槲蕨 学名：Drynaria fortunei (Kunze) J. Sm.

RHIZOMA DRYNARIAE　Gusuibu

〖骨碎补〗

别名：猴姜，过山龙，石良姜，猴掌姜，申姜，爬岩姜，岩姜。

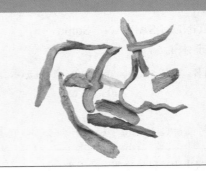

◎《本草纲目》记载骨碎补：
"治耳鸣及肾虚久泄，牙疼。"

【科 属】为水龙骨科植物槲蕨的干燥根茎。

【地理分布】附生于海拔 200～1 800 米的林中岩石或树干上，西南及浙江、福建、江西、湖南、湖北、广西、广东、贵州、四川有分布，主产于浙江、湖南、江西、广西、四川、福建等地，以湖南产量最大。

【采收加工】全年都可采挖，除去泥沙，干燥，或再燎去茸毛（鳞片）。

【药理作用】促进骨钙化和骨质的形成，促进骨对钙的吸收，促进钙磷的沉积；增强心肌收缩力；降血脂；抑制链霉素的耳毒性等。

【化学成分】脂溶性成分：里白醇、里白烯、环劳顿醇等；黄酮类：柚苷；其他：淀粉、葡萄糖。

【性味归经】苦，温。归肾、肝经。

【功能主治】续伤止痛，补肾强骨。用于肾虚腰痛、耳鸣耳聋、跌扑闪挫、牙齿松动、筋骨折伤；外治白癜风、斑秃。

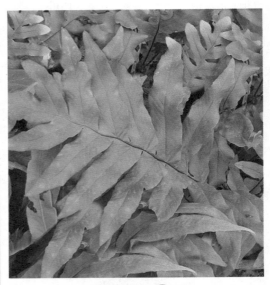

本草药方

◎ **1. 主治：再障。**
骨碎补、牛膝、补骨脂、仙鹤草、三七各90克，鹿角胶150克，肉苁蓉、党参、黄芪各90克，熟地黄、山药、土大黄、枸杞子、漏芦、菟丝子、巴戟天、仙茅、血余炭、淫羊藿各60克，鹿茸、红人参各15克，紫河车1具。研磨为末，蜜丸。每次服用10克，每天3次。

◎ **2. 主治：再障。**
骨碎补、紫草、漏芦、阿胶、人参、肉苁蓉各15克，黄芪、白花蛇舌草、鸡血藤各30克。加水煎沸15分钟，滤出药液，再加水煎20分钟，去渣，两煎药液调兑均匀，分服，每天1剂。

◎ **3. 主治：骨折扭伤。**
骨碎补根、水冬瓜根、野葡萄根各60克。将上述鲜药加白酒适量捣烂备用。使用时，先行复位，然后再将药外敷于患处，用杉树皮小夹板固定，每天酒精浸湿1次，7天换药1次。

药膳养生

◎ **骨碎补煲猪腰**
骨碎补10克，猪腰1个。先将猪腰洗净切开，去除掉中间的筋膜，再把骨碎补研磨成细末放入猪腰，用线扎紧，加水煮熟。饮汤吃肉。▶补肾强腰。适用于肾虚腰痛以及肾虚久泻等症。

◎ **骨碎补茶**
蜜炙骨碎补30克。研磨成为粗末，水煎，取汁，代茶多饮。▶润肺止咳。适用于咳嗽痰多、慢性支气管炎。

◎ **骨碎补酒**
骨碎补60克，白酒500毫升。骨碎补放入酒中浸泡6天。每服30毫升，每天2次。▶补肾接骨，活血生发。适用于筋伤骨折、跌打疼痛。

奇蒿 学名：Artemisia anomala S. Moore

HERBA ARTEMISIAE ANOMALAE　Liuji'nu

〖刘寄奴〗

别名： 金寄奴，六月霜，六月雪，九里光，白花尾，细白花草，九牛草。

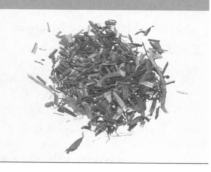

◎《本草纲目》记载刘寄奴：
"小儿尿血，新者研末服。"

【科 属】为菊科多年生草本植物奇蒿的干燥地上部分。

【地理分布】生于灌丛中、林地、河岸旁，我国中部至南部各地区都有分布，主产于浙江、江苏、江西等地。

【采收加工】夏、秋季花开时采收，连根拔起，洗净，鲜用或者晒干，防夜露雨淋变黑。

【药理作用】提高耐氧能力；增加冠脉流量。

【化学成分】**1. 南刘寄奴** 倍半萜类，挥发油，香豆素类，桂皮酸，异泽兰黄素，奇蒿黄酮，西米杜鹃醇，奇蒿内酯，环己六醇单甲醚，软脂酸等。

2. 北刘寄奴 挥发油，强心苷，D-甘露糖，对-香豆酸，木樨草素，芹菜素，β-谷甾醇，三十四烷，丁香脂素，三十五烷等。

【性味归经】苦，温。归心、肝、脾经。

【功能主治】疗伤止血，散瘀止痛，消食化积，破血通经。用于跌打损伤、肿痛出血、血瘀经闭、产后瘀滞腹痛、泻痢腹痛、食积不化。

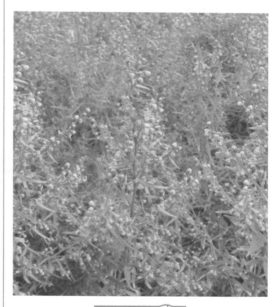

本草药方

◎ **1. 主治：闭经**

刘寄奴12克，山楂（生）40克，党参、鸡内金、白术、当归、陈皮、白芍、制半夏、茯苓、甘草各8克。加水煎沸15分钟，滤出药液，再加水煎20分钟，去渣，两煎药液调兑均匀，分服，每天1剂。

◎ **2. 主治：闭经，神疲乏力，头晕腰酸**

刘寄奴12克，生山楂40克，紫石英15克，石楠叶10克，肉苁蓉、枸杞子、淫羊藿、续断、菟丝子、巴戟天、黄芪各8克，鸡内金6克，肉桂3克。煎服法同1。每天1剂。

◎ **3. 主治：闭经，急躁多梦，心烦，苔少舌红，脉细数。**

刘寄奴、生地黄、石斛、牛膝、瞿麦、益母草各12克，生山楂40克，全瓜蒌15克，麦门冬、玄参、车前子各8克，鸡内金6克，黄连3克。煎服法同1。每天1剂。

◎ **4. 主治：血滞型闭经**

刘寄奴、桃仁各12克，生山楂40克，赤芍、当归、川芎、生地各8克，鸡内金6克，红花5克。煎服法同1。每天1剂。

药膳养生

◎ **刘寄奴茶**

刘寄奴40克。水煎浓汁，代茶饮用，每次2碗。服多次有效。▶适用于乳腺炎。

◎ **刘寄奴酒**

刘寄奴、甘草各40克。共碎细，每份使用10克，先以水2小杯，入药煎到1小杯，再放入酒1小杯，再煎到1小杯，去渣。1次温服。▶活血化瘀。适用于女子产后胞宫瘀阻、血滞难出。

马钱 学名：Strychnos nuxvomica L.

SEMEN STRYCHNI　Maqianzi

〖马钱子〗

别名： 番木鳖，苦实，马前，马前子，牛银。

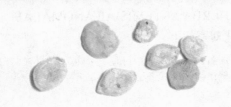

◎《本草纲目》记载马钱子：

"治伤寒热病，咽喉痹痛，消痞块。"

【科属】为马钱科植物马钱的干燥成熟种子。

【地理分布】生于亚热带、热带地区的深山老林中；我国福建、海南、台湾、广东、云南、广西等地有栽培，主产于越南、印度、泰国、缅甸、斯里兰卡等国。

【采收加工】秋季果实成熟的时候摘下，取出种子，洗净附着的果肉，晒干。

【药理作用】兴奋中枢神经；镇痛；促进消化，促进胃液分泌；祛痰、镇咳；抑菌等。

【化学成分】生物碱类：士的宁（番木鳖碱）、异番木鳖碱等；其他：绿原酸、番木鳖苷等。

【性味归经】苦，温；有大毒。归肝、脾经。

【功能主治】散结消肿，通络止痛。用于麻痹瘫痪、风湿顽痹、痈疽肿痛、跌扑损伤；小儿麻痹后遗症、类风湿性关节痛。

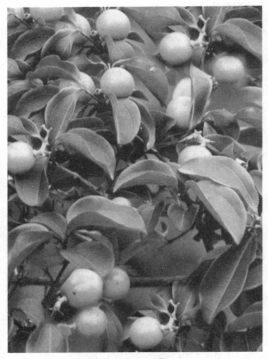

本草药方

◎ **1. 主治：疗。**

制马钱子3克，当归10克，胆南星、地鳖虫、没药、血竭、红花、乳香、白芷、防风、川芎、升麻、川乌头、细辛、草乌头各2克，螃蟹骨、龙骨、石菖蒲、羌活各1克。研磨成细末，酒精调糊，涂敷患处，用凡士林纱布包扎，每天换2次。

◎ **2. 主治：疗。**

制马钱子、乳香、杏仁、铜绿各15克，蓖麻子仁30克，松香12克，血竭5克。各研磨成细末，一同捣如泥，敷于患处，每天1换。

◎ **3. 主治：疗。**

马钱子、樟脑各5克，藤黄10克。一同研磨成细末，猪胆汁调敷，每天2次。

◎ **4. 主治：跌打损伤，流血不止，青紫肿痛，皮肉未破。**

血竭、胆南星、红花、防风、白芷、升麻各15克，雄地鳖虫、川芎各12克，没药24克，马钱子9个（微炒），龙骨（涩舌者真）、羌活、螃蟹壳、当归、石菖蒲各9克，净乳香30克。共研磨成极细粉，装瓶内贮藏备用。使用时用老酒调敷患处；血止后用凡士林调成软膏涂用也可。

药膳养生

◎ **马钱子鸡蛋**

马钱子10克，鸡蛋8个。马钱子砸碎放入锅内，用开水浸1小时，放入鸡蛋，慢火煮1小时，把鸡蛋捞出，放入冷水内浸泡片刻，放回药液中泡1小时（煮鸡蛋时，谨防鸡蛋弄破，若破则扔掉，绝对不能食用，因马钱子有大毒）。每早空腹食用1个马钱子鸡蛋，6天为1个疗程。间隔6天，再继续下1个疗程。▶解毒散结。适用于肺结核患者，尤宜于抗结核药物效果不显者。

水 蛭 学名：Hirudo nipponica Whitman

HIRUDO　Shuizhi

《水 蛭》

别名：马蜞，马蛭，马鳖，红蛭，水蛭，蚂蟥，沙塔干，肉钻子。

◎《本草纲目》记载水蛭：
"逐血瘀血闭，破血症积聚无予，利水道。"

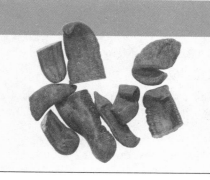

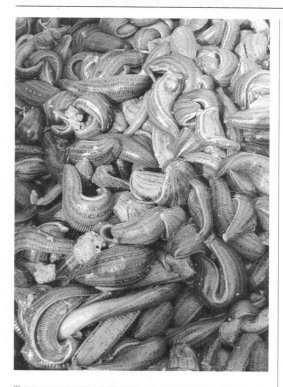

【科 属】为水蛭科动物水蛭、蚂蟥或柳叶蚂蟥的干燥体。

【地理分布】**1. 水蛭** 栖息于沟渠、水田中，吸人、畜血液，分布很广，我国南北方都有，全国大部分地区的池塘、湖泊以及水田中均有。**2. 蚂蟥** 生活于水田湖沼中，吸食浮游生物、小型昆虫、软体动物以及腐殖质，冬季蛰伏于土中，分布于东北及山东、河北、安徽、江苏、江西、浙江、湖北、湖南等地，全国大部分地区的湖泊、池塘以及水田中都有。**3. 柳叶蚂蟥** 在溪流近岸处多有栖息，不喜强光，有时吸附在水草的基部或阴影下的流水中或泥面，分布于我国河北、江苏、安徽、湖北、福建等地，全国大部分地区的池塘、湖泊以及水田中都有出产。

【采收加工】夏、秋两季捕捉，用沸水烫死，晒干或者低温干燥。

【药理作用】抗血栓形成，抑制血小板聚集，抗凝血；改善血液循环；兴奋子宫平滑肌；增加心肌血流量；降血脂等。

【化学成分】氨基酸类：苏氨酸、天冬氨酸、丙氨酸等；其他：蛋白质、铁、砷、锌等无机元素。新鲜水蛭唾液腺中含有水蛭素、肝素、伪水蛭素、抗血酸素等。

【性味归经】咸，苦，平；有小毒。归肝经。

【功能主治】逐瘀，破血，通经。用于症瘕痞块、跌扑损伤、经产血瘀。

本草药方

◎ **1. 主治：肝癌。**
水蛭、蟑螂、僵蚕、蜈蚣、蝙蝠、全蝎、五灵脂各等份。一起研磨成细末。每次服3克，每天2次。

◎ **2. 主治：血小板增多症。**
水蛭适量。焙干，轧成细粉。每次冲服0.3克，每天3次。

◎ **3. 主治：鱼鳞病。**
生水蛭、杏仁、麻黄、穿山甲珠、甘草、全蝎各20克，地龙、桂枝各30克，桃仁25克，大黄15克。加水煎沸15分钟，滤出药液，再加水煎20分钟，去渣，两煎药液调兑均匀，分服，每天1剂。

药膳养生

◎ **水蛭散**
生水蛭30克，生山药250克。水蛭晒干研磨成粉末，山药轧成细末。每次用山药末20克，冷水调匀，煮稀糊，加红糖适量调溶，送水蛭粉2克，每天2次。▶破血逐瘀。适用于经闭腹痛、气滞血瘀、烦躁易怒、舌质紫黯等症。血虚经闭忌用。

复带虻 学名：Tabanus bivittatus Matsum.

TABANUS Mengchong

《虻虫》

别名：牛虻，牛蚊子，牛苍蝇，瞎虻虫，牛魔蚊、牛蝇子。

◎《本草纲目》记载虻虫：

"逐瘀血，破血积，坚痞症瘕，寒热，通利血脉及九窍。"

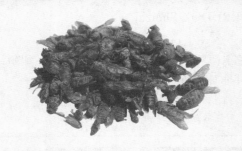

【科 属】为虻科昆虫复带虻等的雌虫体。

【地理分布】成虫白天活动，喜强烈阳光。雌虫吸食牲畜的血液。广泛分布于华北、东北以及华东各地，主产于四川、广西、江苏、浙江、湖北、湖南、山西、河南、辽宁等地。

【采收加工】夏、秋两季捕捉，捕后用沸水烫死，洗净后晒干。

【药理作用】抗炎；抗凝血；抑制胃肠平滑肌；镇痛；兴奋子宫平滑肌等。

【化学成分】脂肪酸类：硬脂酸、棕榈酸、亚油酸、油酸；无机元素：钡、砷、钴等。

【性味归经】苦，微寒；有小毒。归肝经。

【功能主治】散结消症，破血逐瘀。用于血瘀经闭、症瘕积聚、瘀滞肿痛、跌打损伤。

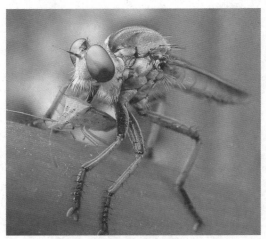

本草药方

◎ **1. 主治：冠心病，心绞痛。**

虻虫10克，党参15克，陈皮、玉竹各12克。加水煎沸15分钟，滤出药液，再加水煎20分钟，去渣，两煎药液调兑均匀，分服，每天1剂。

◎ **2. 主治：鱼鳞病。**

虻虫15克，桂枝、麻黄、地龙各30克，杏仁、桑叶各25克，生水蛭、大黄、穿山甲珠、蛇蜕各20克，蝉蜕10克，天门冬、玄参各50克。煎服法同1。每天1剂。若顽鳞不脱可加皮硝10克，体质虚弱加人参6克。

◎ **3. 主治：恶性淋巴瘤。**

虻虫2克，猕猴梨根20克，半枝莲30克，黄芪、枳壳、地龙各15克，赤芍、柴胡、黄芩各12克，黄药子10克，地鳖虫、蛴螬、水蛭各5克，大黄4克。煎服法同1。每天1剂。

◎ **4. 主治：脑中风后遗症。**

虻虫、水蛭、地龙、一见喜、丹参各3克，田三七2克。以上药为一剂药量，共研细末，每天分3次，温开水送服。一般轻者连续服用20天，症状改善或消失。重者需用4个月。

◎ **5. 主治：肺癌**

虻虫4克，泽兰、生薏苡仁各30克，川贝、郁金、苦杏仁、黄芩各12克，瓜蒌皮、合欢皮、百部各10克。水煎服，每天1次。

药膳养生

◎ **牡蛎丸**

虻虫、川芎、茯苓、水蛭各45克，牡蛎120克，大黄500克，柴胡150克，干姜90克，川椒300克，葶苈子、芒硝、杏仁各100克，桃仁70枚。以上各药一起捣碎，炼蜜为丸如梧桐子大。每天服1次，共服7天，温开水送服，经来即停用。▶主治妇女经闭不通、不欲饮食。

◎ **黄药子酒**

虻虫、全蝎、蜈蚣各30克，黄药子300克，白酒（60°）1 500毫升。将诸药浸入白酒中密封，埋在地下，7天之后即可。每次服20毫升，每天3次，连服4周。▶化瘀解毒，消肿散结。对于瘀血内结之食管癌有疗效。

南方大斑蝥 学名：Mylabris phalerata Pallas

MYLABRIS Banmao

〖斑 蝥〗

别名：龙尾，斑虫毛，龙虫毛，月斑毛，羊米虫，老虎斑毛，花罗虫。

◎《本草纲目》记载斑蝥：

"治疣瘕，解疔毒、猘犬毒、沙虱毒、蛊毒、轻粉毒。"

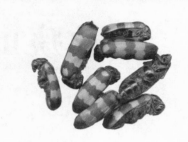

【科 属】为芫菁科昆虫南方大斑蝥或黄黑小斑蝥的干燥体。

【地理分布】**1. 南方大斑蝥** 喜群集栖息和取食。复变态，幼虫共 6 龄，成虫 4—5 月开始危害植物的叶、芽及花等器官，7—8 月最烈，多损伤花生、大豆、茄子以及棉花等。我国大部分地区都有分布，主产河南、江苏、安徽、贵州、湖南、广西等地。**2. 黄黑小斑蝥** 生态与分布同上种。

【采收加工】夏、秋季节捕捉，闷死或烫死，晒干。

【药理作用】升高白细胞；抗肿瘤；抗病原体；提高机体免疫力；雌激素样作用；局部刺激作用等。

【化学成分】**1. 南方大斑蝥** 脂肪，斑蝥素，色素，蚁酸，甲壳素。**2. 黄黑小斑蝥** 挥发油，斑蝥素，酸类，蜡样物质；其他：钡、砷等无机元素。

【性味归经】辛，热；有大毒。归肝、胃、肾经。

【功能主治】攻毒蚀疮，破血消症，抗肿瘤。用于症瘕肿块、瘰疬、积年顽癣、痈疽不溃、赘疣、恶疮死肌。

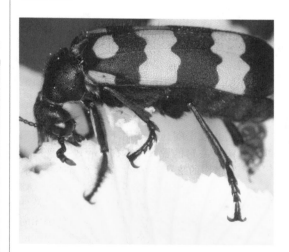

本草药方

◎ **1. 主治：急性咽喉炎肿痛严重型。**

斑蝥 3 个（去头足翅），蜈蚣 1 条（去头足），炙穿山甲 3 克，炒全蝎 1 个，麝香 0.3 克。先将前 4 味药研磨极细末，后放入麝香研匀，收贮瓷瓶内备用。用小膏药 1 张，慢火烤开，用药末 0.15~0.3 克撒膏药上，贴肿侧的外颈部，1~2 小时即揭去。贴后有水疱，针刺破，放出毒水，肿消痛止。

◎ **2. 主治：神经性皮炎。**

斑蝥、半夏、白及、白薇各 10 克。同研磨成粉末，醋调涂于患处，每天 3 次。

◎ **3. 主治：神经性皮炎。**

斑蝥 2 只，马钱子 6 克，土荆皮 9 克。做成粗末，高粱酒浸泡 1 天，涂患处，每天 3 次。

◎ **4. 主治：经候闭塞及干血气。**

斑蝥（糯米炒）10 个，桃仁（炒）49 个，大黄 15 克。共为细末，酒糊为丸，如桐子大，空心酒下 5 丸，甚者 10 丸。如血枯经闭者，用四物汤送下。

◎ **5. 主治：疟疾。**

斑蝥 7 只，麻黄、雄精各 6 克，朱砂 25 克。共研细末，每次用 0.5~1.5 克，调放在膏药上，贴头颈项第二骨节处。

药膳养生

◎ **狂犬咬伤药膳**

斑蝥 1 个（去头足），花椒 18 对，枯矾 9 克，黄酒 120 克。先将斑蝥用江米拌炒微黄，然后连同花椒、枯矾一同研磨成细末。用黄酒炖热冲服。作为狂犬咬伤后的自治药膳。▶服后 2 小时，感觉腹部酸坠，待药已见效。3～8 小时，伤轻者小便赤红；严重患者，小便见血丝。如现此征，即为毒气排出，不必再服用，否则仍须续服。根据经验，最多不过两剂即愈。

化痰止咳平喘药

【概念】

在中医药理论中凡以消痰或祛痰为主要作用的药物，称为化痰药；以制止或减轻咳嗽和喘息为主要作用的药物，称止咳平喘药。由于化痰药多数兼能止咳，而止咳平喘药也多兼有化痰作用，故常统称化痰止咳平喘药。

【功效】

化痰药主要具有消痰或祛痰的作用，止咳平喘药主要具有止咳平喘的作用。

【药理作用】

中医科学研究表明，化痰止咳平喘药主要具有镇咳、祛痰、抑菌、平喘、消炎、抗病毒、利尿等作用，部分药物还有镇痛、镇静、改善血液循环、抗惊厥、调节免疫功能的作用。

【适用范围】

化痰止咳平喘药主要用于痰阻于肺的咳喘痰多，痰蒙心窍的昏厥、癫痫，肝风夹痰的中风，痰蒙清阳的眩晕、惊厥，痰阻经络的肢体麻木、口眼㖞斜、半身不遂，痰火互结的瘰疬、瘿瘤，痰凝肌肉、流注骨节的阴疽流注等，以及外感、内伤导致的各种咳嗽和喘息。对现代临床的急、慢性支气管炎，支气管扩张，肺气肿，慢性淋巴结炎，皮下肿块，冠心病，心绞痛，单纯性甲状腺肿，心力衰竭，高血压，脑血管意外，癫痫等病症有一定的治疗作用。

【药物分类】

根据功效和临床应用的不同，主要分为化痰药和止咳平喘药两类。

化痰药，又分为温化寒痰药和清化热痰药两类。温化寒痰药，药性多温燥，有燥湿化痰、温肺祛痰的功效；清化热痰药，药性多寒凉，有清化热痰的功效。部分药物质润，兼能润燥；部分药物味咸，兼能软坚散结。温化寒痰药主要用于

湿痰、寒痰导致的咳嗽气喘、痰多色白、苔腻等，以及寒痰、湿痰所致的肢体麻木、眩晕、阴疽流注等。清化热痰药主治热痰所致的痰黄质稠、咳嗽气喘，其中痰干稠难咯、唇舌干燥的燥痰证，宜选质润的润燥化痰药，其他如痰热痰火所致的癫痫、瘿瘤、中风惊厥、瘰疬等，均可以清化热痰药治疗。中医药方常用的化痰药有天南星、半夏、芥子、白附子、猪牙皂、旋覆花、桔梗、猫爪草、白前、川贝母、瓜蒌、前胡、浙贝母、天竺黄、竹茹、海浮石、竹沥、瓦楞子、海蛤壳、昆布、海藻、胖大海、黄药子、礞石、猴枣等。

止咳平喘药的药味或辛或苦或甘，药性或温或寒，其止咳平喘的功效有清肺、宣肺、降气、润肺、敛肺以及化痰，而有的药物偏于平喘，有的两种药性都有。中医药方常用的止咳平喘药有苦杏仁、百部、紫菀、款冬花、紫苏子、满山红、桑白皮、枇杷叶、葶苈子、白果、马兜铃、华山参、矮地茶、罗汉果、洋金花、牡荆子等。

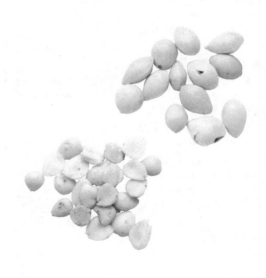

半夏 学名：Pinellia ternata (Thunb.) Breit.

RHIZOMA PINELLIAE　Banxia

〖半夏〗

别名： 水玉，地文，守田，示姑，羊眼半夏，地珠半夏，麻芋果，老和尚头。

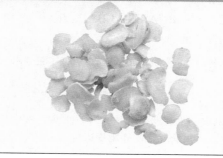

◎《本草纲目》记载半夏：
"除腹胀，目不得暝，白浊，梦遗，带下。"

【科 属】为天南星科植物半夏的干燥块茎。

【地理分布】农田、山地、溪边或林下多有生长。我国大部分地区有野生。主产于湖北、四川、安徽、河南、山东等地。

【采收加工】夏、秋季节采挖，洗净后，除去外皮及须根，晒干。

【药理作用】制品镇吐，生品催吐。镇咳，祛痰；抗胃溃疡；抗肿瘤；抗生育；抗心律失常；抗矽肺等。

【化学成分】氨基酸类：苏氨酸、天门冬氨酸、丝氨酸等；无机元素：铁、铝、钙等；脂肪酸类：硬脂酸、棕榈酸、油酸等；其他：半夏淀粉、生物碱、辣性物、半夏胰蛋白酶抑制物、半夏蛋白、苷类、酚类、内酯、甾类、胆碱等。

【性味归经】辛，温；有毒。归脾、胃、肺经。

【功能主治】降逆止呕，燥湿化痰，消痞散结。用于痰多咳喘、风痰眩晕、痰饮眩悸、呕吐反胃、痰厥头痛、梅核气、胸脘痞闷；生用外治痈肿痰核。

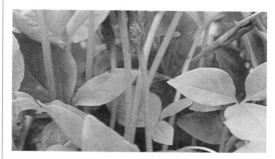

本草药方

◎ **1. 主治：早期胃癌。**

半夏、丹参、党参、枳壳各8克，半枝莲、白茅根各30克，代赭石、鸡内金各15克，川乌头3克，巴豆霜0.15克，白糖50克。加水煎沸15分钟，滤出药液，再加水煎20分钟，去渣，两煎药液调兑均匀，分服，每天1剂。

◎ **2. 主治：早期胃癌。**

半夏、山慈姑、七叶一枝花各10克，黄芪、党参、半枝莲、白术、皂刺、白花蛇舌草、瓜蒌各30克，麦门冬、沙参、石斛各15克，甘草5克。煎服法同1。每天1剂。

◎ **3. 主治：十二指肠炎。**

半夏、吴茱萸、黄连、厚朴、藿香、车前子、茯苓、陈皮、白术各10克。煎服法同1。每天1剂。

◎ **4. 主治：因寒所致胃脘痛。**

半夏、陈皮、炙甘草、生姜各5克，干姜12克，白术8克，香附、茯苓、山药、砂仁各5克，大枣5枚。煎服法同1。每天1剂。

药膳养生

◎ **半夏酒**

半夏20枚。用水煮，再水泡片刻，趁热用白酒（65°）1升浸，密封很久。每次取适量趁热含饮。▶适用于重舌满口。

◎ **半夏人参酒**

半夏、黄芩各30克，人参、干姜、炙甘草各20克，黄连6克，大枣10克，白酒（65°）1升。上药共捣碎，用布包裹，用酒浸泡在净器中，6天后，加冷白开水500毫升，调和均匀，去渣备用。每饮20毫升，早、晚各1次。▶适用于寒热互结、胃气不和、呕恶上逆、心下痞硬、不思饮食、肠鸣下痢、体倦乏力等症。

◎ **半夏山药粥**

清半夏、生山药各50克，适量白糖。山药研磨成粉末；半夏水煎汁约700毫升，去渣，调入山药粥，再煎二三沸，调入白糖。空腹服用。▶降逆止呕，燥湿化痰，和胃降逆，健脾益气。适用于呕吐不止、胃气上逆。

白芥 学名：Brassica alba (L.) Boiss

SEMEN SINAPIS ALBAE　Jiezi
『芥子』

别名： 白芥子，辣菜子，苦芥子，白芥，芥菜子。

◎《本草纲目》记载芥子：

"利气豁痰，除寒暖中，散肿止痛。治咳嗽反胃，痹木脚气，筋骨腰节诸痛。"

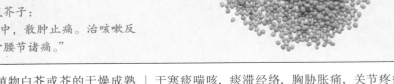

【科 属】为十字花科植物白芥或芥的干燥成熟种子。

【地理分布】原产于欧洲。我国山西、山东、辽宁、新疆、安徽、四川、云南多有栽培。

【采收加工】夏末秋初果实成熟的时候采割植株，晒干后，打下种子，除去杂质。

【药理作用】抗真菌；祛痰等。

【化学成分】生物碱类：4-羟基苯甲酰胆碱、芥子碱、4-羟基苯甲胺等；其他：白芥子苷、芥子油苷、脂肪油、精氨酸、赖氨酸、组氨酸等。

【性味归经】辛，温。归肺、胃经。

【功能主治】散结通络止痛，温肺豁痰利气。用于寒痰喘咳，痰滞经络，胸胁胀痛，关节疼痛、麻木，痰湿流注，阴疽肿毒。

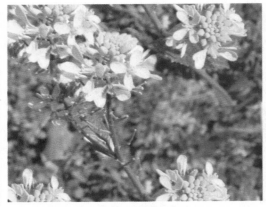

本草药方

◎ **1. 主治：化脓性心包炎，高热寒战。**

白芥子10克，当归、党参、桃仁、赤芍、茯苓各15克，桂枝5克。加水煎沸15分钟，滤出药液，再加水煎20分钟，去渣，两煎药液调兑均匀，分服，每天2剂。

◎ **2. 主治：心包积液，心包炎，心悸，咳嗽喘满，浮肿。**

白芥子、桂枝、白术、半夏、猪苓各10克，葶苈子20克，桑白皮、大枣各15克，泽泻、茯苓、冬瓜皮各12克，甘草3克。煎服法同1。每天2剂。

◎ **3. 主治：血栓闭塞性脉管炎。**

白芥子、麻黄、干姜、玄参、生地黄、党参、麦门冬、鸡血藤、白术、赤芍、牛膝各10克，桂枝、附子（先煎30分钟）、鹿角霜、黄芪各30克，乳香、没药各5克。煎服法同1。每天1剂。

◎ **4. 主治：慢性肺气肿，咳嗽气短，冬季严重者。**

白芥子、苏子、莱菔子各10克，山药60克，玄参30克。煎服法同1。每天1剂。

药膳养生

◎ **白芥子三七酒**

白芥子20克，三七30克，白酒1升。把白芥子、三七泡入酒中30天后即可去药饮酒，每天2次，每次20毫升。▶化痰通络，活血通经。对于痰湿内阻之闭经有疗效。

◎ **辛味莴苣**

白芥子10克，莴笋200克，杏仁6克。将莴苣切成条，白芥子（磨碎）粉用开水焖好，杏仁泡透，去皮，切成末。将莴苣、杏仁末、焖好的芥子粉放在一起，加入香油及味精，调拌均匀即可。随意食用。▶利气化痰，润肠止咳。适用于急、慢性支气管炎及便秘。

◎ **三子泻白止嗽汤**

白芥子、桔梗各4克，苏子、莱菔子、荆芥、紫菀、百部、白前、橘红各6克，地骨皮、桑白皮各10克，甘草3克。水煎2次取汁300毫升，分3次温服，每天1剂。连服5剂为1个疗程；2个疗程停药观察。▶理肺降逆，止咳化痰。主治小儿支气管炎，尤宜于小儿顽固性咳嗽。

皂荚 学名：Gleditsia sinensis Lam.

FRUCTUS GLEDITSIAE ABNORMALIS　Zhuyazao

〖猪牙皂〗

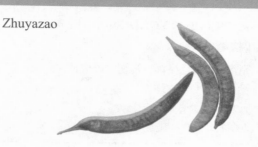

别名：皂荚，鸡栖子，皂角，猪牙皂角，牙皂，乌犀，小皂。

◎《本草纲目》记载猪牙皂：

"通肺及大肠气，治咽喉痹塞，痰气喘咳，风疠疥癣。"

【科 属】为豆科植物皂荚的干燥果实。

【地理分布】在路边、住宅附近、沟旁多有生长。分布于东北、华东、华北、华南以及贵州、四川等地。

【采收加工】秋季果实成熟时采摘，晒干。

【药理作用】抗菌；祛痰；兴奋子宫平滑肌等。

【化学成分】皂苷类：皂荚皂苷、皂荚苷（皂素）等；其他：鞣质、廿九烷、蜡醇、豆甾醇等。

【性味归经】辛、咸，温；有小毒。归肺、大肠经。

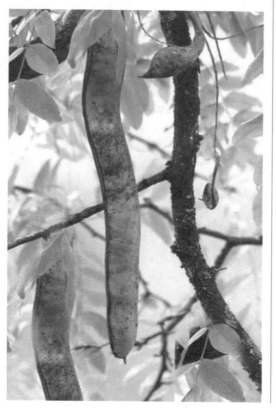

【功能主治】散结消肿，祛痰开窍。用于中风口噤、昏迷不醒、关窍不通、癫痫痰盛、顽痰喘咳、喉痹痰阻、大便燥结、咯痰不爽；外治痈肿。

本草药方

◎ **1. 主治：乳汁不足。**

皂角刺、天花粉、川贝母、半夏、乳香、穿山甲珠、白及、王不留行、银花各5克，黄酒30毫升，百部、黑芝麻各15克，知母10克。加水煎沸15分钟，滤出药液，再加水煎20分钟，去渣，两煎药液调兑均匀，分服，每天1剂。

◎ **2. 主治：泌尿系结石。**

皂角刺、冬葵子、葶苈子各8克，金钱草30克，虎杖18克，石韦15克，海金沙、滑石各12克，通草5克。煎服法同1。每天1剂。

◎ **3. 主治：慢性前列腺炎，痛引精索睾丸，质硬触痛，前列腺肿大，舌质黯或有瘀斑，苔薄白，脉弦细。**

皂角刺、赤芍药、延胡索、穿山甲、牡丹皮各15克，败酱草30克，蒲公英、黄檗、王不留行各25克，木香10克。煎服法同1。每天1剂。

药膳养生

◎ **皂角芽茶**

嫩皂荚芽500克，炒柔，杀青，像制茶叶法，焙干，碾磨成细末。每次取3克，开水冲泡，代茶饮。▶祛痰开窍，祛痰除湿。适用于黏稠难咯、咳嗽痰多、肠风便血、胸闷气喘等症。有毒，不宜过量。

◎ **皂荚芽菹方**

皂荚嫩芽、红粳米各适量。米淘净，做成米饭，皂荚芽洗净，放入沸水内焯，捞入清水，漂洗，绞去汁，放砂锅内炒熟，加调料佐红米饭食。▶散结消肿，祛痰开窍。适用于半身不遂、中风口眼歪斜、喉有痰声等症。

桔梗

学名：Platycodon grandiflorum.(Jacq.) A. DC.

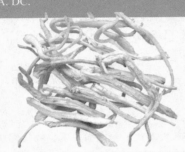

RADIX PLATYCODONIS Jiegeng

〖桔梗〗

别名：荠苨，梗草，苦梗，苦桔梗，大药，苦菜根。

◎《本草纲目》记载桔梗：
"主口舌生疮，目赤肿痛。""伏砒。"

【科 属】为桔梗科植物桔梗的干燥根。

【地理分布】生于山地草坡、林缘，或有栽培。全国各地普遍有分布。

【采收加工】春、秋两季采挖，洗净，除去须根，趁鲜剥去外皮或不去外皮，干燥。

【药理作用】抗炎；祛痰、镇咳；抗消化性溃疡；提高机体免疫力；降血糖；增加冠脉流量；镇静、镇痛、解热；利尿等。

【化学成分】脂肪酸类：油酸、硬脂酸等；皂苷类：远志苷、桔梗苷A、远志酸、β－D－葡萄糖苷、桔梗苷元葡萄糖苷等；甾体类：α－菠菜甾醇及其葡萄糖苷、白桦脂醇等；多聚糖类：桔梗聚糖GF2－GF9等；维生素类：维生素A、维生素B等；其他：蛋白质、微量元素、脂肪等。

【性味归经】苦、辛，平。归肺经。

【功能主治】利咽，宣肺，排脓，祛痰。用于咳嗽痰多、胸闷不畅、音哑、咽痛、疮疡脓成不溃、肺痈吐脓。

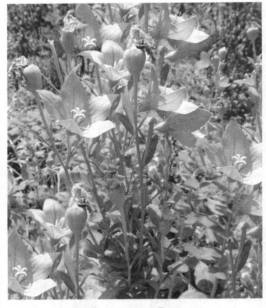

本草药方

◎ 1. 主治：乳痈寒热作痛。

桔梗12克，天花粉18克，金银花24克，瓜蒌60克，皂角刺、穿山甲（炒珠）、浙贝母、知母、半夏、白及、乳香（去油）、没药（去油）各8克，通草5克。加水煎沸15分钟，滤出药液，再加水煎20分钟，去渣，两煎药液调兑均匀，分服，每天1剂。用白酒作为药引。

◎ 2. 主治：缺乳症。

桔梗、木通各3克，党参、黄芪各20克，白术、当归、麦门冬、王不留行各10克。煎服法同1。每天1剂。用猪蹄作为药引，炖汤食用。气滞或炎症缺乳者，参芪减半，加赤芍、柴胡、黄芩各8克，陈皮5克。

◎ 3. 主治：乳汁不足。

桔梗、通草各5克，上党参30克，炒山甲22克，王不留行15克，麦门冬8克。煎服法同1。每天1剂。

药膳养生

◎ 桔梗甘草茶

桔梗、甘草各100克。研磨成为粗末，调和均匀过筛，分包，每包10克，用时沸水冲泡。代茶饮，每次1包。▶适用于支气管炎咳嗽。

◎ 桔梗鱼腥草汤

桔梗20克，冬瓜仁15克，鱼腥草30克，甘草6克。水煎服。▶清热解毒，祛痰排脓。对肺痈咳唾脓痰、大叶性肺炎有疗效。

◎ 玉露绿豆糕

桔梗、葛根、天花粉各15克，绿豆粉500克，白糖150克。葛根、天花粉、桔梗切片，烘干打成细末，与豆粉、白糖调和，加清水调湿，放入饭盒，大火蒸30分钟，取糕，切成重约25克的块状。酌量食用。▶润肺止咳，清热生津。适用于肺燥干咳、痰少，以及胃热口渴喜饮等症。

川贝母或湖北贝母

学名：Fritillaria cirrhosa D. Don & Fritillaria hupehensis Hsiao et K. C. Hsia

BULBUS FRITILLARIAE CIRRHOSAE　Chuanbeimu

《川贝母》

别名：空草，青贝，炉贝，松贝。

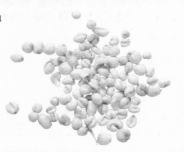

◎《本草纲目》记载川贝母：
"消痰，润心肺。末和砂糖为丸含，止嗽；烧灰油调，傅人畜恶疮，敛疮口。"

【科属】为百合科植物川贝母、暗紫贝母、甘肃贝母或者棱沙贝母的干燥鳞茎。前三者被习称"炉贝"。此外，药典还收录平贝母、伊犁贝母和湖北贝母。平贝母为百合科植物平贝母的干燥鳞茎。伊犁贝母为百合科植物伊犁贝母或新疆贝母的干燥鳞茎。湖北贝母为百合科植物天目贝母的干燥鳞茎。

【地理分布】**1. 川贝母** 生于林中、草地、灌丛、山谷、河滩等湿地或者岩缝中。分布于云南、四川、西藏等地。**2. 暗紫贝母** 海拔 3 200 ~ 4 500 米的草地上有生长。分布于四川、青海。**3. 棱沙贝母**海拔 3 800 ~ 4 700 米的流沙滩上的岩石缝隙中多有生长。分布于四川、青海、云南、西藏等省地。
4. 甘肃贝母 海拔 2 800 ~ 4 400 米的灌丛或者草地上多有生长。分布于青海、甘肃、四川。

【采收加工】夏、秋两季或者积雪融化时采挖，除去须根、粗皮以及泥沙，晒干或者低温干燥。

【药理作用】祛痰，镇咳，平喘；兴奋子宫平滑肌，抑制胃肠平滑肌；降血压；提高耐缺氧能力等。

【化学成分】生物碱类：炉贝碱、川贝碱、青贝碱、白炉贝碱、松贝碱等；其他：甾体、皂苷。

【性味归经】苦，甘，微寒。归肺、心经。

【功能主治】化痰止咳，清热润肺。对肺热燥咳、干咳少痰、阴虚劳嗽、咯痰带血有疗效。

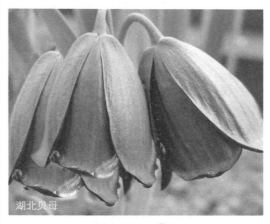
湖北贝母

本草药方

◎ **1. 主治：瘰疬，颈项部淋巴结结核症。**

川贝母、白芍、海藻各 12 克，当归 18 克，川芎、生地黄、柴胡、黄芩、夏枯草、乳香、没药各 9 克，牡丹皮 6 克。加水煎沸 15 分钟，滤出药液，再加水煎 20 分钟，去渣，两煎药液调兑均匀，分早晚两次服，每天 1 剂。忌食辛辣等物。

◎ **2. 主治：急性咽喉炎，疼痛，张口困难。**

川贝母、牡丹皮、白芍药（炒）各 12 克，生地黄 30 克，玄参 24 克，麦门冬 18 克，薄荷叶 8 克，甘草 6 克。煎服法同 1。每天 2 剂，重者 3 剂。咽喉肿痛严重者，加生石膏 12 克；大便燥结数天不通，加清宁丸 6 克，玄明粉 6 克；面赤身热或者舌苔黄色，加金银花 12 克、连翘 6 克。

药膳养生

◎ **川贝雪梨炖猪肺**

川贝母 15 克，猪肺 40 克，雪梨 2 个，冰糖 20 克。梨切成方丁；猪肺洗净，切成 3 厘米长、1 厘米宽的块，挤去泡沫；贝母洗净。3 味同置砂锅内，加适量水以及冰糖，烧沸后转小火炖 1 小时。每天 1 次，分 3 次服。▶具有化痰润肺镇咳的功能。适用于肺结核咳嗽、咯血，老年人燥热、无痰干咳等症。

◎ **川贝母炖蜜糖**

川贝母 12 克（末则用 6 克），蜜糖约 15 克。川贝母打碎，和蜜糖一起放到炖盅内，隔水炖服。1 次服完。▶具有润肺清热止咳的功效。适用于肺燥咳嗽和小儿痰核等。

白花前胡 学名：Peucedanum praeruptorum Dunn

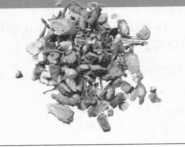

RADIX PEUCEDANI Qianhu

《前 胡》

别名：信前胡，射香菜。

◎《本草纲目》记载前胡：
"清肺热，化痰热，散风邪。"

【科 属】为伞形科植物白花前胡或紫花前胡的干燥根。

【地理分布】**1. 白花前胡** 海拔250～2000米的山坡林缘、半阴性或路旁的山坡草丛中多有生长。分布于河南、江苏、甘肃、浙江、安徽、福建、江西、湖南、湖北、四川、广西、贵州等地。**2. 紫花前胡** 溪沟边、山坡林缘或杂木林灌丛多有生长。分布于河北、辽宁、陕西、河南、安徽、江苏、江西、浙江、湖北、台湾、广西、广东、四川等地。

【采收加工】冬季到次年春节茎叶枯萎或者未抽花茎的时候采挖，除去须根，晒干，洗净或者低温干燥。

【药理作用】抗炎；祛痰；增加冠脉流量；抑菌；抑制心肌收缩力；扩张血管；抗心律失常等。

【化学成分】香豆素类：东莨菪苷，伞形花内酯，紫花前胡内酯苷，白花前胡素甲、乙、丙、丁，紫花前胡素等；皂苷类：紫花前胡皂苷Ⅰ－Ⅴ等；其他：糖类、挥发油、微量元素等。

【性味归经】苦、辛，微寒。归肺经。

【功能主治】降气化痰，散风清热。用于风热咳嗽痰多、咯痰黄稠、痰热喘满。

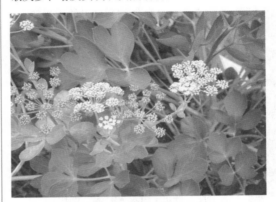

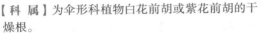

本草药方

◎ **1. 主治：风湿性关节炎。**

前胡、独活、茯苓、羌活、党参、川芎、甘草、玄参、薄荷、生姜、紫苏梗、大枣各3克，柴胡、桔梗、枳壳各5克。加水煎沸15分钟，滤出药液，再加水煎20分钟，去渣，两煎药液调兑均匀，分服，每天1剂。

◎ **2. 主治：狂犬咬伤。**

前胡、羌活、人参、柴胡、独活、桔梗、川芎、甘草、枳壳、生地榆、生姜各8克，茯苓5克，紫竹根15克。水煎服，每天2剂，早晚各服1剂。连服10剂。服后身心发痒。

◎ **3. 主治：寒咳，风寒，宣肺止咳。**

前胡、杏仁、荆芥、桔梗、苏子、法夏、陈皮、桂枝、百部、白前各5克，麻黄、甘草各3克。水煎服，每天1剂。

药膳养生

◎ **二母鳖鱼**

前胡、贝母、知母、柴胡、杏仁各6克，鳖鱼500克，食盐少许，葱、姜等调料少许。取鱼内脏，将鱼洗净切块，将5味草药放入锅中，入调料，加水没过肉，置锅中蒸1小时，即可食用。▶对于治疗系统性红斑狼疮长期发热不退，而致阴虚内热者有疗效。

◎ **梨膏糖**

前胡、杏仁、川贝母、橘红、制半夏、茯苓各30克，鸭梨1000克，百部50克，款冬花20克，生甘草、香橼各15克，白砂糖300克，绵白糖200克。先将橘红、香橼焙干研成细粉备用，取鸭梨去核切碎，将上述草药一起加水适量，煎取药汁，再加水煎取药汁，共4次，合并药汁，小火浓缩至较稠时，加入白砂糖拌匀，续煎熬至稠厚时，加入橘红粉、香橼粉拌匀，煎至用铲挑起成丝时离火，趁热倒入表面涂过食用油的大搪瓷盘，稍冷后分割成80块，再任意食用。▶散风清热，降气化痰。对于咳嗽痰多有疗效。

青秆竹 学名：Bambusa tuldoides Munro

CAULIS BAMBUSAE IN TAENIA　Zhuru

〖竹 茹〗

别名：竹皮，淡竹皮茹，青竹茹，淡竹茹，竹二青，竹子青。

◎《本草纲目》记载竹茹：

"淡竹茹：治伤寒劳复，小儿热痫，妇人胎动；
苦竹茹：水煎服，止尿血。竹茹：治劳热。"

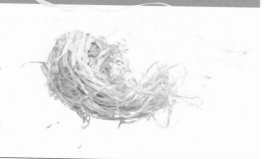

【**科　属**】为禾本科乔木或灌木植物淡竹、青秆竹或者大头典竹的茎秆的干燥中间层。

【**地理分布**】**1.淡竹** 通常栽植于庭院，分布于山东、河南以及长江流域以南各地。**2.青秆竹** 多生于丘陵、平地。分布于广东、广西。**3.大头典竹** 生于平地、山坡或路旁。分布于海南、广东以及广西。

【**采收加工**】全年都可采制，取新鲜茎，除去外皮，将稍带绿色的中间层刮成丝条，或者捆扎成束，削成薄片，阴干。

【**药理作用**】抗菌。

【**化学成分**】微量元素：钡、铝、锌等；氨基酸类：精氨酸、天冬氨酸、谷氨酸等；其他：果糖、葡萄糖、乙酸、愈创木酚、水杨酸等。

【**性味归经**】甘，微寒。归肺、胃经。

【**功能主治**】除烦止呕，清热化痰。用于痰热咳嗽、胆火挟痰、惊悸失眠、烦热呕吐、舌强不语、中风痰迷、妊娠恶阻、胃热呕吐、胎动不安。

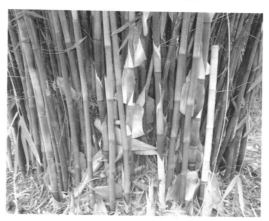

本草药方

◎ **1.主治：金黄色葡萄球菌肺炎。**

竹茹15克，蒲公英、金银花、败酱草各30克，陈皮、黄连、茯苓各10克，枳实、半夏、甘草各5克。加水煎沸15分钟，滤出药液，再加水煎20分钟，去渣，两煎药液调兑均匀，分服，每天1剂。

◎ **2.主治：慢性胰腺炎。**

柴胡、大黄（后下）、黄芩各15克，白芍12克，枳实、半夏、生姜各10克。煎服法同1。每天1剂。便秘不通加玄明粉10克（冲）；呕吐重加代赭石、竹茹各20克；腹胀加莱菔子、厚朴各10克；发热加蒲公英、金银花、栀子各10克；黄疸加茵陈20克，龙胆草10克；吐蛔加槟榔、使君子仁各10克；血瘀加桃仁、丹参各10克；腹痛严重者加元胡、川楝子、木香各10克。

◎ **3.主治：慢性胰腺囊肿，食欲不振。**

竹茹、陈皮、半夏、枳壳、茯苓、大腹皮、佛手各10克，神曲、山楂、麦芽各15克，白豆蔻3克。煎服法同1。每天1剂。

药膳养生

◎ **竹茹粳米粥**

竹茹15克，生姜3片，南粳米60克。竹茹煎汤，去渣取汁，南粳米和生姜水煮稠粥，待粥将熟时入竹茹汁，再煮1沸。每天2次，温服食。▶适用于咯痰黄稠、肺热咳嗽、胃虚呃逆、胃热呕吐、妊娠呕吐、产后虚烦，以及病后体弱、虚热烦渴等症。凡胃寒呕吐者忌服。

◎ **竹茹芦根茶**

竹茹、芦根各30克，生姜3片。用水煎，取汁。代茶饮用。▶清胃热。适用于胃热呃逆、病后哕逆等症。

◎ **竹茹蜜**

竹茹15克，蜂蜜30克。竹茹煎水取汁，放入蜂蜜服。▶养阴降逆。适用于胃气不降、胃阴虚、恶心、妊娠恶阻等症。

青皮竹 学名：Bambusa textilis McClure

CONCRETIL SILICEA BAMBUSAE　Tianzhuhuang

《天竺黄》

别名：竹黄，天竹黄，竹膏，竹糖。

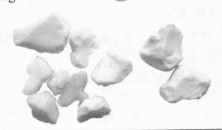

◎《本草纲目》记载天竺黄：

"竹黄出于大竹之津气结成，其气味功用与竹沥同，而无寒滑之害。"

【科　属】为禾本科植物青皮竹、华思劳竹等秆内的分泌液干燥后的块状物。

【地理分布】**1.青皮竹** 主产于广西和广东，现华中、西南、华东各地都有引种栽培，常栽培于低海拔的海边、村落附近。**2.华思劳竹** 海拔1 500～2 500米的山地常绿阔叶灌木林中等地常有生长。云南的屏边、蒙自、金平等地广为出产。

【采收加工】秋、冬两季采收。

【药理作用】降血压；镇痛等。

【化学成分】硅质，氢氧化钾，竹黄多糖，多种氨基酸，钙、铁等无机元素等。

【性味归经】甘，寒。归心、肝经。

【功能主治】清心定惊，清热豁痰。用于中风痰迷，热病神昏，小儿痰热惊痫、抽搐、夜啼。

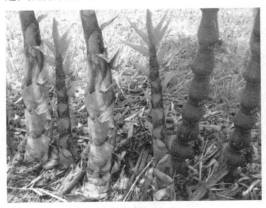

本草药方

◎ **1. 主治：高脂血症。**

天竺黄5克，丹参、泽泻各20克，山楂10克。为末，每次口服3克，每天3次。

◎ **2. 主治：顽固性失眠。**

天竺黄、琥珀(研，冲)、知母各5克，磁石、炒酸枣仁、龙骨、牡蛎各30克，百合20克，夜交藤、合欢皮、枸杞子各15克，柏子仁、石斛、淫羊藿各12克，栀子、豆豉、陈皮、远志、白术各10克，朱砂(研，冲)1.5克。加水煎沸15分钟，滤出药液，再加水煎20分钟，去渣，两煎药液调兑均匀，分服，每天1剂。

◎ **3. 主治：心脏虚弱，头痛失眠，心悸。**

天竺黄、龙骨(煅)、牡蛎(煅)、忍冬藤、钩藤、茯神(朱砂拌)、石菖蒲(朱砂拌)、远志(朱砂拌)各9克，磁石12克(煅)，白茅根、生白芍各15克。煎服法同2。每天1剂。同时服牛黄清心丸更好。

◎ **4. 主治：失眠。**

天竺黄3克，僵蚕、远志各10克，姜黄、蝉蜕各6克，合欢皮15克。水煎服，每天1剂。若肝胆火郁，加柴胡5克，黄芩、栀子各12克，川楝子6克，龙胆草10克。

药膳养生

◎ **天竺百部汤**

天竺黄3克，地龙、白果、百部各10克，桔梗、蜂房、诃子各6克，苏子12克。水煎服，分2次服，每天1剂。▶宣肺降气，祛痰平喘。主治痰气交阻、肺气不得宣降、上逆喘鸣、呼吸艰难、憋闷不畅。

◎ **人参天竺汤**

天竺黄3克，蝉衣、人参各15克，黄芩、茯神、升麻、牛黄、牡蛎各0.3克。共研细末，每次1.5克，用荆芥、薄荷煎汤兑服。每天3次，每天次数不限。▶宣肺降气，清心定惊。主治小儿高热。

◎ **热咳合剂**

天竺黄3克，麻黄6克，杏仁、葶苈子、苏子、白芥子、瓜蒌、青黛(布包煎)各8克，马兜铃9克，广百部10克，生石膏8克。每天1剂，水煎2次，取汁300毫升，兑匀，少量频服。以上为3岁小儿药量，小于或大于3岁者适当减量或加量。▶宣肺降气，祛痰平喘，清心定惊。对于小儿支气管炎有疗效。

文蛤或青蛤 学名：Meretrix meretrix Linnaeus & Cychina sinensis Gmelin

CONCHA MERETRICIS SEU CYCLINAE　Haigeqiao

〖海蛤壳〗

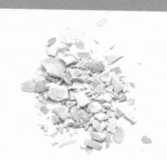

别名： 蛤壳，海蛤，蛤蜊壳。

◎《**本草纲目**》记载海蛤壳：

（文蛤）"能止烦渴，利小便，化痰软坚，治口鼻中蚀疳。"（海蛤）"清热利湿，化痰饮，消积聚，除血痢，妇人血结胸，伤寒无汗，搐搦，中风瘫痪。"

【**科属**】为帘蛤科动物文蛤或者青蛤的贝壳。

【**地理分布**】**1. 文蛤** 生活在浅海泥沙中，我国沿海都有分布。**2. 青蛤** 生活在近海的泥沙质海底，我国沿海都有分布。

【**采收加工**】夏、秋两季捕捞，去肉，洗净，晒干。

【**药理作用**】抗炎；延缓衰老。

【**化学成分**】甲壳质，碳酸钙，钴、钡、锌、铜、铬、磷等多种元素。

【**性味归经**】苦、咸，寒。归肺、肾、胃经。

【**功能主治**】软坚散结，清热化痰，制酸止痛。

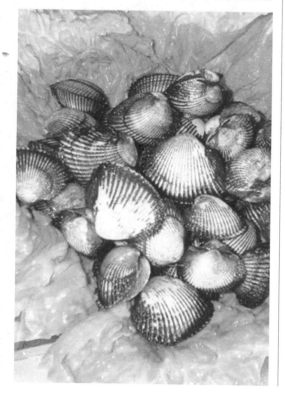

用于痰火咳嗽、痰中带血、胸胁疼痛、胃痛吞酸、瘰疬瘿瘤；外治湿疹、烫伤。

本草药方

◎ **1. 主治：甲状腺肿。**

海蛤粉、陈皮、青木香各15克，海带、海藻、昆布、海螵蛸各60克。一同制成细末，每次服8克，每天3次。

◎ **2. 主治：乳腺小叶增生，补肾散结，防乳癌。**

大蓟12克，仙灵脾10克，肉苁蓉、海藻（洗去盐分）各15克，鹿角霜18克，橘核（或黄皮核、柚子核均可）、淮山各20克，甘草5克，蜜枣3枚。加水煎成400毫升，每天分2次温服。如肿块较硬加莪术、三棱各10克，生牡蛎（先煎）、海蛤壳（生煎）各30克。

◎ **3. 主治：阵发性痉挛性咳嗽，咯血，鼻出少血，舌苔黄而干燥，指纹青紫等。**

海蛤壳20克，青黛5克。加水100毫升，待煎至20毫升后去渣取汁。然后，再将药渣加水100毫升，待煎至20毫升时熄火。之后将两次煎得的药液合并。每天1剂，7岁以上患儿分两次服下。7岁以下患儿可酌情减量，分服。

药膳养生

◎ **昆布炖羊靥**

海蛤壳、昆布、海藻、马尾藻各30克，通草5克，羊靥2具。海藻、昆布、马尾藻用清水浸泡1天，漂洗干净。上述各药与羊靥共炖熟烂，调味食。▶软坚散结。适用于气瘿、颈项渐粗、胸膈满闷等。忌和生菜、蒜、热面、笋等同服。

◎ **五瘿酒**

海蛤壳、木通、白蔹、松萝各60克，海藻、昆布、肉桂各90克，白酒20克。将上7味药共加工成细末，盛瓶备用；每次取12克，用适量白酒调匀。分成2份。每天早晚各1次，每次白酒送服1份。▶消肿、化痰，散结。对于五瘿有疗效。

毛蚶或魁蚶 学名：Arca subcrenata Lischke & Arca inflata Reeve

CONCHA ARCAE Walengzi

【瓦楞子】

别名：蚶壳，瓦屋子，瓦垄子，蚶子壳，花蚬壳，血蛤皮，毛蚶皮。

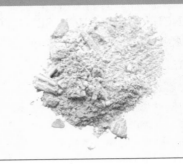

◎《本草纲目》记载瓦楞子：
"连肉烧存性，研敷小儿走马牙疳。"

【科 属】为蚶科动物毛蚶、泥蚶或魁蚶的贝壳。

【地理分布】**1. 毛蚶** 生活于潮间带至水深4~20米的泥沙质海底，喜栖息于稍有淡水流入的河口附近。广布于我国沿海，尤以渤海产量最大。**2. 泥蚶** 生活于潮湿带中、下区软泥海滩，潜栖泥内深约70毫米，在我国沿海广有分布。**3. 魁蚶** 生活于潮下带5~30米深的软泥或者泥沙质海底。我国沿海都有分布，以山东、辽宁产量最多。

【采收加工】秋、冬至第二年春天捕捞，洗净，放置于沸水中略煮，去肉，干燥。

【药理作用】抗胃溃疡，中和胃酸。

【化学成分】有机质、碳酸钙、镁、铁、硅酸盐、硫酸盐、氯化物、磷酸盐等。

【性味归经】咸，平。归肺、胃、肝经。

【功能主治】软坚散结，消痰化瘀，制酸止痛。用于顽痰积结、瘰疬、症瘕痞块、黏稠难咯、胃痛泛酸。

本草药方

◎ **1. 主治：肝癌。**

瓦楞子、菝葜、白花蛇舌草各30克，薜荔果15克，炮穿山甲、夏枯草、海藻各12克，干蟾皮、川楝子各8克，广木香5克。加水煎沸15分钟，滤出药液，再加水煎20分钟，去渣，两煎药液调兑均匀，分服，每天1剂。

◎ **2. 主治：免疫系统性红斑狼疮。**

瓦楞子、凌霄花、牡蛎各30克，海藻15克，青蒿、黄芩、柴胡、赤芍、牡丹皮、枳壳、橘叶、浙贝母各10克。煎服法同1。每天1剂。

◎ **3. 主治：贲门失弛缓症。**

瓦楞子、赤芍、刀豆子、白芍各30克，木瓜、当归、藕节各12克，旋覆花、杏仁、代赭石、橘红、香附、红花、玫瑰花各10克，砂仁、生姜各5克。煎服法同1。每天1剂。

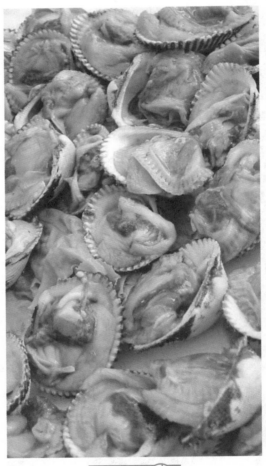

药膳养生

◎ **瓦楞子蒸鸡肝**

煅瓦楞子15克，鸡肝1副，调料适量。瓦楞子研磨成细粉，鸡肝切片，二者和姜、葱、黄酒、盐，一起放入碗内拌匀，上笼蒸至鸡肝熟食用。▶补肝养血，化痰消积，适用于肺痨以及小儿疳积等症。

海蒿子或羊栖菜
学名: Sargassum pallidum (Turn.) C. Ag. & Sargassum fusiforme (Harv.) Setch.

SARGASSUM Haizao

〖海藻〗

别名: 落首，海带花，马尾藻，乌菜。

◎《本草纲目》记载海藻:

"海藻咸能润下，寒能泄热引水，故能消瘿瘤结核阴癀之坚聚，而除浮肿脚气留饮痰气之湿热，使邪气自小便出也。"

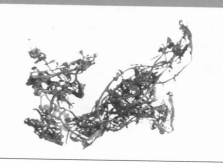

【科 属】为马尾藻科植物海蒿子或者羊栖菜的干燥体。前者习称"大叶海藻"，后者习称"小叶海藻"。

【地理分布】**1. 海蒿子** 生长在低潮带的石沼中和大干潮线下1～4米深的岩石上。分布于山东、辽宁的黄海、渤海沿岸。**2. 羊栖菜** 生长于经常有浪水冲击的低潮和大干潮线下的岩石上。辽宁、山东、浙江、福建、广东等沿海多有分布。

【采收加工】夏、秋两季采捞或者割取，除去杂质，洗净，晒干。

【药理作用】抗甲状腺肿大；降血脂；降血压；抗凝血；改善微循环；抗血栓形成；抗病原微生物等。

【化学成分】粗蛋白、褐藻酸、马尾藻多糖、甘露醇、岩藻甾醇等。

【性味归经】苦、咸，寒。归肝、胃、肾经。

【功能主治】消痰，软坚散结，利水。用于瘰疬、瘿瘤、痰饮水肿、睾丸肿痛。

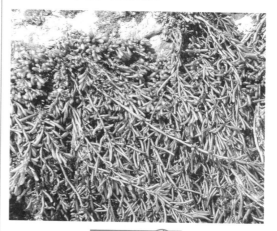

本草药方

◉ **1. 主治：泌尿系结石。**

海藻、桔梗、知母、五灵脂各5克，泽泻、茯苓、滑石、猪苓、萆薢各10克。加水煎沸15分钟，滤出药液，再加水煎20分钟，去渣，两煎药液调兑均匀，分服，每天1剂。

◉ **2. 主治：恶性淋巴肉瘤。**

海藻、土贝母、昆布、夏枯草、白术、天葵子、当归各8克，生牡蛎28克，海蛤壳、丹参、山药、玄参各12克。煎服法同1。每天1剂。

◉ **3. 主治：甲状腺肿。**

海藻、昆布、熟地黄、当归、浙贝母各15克，赤芍、桃仁、川芎、红花、桔梗各10克，甘草2克。煎服法同1。每天1剂。

◉ **4. 主治：甲状腺肿。**

海藻、海带、广木香、昆布、陈皮、海螵蛸、桔梗、夏枯草各12克。一同研磨成末，炼蜜为丸，每丸重5克，每次服1丸，每天服2次。

药膳养生

◉ **海藻昆布丸**

海藻、海带各等份，青皮取海带量的1/3，蜂蜜适量。将前三者焙黄研磨成末，和蜜成丸如杏核。晚饭后服1丸，宜常服。▶解郁消瘿理气。适用于肝郁气滞的之瘿瘤（甲状腺肿大）以及胁痛腹胀、经期前乳房、小腹胀痛等症。

◉ **海藻郁金丹参汤**

海藻、丹参各15克，郁金8克，红糖适量。将前3味煎汤取汁，调入红糖。每天1剂，连服4周。▶理气化痰软坚。适用于痰气郁结的甲状腺明显肿大，胸闷气短，形成结节等症。

◉ **海藻夏枯草猪肉汤**

海藻、夏枯草各25克，猪瘦肉100克。猪瘦肉切丝；两药用纱布包好，同放入砂锅内煮汤，调味。饮汤食肉。每天或隔天1次。常服。▶解毒软坚。对颈淋巴结结核有疗效。

海带或昆布

学名：Laminaria japonica Aresch. & Ecklonia kurome Okam.

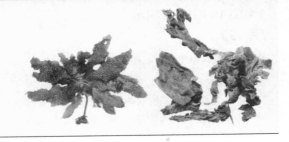

THALLUS LAMINARIAE Kunbu

【昆布】

别名：纶布，海昆布，黑昆布，海带。

◎《本草纲目》记载昆布：

"十二种水肿，瘿瘤聚，结气，瘘疮。"

【科 属】为海带科植物海带或翅藻科植物昆布的干燥叶状体。

【地理分布】**1. 海带** 一般生长于大干潮线以下1~3米的礁石上。自然生长的分布范围，限于胶东和辽东两个半岛的肥沃海区。人工养殖已推广到浙江、广东、福建等地沿海。但为冷温带性种类。

2. 昆布 生长于水肥、流急的低潮附近或自大干潮线至7~8米深的岩礁上。分布于浙江、福建沿海。为暖温带性种类。

【采收加工】夏、秋两季采捞，晒干。

【药理作用】抗肿瘤；增强心肌收缩力；提高机体免疫力；降血脂；降血压；降血糖；抗凝血；抗放射；松弛小肠平滑肌等。

【化学成分】氨基酸：谷氨酸、海带氨酸、天冬氨酸等；微量元素：铁、钙、碘等；二苯并二氧化物：昆布醇及其二聚体等；多聚糖类：海带聚糖、藻胶素、藻胶酸等；其他：脂肪酸类、胡萝卜素、甘露醇、腐殖物酸等。

【性味归经】咸，寒。归肝、胃、肾经。

【功能主治】消痰，软坚散结，利水。用于瘰疬、瘿瘤、痰饮水肿、睾丸肿痛。

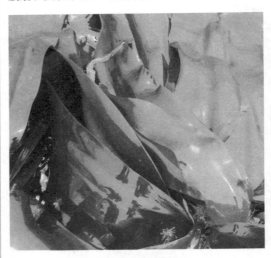

本草药方

◎ **1. 主治：风湿性关节炎，类风湿性关节炎。**

昆布、丹参、海藻、桂枝、浙贝母、皂刺、白芍、红花、连翘各10克，黄芪20克，夏枯草、生地黄各15克，玄参、知母各12克。加水煎沸15分钟，滤出药液，再加水煎20分钟，去渣，两煎药液调兑均匀，分服，每天1剂。

◎ **2. 主治：风湿性关节炎，关节疼痛。**

昆布、赤芍、鸡血藤、忍冬藤、薏苡仁、威灵仙、海藻各28克，滑石、生石膏、黄芩、蒲公英、川乌头、桂枝、没药、乳香、松节各8克。煎服法同1。每天1剂。

◎ **3. 主治：瘰疬。**

昆布、海藻、当归、连翘、牡蛎(煅)、茶芽各9克，蒲公英、益母草、夏枯草各24克，金银花、玄参各12克，西红花1.8克，木通、全蝎3克，地骨皮6克。煎服法同1。每天1剂。

药膳养生

◎ **昆布草决明汤**

昆布100克，草决明30克。昆布浸泡1天，漂洗干净，和草决明(捣碎)一同煮汤。吃昆布饮汤。▶消痰，软坚散结。用于治疗高血压。

◎ **昆布海藻煮黄豆**

昆布、海藻各28克，黄豆180克，白糖适量。昆布、海藻浸泡1天，漂洗干净，切碎，和黄豆文火煮汤。待豆熟，加白糖调味。每天服2次。▶滋阴清热降压。适用于高血压属阴虚有热者，以及慢性颈淋巴结炎、单纯性甲状腺肿等。胃寒不宜服用。

◎ **昆布羹**

昆布300克，米泔浸1夜，除掉咸味，洗净，用水煮半熟，切成小块，加葱白数根，再煮到昆布烂透，入盐、醋、豉，调和为羹，分服。▶滋阴清热降压。适用于腹胀、小便不利。

黄独 学名：Dioscorea bulbifera L.

RHIZOMA DIOSCOREAE BULBIFERAE　Huangyaozi

《黄药子》

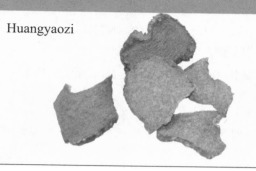

别名： 黄药，苦药子，红药子，黄独根，猴姜七，金钱吊葫芦，黄独。

◎《本草纲目》记载黄药子：
"凉血降火，消瘿解毒。"

【科　属】为薯蓣科多年生草质缠绕藤本植物黄独的干燥块茎。

【地理分布】海拔2 000米以下的山谷阴沟、河谷边或杂木林缘多有生长。分布于中南、华东、西南及陕西、台湾、甘肃等地。

【采收加工】秋冬两季采挖，除去茎叶以及须根，切片，洗净，晒干，生用。

【药理作用】抗菌；抗甲状腺肿；兴奋未孕子宫的平滑肌；抑制心肌收缩力；降血糖等。

【化学成分】皂苷类：薯蓣皂苷素；萜类：黄独素A-D、8-表黄独素乙酸酯等；其他：鞣质、蔗糖、还原糖等。

【性味归经】苦，寒；有毒。归肺、肝经。

【功能主治】清热解毒，化痰散结消瘿。用于瘿瘤瘰疬、咽喉肿痛、疮疡肿毒、毒蛇咬伤。

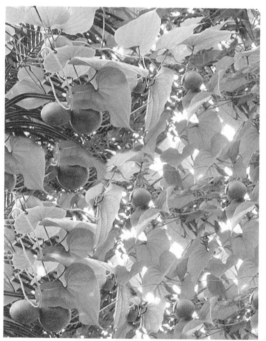

本草药方

◉ **1. 主治：** 肠炎，腹泻。

　　黄药子20克，石榴皮10克。一同研磨成细末。每次冲服3克，每天3次。

◉ **2. 主治：** 甲状腺肿。

　　黄药子12克，海带30克。加水煎沸15分钟，滤出药液，再加水煎20分钟，去渣，两煎药液调兑均匀，分服，每天1剂。

◉ **3. 主治：** 哮喘。

　　黄药子90克，大枣10枚，冰糖18克。加水煎，去渣。分3次服。每天1剂。

◉ **4. 主治：** 甲状腺腺瘤，甲状腺囊肿，甲状腺炎。

　　黄药子、海藻、昆布、土贝母各15克，牡蛎、忍冬藤各30克，乌蛇、穿山甲珠、七叶一枝花各10克，瓜蒌30克。煎服法同2。每天1剂。发热加山豆根10克；气郁加香附、郁金各10克；血瘀加蜈蚣2条、地鳖虫2个。

药膳养生

◉ **黄药子酒①**

　　黄药子1 800克。焙，取酒16升放入药中，泥封固瓶口，用糠火烧一顿饭时，停住，使酒变冷。旁边糠火不可多堆，烧酒气香出，瓶头有津，立即止火，不待绝宿。时时饮1小杯，不令绝酒气。▶清热解毒，化痰散结消瘿。适用于忽生瘿病一两年者。

◉ **黄药子酒②**

　　黄药子500克，白酒10升。黄药子洗净切成片，装入绢袋，浸入酒中，容器封固，冷浸7天。早、晚各1次，每次1～2小盅，应控制饮用量。▶清热解毒，化痰散结消瘿。适用于痰热互结所致的瘿病。脾胃虚寒及肝功不正常者，不宜饮。

瓜蒌 学名：Fructus Trichosanthis

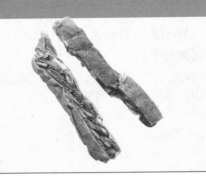

FRUCTUS TRICHOSANTHIS Gualou

〖瓜 蒌〗

别名： 栝楼，地楼，柿瓜，药瓜，吊瓜，糖瓜蒌。

◎《本草纲目》记载瓜蒌：
"润肺燥，降火，治咳嗽，涤痰结，利咽喉。""利大肠，消痈肿疮毒。"

【科 属】为葫芦科植物瓜蒌或双边瓜蒌的干燥成熟果实。

【地理分布】**1. 瓜蒌** 海拔200～1800米的山坡林下、草地、灌丛中和村旁田边多有生长，在自然分布区内，广为栽培。分布于华北、华东、中南及辽宁、甘肃、陕西、贵州、四川、云南。**2. 双边瓜蒌** 分布于甘肃东南部、陕西南部、江西、四川东部、湖北西南部、贵州、云南东北部。

【采收加工】秋季果实成熟时，连果梗剪下，放于通风处阴干。

【药理作用】祛痰；扩张冠状动脉；泻下；抗心肌缺血；改善微循环；抗心律失常；抑制血小板聚集等。

【化学成分】甾醇类：谷甾醇、菜油甾醇、5,25-豆甾三烯醇等；挥发油类：棕榈油酸、月桂酸、亚油酸、亚麻酸等；三萜类：3-苯甲酸酯等；油脂类：瓜蒌酸等；其他：氨基酸类、微量元素、蛋白质等。

【性味归经】甘、微苦，寒。归肺、胃、大肠经。

【功能主治】清热涤痰，润燥滑肠，宽胸散结。用于肺热咳嗽、痰浊黄稠、结胸痞满、胸痹心痛、胸痛肿痛、乳痈、肺痈、大便秘结。

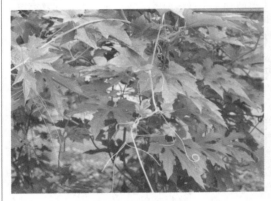

本草药方

1. 主治：肝脓肿并发黄疸。

瓜蒌、桑白皮、连翘、金银花、青蒿、天花粉、地骨皮各15克，赤芍、柴胡、黄芩、黄连、栀子、丹参、穿山甲珠各8克，甘草5克。加水煎沸15分钟，滤出药液，再加水煎20分钟，去渣，两煎药液调兑均匀，分服，每天1剂。

2. 主治：甲状腺瘤。

瓜蒌15克，海蛤壳、牡蛎各30克，白花蛇舌草、八月札各18克，郁金、香附、莪术、三棱、白芥子、山慈菇、青皮各8克。煎服法同1。每天1剂。大便秘结重用瓜蒌并加大黄9克；甲状腺瘤随喜怒而消长加川楝子、木香各8克；瘤体坚硬、病程久加桃仁、皂角刺、鬼箭羽、海螵蛸、穿山甲珠、瓦楞子各8克；妇女经期去三棱、莪术，加丹参、赤芍各9克。

药膳养生

◎ **瓜蒌菜**

全瓜蒌30克。洗净，蒸熟，压扁，晒干，切成丝状，煎水。代茶饮。▶清热涤痰，润燥滑肠，宽胸散结。具有化痰止咳的功效。适用于支气管炎、肺炎、肺痈等引起的肺热咳嗽、咯吐黄痰等症。

◎ **瓜蒌饼**

瓜蒌瓤250克，面粉800克，白糖100克。瓜蒌瓤去种子，和白糖加水一起煨熟，糖瓤拌匀，压成馅备用；另将面粉制成发酵面团，加馅包制成面饼，烙熟或蒸熟食用。▶宽胸散结。适用于肺热咳嗽、胸痛、痰少黄稠、便秘等症。

◎ **瓜蒌薏米粥**

全瓜蒌、冬瓜子各15克，草河车30克。煎汤，去渣后加鱼腥草、薏米各30克煮粥，放入白糖调食。每天1次，常食。▶适用于肺热痰阻的肺癌。

紫菀 学名：Aster tataricus L. f.

RADIX ASTERIS Ziwan

〖紫菀〗

别名：青菀，还魂草，夜牵牛，紫菀茸。

◎《本草纲目》记载紫菀：
"咳逆上气，胸中寒热结气，去蛊毒痿蹶，安五脏。"

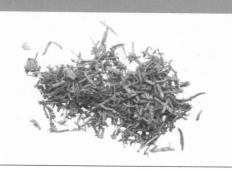

【科 属】为菊科植物紫菀的干燥根以及根茎。

【地理分布】低山阴坡湿地、低山草地和山顶及沼泽地多有生长。东北、华北及陕西、河南西部、甘肃南部及安徽北部等地为其分布区。

【采收加工】春、秋两季采挖，除去有节的根茎和泥沙，编成辫状晒干，或者直接晒干。

【药理作用】抑菌；祛痰、镇咳等。

【化学成分】皂苷类：紫菀皂苷A–G等；其他：紫菀酮、无羁萜、紫菀酮苷A、紫菀酮苷B、槲皮素、毛叶醇、紫菀苷、茴香醚、乙酸毛叶醇等。

【性味归经】辛、苦、温。归肺经。

【功能主治】具有润肺下气，消痰止咳的功效。用于新久咳嗽、痰多喘咳、劳嗽咯血等病症。

本草药方

● 1. 主治：病毒性肺炎，咳嗽气短，高热。
紫菀、陈皮、茯苓、桔梗、半夏、杏仁各8克，大青叶、板蓝根、生石膏、贯众、党参各28克，紫草18克。加水煎沸15分钟，滤出药液，再加水煎20分钟，去渣，两煎药液调兑均匀，每天2剂。

● 2. 主治：老年慢性支气管炎。
紫菀、白术、神曲、瓜蒌仁、橘红、五味子、木香、苍术、前胡各10克，山楂、茯苓、桔梗、苏子、川贝母、黄芩、白芍、黄芪各15克，杏仁、香附、牛蒡子、天门冬、百合、桑白皮、阿胶(另，烊化服)、山药、沉香、人参各8克，南星、半夏、甘草、乌药各5克。一起制成细末，炼蜜为丸。每次服8克，每天3次。

● 3. 主治：老年慢性前列腺炎。
紫菀、黄芪各28克，白术15克，车前子、升麻各8克，肉桂5克。煎服法同1。每天1剂。

药膳养生

◎ 冬花紫菀茶
紫菀、款冬花各3克，茶叶6克。将上3味共放入热水瓶，以沸水冲泡至大半瓶，盖闷10多分钟，即可当茶饮用。▶润肺下气，止咳化痰。对于外感风寒所致的咳嗽痰多、喘逆气急、恶寒发热等症有疗效。

◎ 牛蒡汤
紫菀、白前、杭白芍、桑白皮、知贝母、炙牛蒡各9克，射干、远志肉各4.5克，杏仁12克，甘草3克，枇杷叶(去毛包煎)3片。水煎服，早晚各1次。▶润肺下气，化痰宣肺，止咳。对于急性气管炎有疗效。

◎ 天冬紫菀酒
紫菀、饴糖各10克，天门冬200克，白酒3升。将药洗净捣碎，装入纱布袋，与饴糖一起放入净器，倒入白酒浸泡，密封；10天后开启，去掉药袋，过滤装瓶备用。每次20毫升，每天2次。▶润肺化痰，止咳。对于肺痿咳嗽、吐涎沫、咽燥而不渴有疗效。

紫苏子 学名：Perilla frutescens

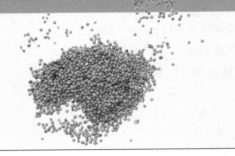

FRUCTUS PERILLAE Zisuzi

〖紫苏子〗

别名： 苏子，铁苏子，黑苏子，香苏子。

◎《本草纲目》记载紫苏子：
"治风，顺气，利膈，宽肠，解鱼蟹毒。"

【科 属】为唇形科植物紫苏的干燥成熟果实。

【地理分布】全国各地广泛栽培。

【采收加工】秋季果实成熟时采收，除去杂质，晒干。

【药理作用】抗肿瘤；降血脂。

【化学成分】挥发油类：紫苏醛、左旋柠檬酸、薄荷醇、紫苏醇等；其他：脂肪油、鞣质、精氨酸、枯酸、维生素 B_1 等。

【性味归经】辛，温。归肺经。

【功能主治】降气消痰，平喘，润肠。用于痰壅气逆、咳嗽气喘、肠燥便秘。

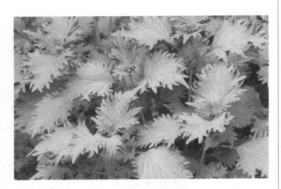

药膳养生

◎ **紫苏陈皮酒**

紫苏叶 15 克，陈皮 10 克，适量白酒。苏叶、陈皮洗净，以水酒各半煎汤，除去渣，留汁。分 3 次温服。▶行气和胃，解表散寒。对风寒感冒、胃寒呕吐等症均有疗效。

◎ **紫苏叶茶**

紫苏叶 16 克，红糖适量。上药晒干揉碎成粗末，沸水冲泡，放糖令溶，代茶多饮。▶降气消痰，平喘，润肠。适用于感冒风寒初期。

◎ **紫苏生姜汤**

紫苏叶 30 克，生姜 9 克。加水适量，煎汤服。▶解表散寒。适用于风寒外感的轻证。加服红糖，效果更佳。

◎ **紫苏子粥**

紫苏子 25 克，粳米 100 克，红糖适量。将紫苏子研细以水提取汁。粳米淘洗干净。铝锅内加水适量，放入粳米煮成粥，加入苏子汁煮沸一会，加入红糖搅匀即成。▶具有下气、消痰、润肺、宽肠的功效。适用于老人因肺气较虚、易受寒邪而引起的胸膈满闷、咳喘痰多、食少，以及心血管病患者食用。

◎ **紫苏子汤团**

紫苏子 300 克，糯米粉 1 千克。白糖、猪油适量。将紫苏子洗净，沥干，炒熟后晾凉研碎，放入猪油、白糖拌匀成馅。将糯米粉用沸水和匀，做成一个个粉团，包入馅即成生汤团，入沸水锅煮熟，出锅即成。▶具有宽中开胃、理气利肺的功效。适用于咳喘痰多、胸膈满闷、食欲不佳、消化不良、便秘等病症。

本草药方

◎ **1. 主治：肺结核，咳喘，痰中带血。**

紫苏子、麦门冬、生地黄、熟地黄、天门冬各 12 克，炙百合、当归（酒制）、川贝母、玄参、五爪橘红、款冬花、五味子各 9 克，桔梗、白芍、茯苓、清半夏、竹叶各 6 克，瓜蒌仁 15 克，沉香、粉甘草各 3 克。加水煎沸 15 分钟，滤出药液，再加水煎 20 分钟，去渣，两煎药液调兑均匀，分服，每天 1 剂。

◎ **2. 主治：痰凝膈间，咳嗽气喘，胸脉疼闷，呕吐水液，呼吸困难，咳吐稀痰。**

紫苏子、茯苓、旋覆花、五味子各 9 克，薄荷叶 15 克，陈皮 12 克，杏仁（炙）、百部草、清半夏、桔梗各 6 克，细辛、枳实各 3 克，柴胡 24 克，生姜 3 片，大枣 2 枚。煎法同 1。每天 1 剂。临卧前 2 小时服一半，隔 2 小时再服另一半，睡卧取汗。

◎ **3. 主治：哮喘。**

紫苏子、莱菔子、白芥子各 15 克。煎服法同 1。每天 1 剂。

桑白皮 学名：Morus alba L.

CORTEX MORI Sangbaipi

《桑白皮》

别名： 桑根白皮、桑皮、桑根皮、白桑皮。

◎《本草纲目》记载桑白皮：
"泻肺，利大小肠，降气散血。"

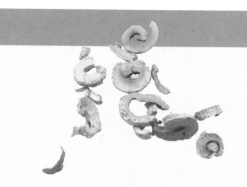

【科 属】为桑科植物桑树的干燥根皮。

【地理分布】丘陵、村旁、山坡、田野等处多有生长，人工栽培较多。分布于全国各地。

【采收加工】秋末叶落时到第二年春季发芽前采挖根部，刮去黄棕色的粗树皮，纵向剖开，剥取根皮，晒干。

【药理作用】降压；利尿；镇痛，镇静，抗惊厥等。

【化学成分】黄酮类：桑根皮素、桑素、桑黄酮A–H、桑根酮A–P、桑白皮素C、桑白皮素D等；呋喃类：桑色呋喃A、桑色呋喃B、桑色呋喃C、桑色呋喃D、桑色呋喃K、桑色呋喃N、桑色呋喃O、桑色呋喃M、桑色呋喃P、桑色呋喃Q等；香豆素类：东莨菪素、伞形花内酯；其他：胆碱类似物等。

【性味归经】甘，寒。归肺经。

【功能主治】利水消肿，泻肺平喘。对水肿胀满尿少、肺热喘咳、面目肌肤浮肿有疗效。

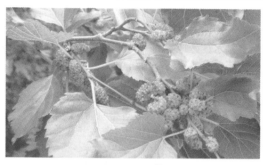

药膳养生

◎ 桑白皮粳米粥

桑白皮（鲜者30克，刮去棕色外皮）15克，北粳米50克，冰糖适量。桑白皮加水煎汤，去渣后放北粳米、冰糖，再加水煮到米花汤稠为佳。每天2次，温热服食。▶利水消肿，泻肺平喘。适用于水肿实证。肺寒咳嗽、风寒感冒咳嗽者不宜服食。

◎ 桑白皮煮兔肉

桑白皮30克，兔肉250克。兔肉切成小块，和桑白皮加水适量煮熟，加食盐少量调味，顿服。▶补中益气，泻热止渴，行水消肿。适用于脾虚水肿、小便不利等症。现多用治营养不良性水肿以及糖尿病口渴多饮的病症。

◎ 桑根白皮茶

桑根白皮30克。桑根皮的表皮刮去，冲洗干净，切成短节；用砂壶盛水煮沸，投入桑根白皮，再煮三五沸，离火，盖紧盖，闷几分钟。代茶饮。▶利水消肿，泻肺平喘，利水降压。适用于素有痰饮、身体肥胖、尿量较少、血压偏高、时有浮肿等症。

◎ 桑白皮酒

桑白皮200克，白酒1千克。将桑白皮切碎，浸入米酒中封口，置于阴凉处，每日摇动1～2次，7天后开封即成。每日3次，每次饮服15~20毫升。▶泻肺平喘。适用于肺热咳嗽痰多等症。

本草药方

◎ **1. 主治：** 肺结核，多痰、咳嗽、咯血、胸疼、潮热、盗汗等症。

桑白皮、杏仁、百合、陈皮、白及、知母、麦门冬、黄芩各8克，柴胡、半夏、川贝母、海浮石各5克，甘草3克，竹茹4克。加水煎沸15分钟，滤出药液，再加水煎20分钟，去渣，两煎药液兑匀，每天1剂。夜晚临睡前服。

◎ **2. 主治：** 高热，头痛，眼眶痛，目赤，腰痛，少尿。咳嗽，胸闷气喘，恶心，呼吸急促，呃逆。

桑白皮、生地黄、车前子、白茅根、丹参各30克，葶苈子15克，浙贝母15克，枳实、大黄各5克。煎法同1，分服。每天1剂。

银杏　学名：Ginkgo biloba L.

SEMEN GINKGO　Baiguo

〖白果〗

别名： 银杏、佛指甲。

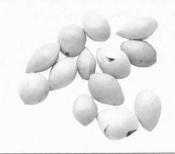

◎《本草纲目》记载白果：

"熟食温肺益气，定喘嗽，缩小便，止白浊。生食降痰，消毒杀虫；嚼浆涂鼻面手足，去皴疱黣皯皱皴及疥癣疳霉阴虱。"

【科　属】为银杏科植物银杏的干燥成熟的种子。

【地理分布】天目山海拔 500～1 000 米的酸性土壤、排水良好地带的天然林中为主要野生地；北自沈阳，南达广州，东起华东，西南至贵州、云南都有栽培。

【采收加工】秋季种子成熟的时候采收，除去肉质外种皮，洗净，稍蒸或者略煮后，烘干。

【药理作用】抗过敏；祛痰；降压；调节机体免疫功能；延缓衰老；抗病原微生物等。

【化学成分】醇类：α-己烯醇、白果醇等；有机酸类：奎宁酸、亚油酸；酚类：4-羟基银杏醇、银杏酸等；内酯类：银杏内酯 A、银杏内酯 B、银杏内酯 C、银杏内酯 J、银杏内酯 M 等；黄酮类：去甲银杏双黄酮、银杏双黄酮等；其他：白果酮、芝麻素等。

【性味归经】甘、苦、涩、平；有毒。归肺经。

【功能主治】止带浊，敛肺定喘，缩小便。用于痰多喘咳、带下白浊、遗尿尿频。

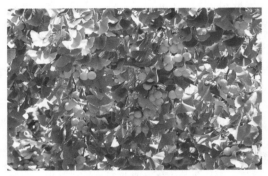

本草药方

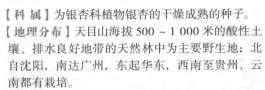

◎ **1. 主治：肺化脓症。**

白果、红花、半夏、甘草、知母各 5 克，蒲公英 60 克，瓜蒌、薏苡仁各 30 克，浙贝母、银花、桔梗各 8 克。加水煎沸 15 分钟，滤出药液，再加水煎 20 分钟，去渣，两煎药液调兑均匀，分服，每天 1 剂。

◎ **2. 主治：慢性肺炎。**

白果（去壳）100 克，麻油 200 毫升。将麻油烧开，投入白果仁，立即取下，倒入罐中，封严，埋地下 50 厘米处，1 个月后取出。第一天嚼服 1 粒，以后每天增加 1 粒，增加到 30 粒后，不再增加，以愈为期。

◎ **3. 主治：丹毒，疔毒，身发寒热，恶心，毒火内攻。**

白果、白矾各 5 克，金银花 120 克，紫花地丁 60 克，当归、甘草各 15 克，大葱带须 3 根。煎服法同 1。加酒作药引内服，每天 1 剂。疗疮在头部加藁本 5 克，在中身加杜仲 8 克，在下肢加川牛膝 4 克，在上肢加桂枝 4 克。

药膳养生

◎ **白果蒸鸭**

白果 250 克，葱 20 克，姜片 20 克，水鸭 1 只，黄酒 50 毫升，精盐 10 克，胡椒面 1 克，花椒 12 粒，熟猪油 500 克，熟鸡油 20 克，湿淀粉 2 克，清汤 280 克。将白果去壳，放入开水中煮熟，撕去膜皮，切去两头，用竹签夯去心，用开水泡去苦味，放入油锅炸 1 分钟捞起。将水盆鸭宰去头、脚洗净，晾干水分，用精盐 8 克，胡椒面 2 克、黄酒 50 毫升调匀，在鸭身内外抹匀，放入蒸碗内，加葱、姜片、花椒，注入厚汁，加清汤上笼蒸到熟烂翻入盘。炒锅放在中火上，加精盐、清汤、胡椒、湿淀粉兑成汁，下锅勾成不浓的滋汁，淋入鸡油于鸭脯上。▶敛肺止咳平喘，滋补身体。适用于阴虚引起的骨蒸潮热、口渴、咳嗽，而且可以止黄带、治淋浊。

◎ **白果莲肉粥**

白果 15 克（研末），江米 50 克，莲肉 15 克（研末），乌骨鸡 1 只（去内脏）。共煮熟烂。吃白肉饮粥，每天 2 次。▶补肝肾，止带浊。适用于赤白带下、下元虚惫。

开窍药

【概念】

在中医药理论中凡具辛香走窜之性，以通关开窍苏醒神志为主要作用，治疗闭证神昏的药物，称为开窍药。

【功效】

开窍药味辛，气香，善于走窜，属于心经，具有启闭回苏、通关开窍、醒脑复神的作用。部分开窍药以其辛香走窜的特性，还兼有活血、止痛、行气、解毒、辟秽等功效。

【药理作用】

中医科学研究表明，开窍药主要具有兴奋中枢神经系统的作用，有兴奋心脏与呼吸、镇痛、升高血压的作用，某些药物还有抗炎、抗菌的作用。

【适用范围】

开窍药主要用于治疗温病热陷心包、痰浊蒙蔽清窍的神昏谵语，以及癫痫、惊风、中风等所致的卒然昏厥、痉挛抽搐等症。又可用于治湿浊中阻的胸脘冷痛满闷；经闭、血瘀气滞疼痛，食少腹胀以及目赤咽肿、痈疽疔疮等证。

【药物分类】

麝香：科属为鹿科动物林麝、马麝或原麝的成熟雄体香囊中的干燥分泌物。性味归经：辛，温。归心、脾经。功能主治：开窍醒神，消肿止痛，活血通经。用于热病神昏、气郁暴厥、中风痰厥、经闭、中恶昏迷、症瘕、心腹暴痛、难产死胎、咽喉肿痛、痈肿瘰疬、跌扑伤痛、痹痛麻木。

冰片：科属为龙脑香科植物。性味归经：辛、苦、微寒。归心、脾、肺经。功能主治：清热止痛，开窍醒神。用于热病神昏、痉厥、中风痰厥、中恶昏迷、气郁暴厥、口疮、目赤、耳道流脓、咽喉肿痛。

苏合香：科属为金缕梅科植物苏合香树的树干渗出的香树脂，经加工精制而成的油状液体。性味归经：辛，温。归心、脾经。功能主治：辟秽，开窍，止痛。用于猝然昏倒、中风痰厥、惊痫、胸腹冷痛。

安息香：科属为安息香科植物白花树的干燥树脂。性味归经：辛、苦、平。归心、脾经。功能主治：行气活血，开窍醒神，止痛。用于中风痰厥、气郁暴厥、心腹疼痛、中恶昏迷、产后血晕、小儿惊风。

石菖蒲：科属为天南星科植物石菖蒲的干燥根茎。性味归经：辛、苦、温。归心、胃经。功能主治：开窍豁痰，化湿开胃，醒神益智。用于脘痞不饥、神昏癫痫、噤口下痢、健忘耳聋。

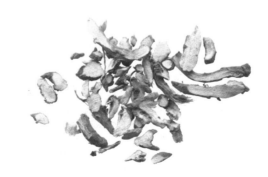

林麝 学名：Moschus berezovskii Flerov

MOSCHUS　Shexiang

〖麝香〗

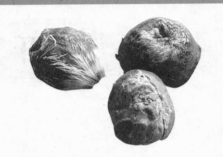

别名： 脐香，当门子，麝脐香，元寸香，臭子，腊子，香脐子。

◎《本草纲目》记载麝香：

"通诸窍，开经络，透肌骨，解酒毒，消瓜果食积。治中风、中气、中恶，痰厥，积聚症瘕。"

【科　属】为鹿科动物林麝、马麝或原麝的成熟雄体香囊中的干燥分泌物。

【地理分布】**1. 林麝** 陕西、山西、甘肃、宁夏、青海、新疆、西藏及湖北、四川、贵州等地多有分布。**2. 马麝** 甘肃、青藏高原、四川、云南等地多有分布。**3. 原麝** 吉林、黑龙江、河北等地为主要分布区。

【采收加工】野麝多在冬季至第二年春季猎取，猎获后，割取香囊，阴干，习称"毛壳麝香"；剖开香囊，除去囊壳，习称"麝香仁"。家麝直接从香囊中取出麝香仁。阴干或用干燥器密闭干燥。

【药理作用】小剂量兴奋中枢神经，大剂量抑制中枢神经；抗炎；强心；抗肿瘤；兴奋子宫；抑菌等。

【化学成分】甾体类：3β–羟基–5α–雄甾烷–17–酮、睾酮等；大环化合物：麝香醇、麝香酮、环十四烷酮等；无机盐：钠、钾、钙、镁等的盐酸盐、磷酸盐、硫酸盐等；蛋白质及氨基酸类：

多肽、蛋白质、精氨酸、脯氨酸等；其他：尿囊素、胆固醇、脂、蜡等。

【性味归经】辛，温。归心、脾经。

【功能主治】开窍醒神，消肿止痛，活血通经。用于热病神昏、气郁暴厥、中风痰厥、经闭、中恶昏迷、症瘕、心腹暴痛、难产死胎、咽喉肿痛、痈肿瘰疬、跌扑伤痛、痹痛麻木。

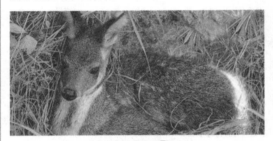

本草药方

◎ **1. 主治：闭经。**

麝香8克，地鳖虫30克（炙存性），琥珀末15克。一同研磨成细末，酒打和为丸，每服0.9克。

◎ **2. 主治：筋伤骨折，跌打损伤。**

麝香0.9克，乳香、当归、地龙、没药、地鳖虫、红花、蟹壳、骨碎补、自然铜各15克，三七5克，苏木、大黄、续断各9克，硼砂6克，古铜钱3文。一同研磨成细末，每次服用3克，黄酒送下。6小时内可服3~4次，但必须按照病情的轻重酌量增减。同时，折伤处仍需兼用外敷法治疗。

折伤处敷方：乳香、地鳖虫、没药、自然铜各8克，生五灵脂100克。一同研磨成细末，敷于患处，外用活鸡1只，挖去内脏，将骨砸研软，趁热裹患处，再用秫秸做成帘子，将伤处围住，包扎妥当。

药膳养生

◎ **麝香夜牛酒**

麝香9克，牛黄3克，夜明砂60克，酒适量。上药放入酒中浸泡。适量饮。▶适用于食道癌疼痛。

◎ **甘草升麻酒**

炙甘草、升麻、沉香（刮）各20克。麝香（另研）0.6克，淡豆豉36克，黄酒80毫升。上5味，除麝香外，共捣碎过筛，入麝香和匀，贮瓶密封，备用。口服。每次取药末15克，用黄酒煎至八成，去渣，服之，每日早、晚各服1次。并取药渣热敷肿处。▶消肿止痛。适用于头癣，或头上肿痛、刺痛作痒。

◎ **麝香冰片酒**

麝香0.2克，冰片50克，白酒400毫升。将上药研成细末，放入干净瓶中，倒入白酒，加盖密封，经常摇动，7天后启封，取上清液外用。取药酒5~20毫升，涂擦于肿瘤疼痛明显部位。若疼痛部位分散，可取痛处周围穴位涂擦。▶止痛。适用于癌症疼痛。

龙脑香 学名：Dryobalanops aromatica Gaertn. f.

BORNEOLUM SYNTHETICUM　Bingpian

〖冰 片〗

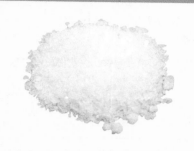

别名： 龙脑，龙脑香，脑子，梅花脑，天然冰片，梅片。

◎《本草纲目》记载冰片：

"疗喉痹，脑痛，鼻息，齿痛，伤寒舌出，小儿痘陷，通诸窍，散郁火。"

【科 属】为龙脑香科植物龙脑香树脂的加工品，或龙脑香树干、树枝切碎，经蒸馏冷却而得的结晶，称"龙脑冰片"，也称"梅片"。由菊科植物艾纳香叶的升华物经加工劈削而成，称"艾片"。现在多用樟脑、松节油等，经过化学方法合成，称"机制冰片"。

【地理分布】1.龙脑香 印度尼西亚的苏门答腊等地为主产区。2.艾纳香 产于贵州、云南、福建、广西和台湾，巴基斯坦、印度、泰国、缅甸、中南半岛、印度尼西亚、马来西亚和菲律宾也有分布。

【采收加工】于龙脑香树干的裂缝处，采取干燥的树脂，进行加工。或砍下树枝及树干，切成碎片，经蒸馏升华，冷却后即成结晶。全年可采，多于秋季采伐，除去白色边材，锯成10～100厘米的小段，粗者对半剖开，干燥。

【药理作用】镇静；耐缺氧；抗炎；抑菌；引产等。

【化学成分】异龙脑，龙脑，樟脑等。

【性味归经】辛、苦、微寒。归心、脾、肺经。

【功能主治】清热止痛，开窍醒神。用于热病神昏、痉厥、中风痰厥、中恶昏迷、气郁暴厥、口疮、目赤、耳道流脓、咽喉肿痛。

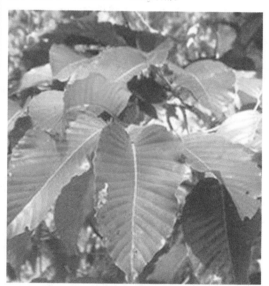

本草药方

◈ 1. 主治：乳头皲裂。

冰片5克，麻油15克，生石膏20克。将冰片和生石膏研磨成极细粉；麻油熬沸离火，搅拌兑入石膏粉冷却到50℃，缓缓筛入冰片末，搅拌冷却成膏。外用每天2次，用少量涂敷于患处。

◈ 2. 主治：乳头皲裂。

冰片3克，生大黄末50克，油菜籽100克。将油菜籽炒熟碾成细粉，和大黄细末、冰片混合均匀，装瓶备用。使用时视患处大小，取药粉适量用香油调成糊状，涂敷患处，每天3次。像渗血、流血者，先用药粉干撒于患处，待血水收敛后再涂药糊。

◈ 3. 主治：乳头皲裂。

冰片少许，五倍子、五味子各等份，香油（生）适量。将五倍子、五味子研磨成细末，放入冰片以及生香油拌和如糊状，外敷于乳头患处。

药膳养生

◈ 止痛冰片酒

冰片15克，白酒适量。将上药置容器中，加入白酒浸泡，溶化即成。外用。痛时用棍棒蘸药酒涂擦疼痛部位，反复涂擦10～15分钟见效。▶止痛。适用于晚期肝癌疼痛。

◈ 樟脑冰片

樟脑3克，冰片0.6克。将药放碗底上，用火点着，鼻嗅其烟，一日闻3次。▶适用于偏头痛多年不愈，时好时犯者。

白花树 学名：Sryrax tonkinensis (Pierre) Craib ex Hart.

BENZOINUM　Anxixiang
〖安息香〗

别名：拙贝罗香，息香，白花榔，水安息。

◎《本草纲目》记载安息香：
"治中恶魇寐，劳瘵传尸。"

【科属】为安息香科植物白花树的干燥树脂。

【地理分布】生于海拔 100～2 000 米的山谷、山坡、疏林或林缘。江西、福建、广东、湖南、广西、海南、贵州、云南等地多有分布。

【采收加工】树干经自然损伤，或于夏、秋两季割裂树干，收集流出的树脂，阴干。

【药理作用】祛痰。

【化学成分】树脂类：桂皮酸松柏醇酯、苏门树脂酸、肉桂酸肉桂酯等；有机酸类：肉桂酸、苯甲酸等。

【性味归经】辛、苦、平。归心、脾经。

【功能主治】行气活血，开窍醒神，止痛。用于中风痰厥、气郁暴厥、心腹疼痛、中恶昏迷、产后血晕、小儿惊风。

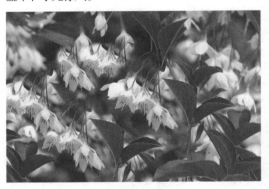

本草药方

◎ **1. 主治：消化性溃疡。**

安息香、泉华、肉豆蔻、草果、白豆蔻、丁香、马钱子各 10 克，寒水石 150 克，天竺黄 15 克，诃子 50 克，余甘子、石榴子各 40 克，紫檀香、獐牙菜、矮兔耳草、塞北紫堇各 20 克，白檀香、止泻木各 12.5 克，广木香、荜茇、藏木香、唐古特乌头、鲜生马先蒿花、青青兰各 25 克，波棱瓜子 13 克，制铁粉 75 克，五脉绿绒蒿、亚大黄、公英根各 37.5 克。上药共研细粉，过筛，加制水银 12.5 克，焦柏 2.5 克，牛黄、麝香各 5 克，红花 25 克，另研粉；用岩精膏 40 克，加蒸馏水适量泛丸，每丸重 0.6 克，每次 3 丸；另服藏药佐太粉 0.1 克，每天 2 次，7 周 1 个疗程。

◎ **2. 主治：咽喉肿疼，眩晕昏倒，不省人事，牙关紧闭等症。清热解暑，健胃消食，祛痰醒神。**

安息香 1.5 克，薄荷冰 0.3 克，柿霜、牛黄、麝香各 0.9 克，生甘草、广木香各 15 克，干姜 6 克，制半夏 9 克，枳壳、胖大海、山楂、桔梗、神曲各 30 克。先将草木质类药碾碎过细罗，再将麝香、牛黄、薄荷冰、安息香分别研碎，兑入调匀，装入瓷瓶密封备用。成人每服 0.4 克，用黄酒或凉开水冲服。

药膳养生

◎ **安息香丸**

安息香 60 克，苏合香、冰片各 40 克，水牛角浓缩粉 200 克，麝香 60 克等。本品为赭红色的大粒水蜜丸或赭色的大蜜丸；气芳香，味微苦、辛。口服，每次 1 丸，每天 2 次。▶芳香开窍，行气止痛。对于中风、中暑、痰厥昏迷、心胃气痛有疗效。孕妇禁用。

◎ **大活络酒**

安息香、犀角各 5 克，草乌、麻黄、乌药、人参、血竭、虎骨、天南星、全蝎、龟板各 15 克，白花蛇、甘草、天麻、茯苓、白术、何首乌、骨碎补、白豆蔻、乳香、赤芍、没药、乌梢蛇各 30 克，威灵仙、葛根、黑附子、当归各 40 克，两头尖、贯仲、羌活、黄芩、松脂、香附、玄参、官桂、藿香、沉香、僵蚕、黄连、大黄各 15 克，熟地 50 克，木香、青皮、丁香各 24 克，细辛 9 克，防风 35 克，地龙 20 克，麝香、片脑各 3 克，牛黄 7 克，65º 高粱酒 5 升。浸入高粱酒中，10 天后过滤，去渣备用。每天 1 次，每次 15 毫升，睡前 1 小时饮用。▶扶正祛风，活血通络。对于老年人行气不足、风邪侵袭、腰腿酸软疼痛、麻木等症有疗效。

石菖蒲 学名：Acorus tatarinowii Schott

RHIZOMA ACORI TATARINOWII　Shichangpu

《石菖蒲》

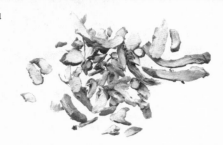

别名：菖蒲，阳春雪，望见消，水剑草，苦菖蒲，剑草，剑叶菖蒲。

◎《本草纲目》记载石菖蒲：

"治中恶卒死，客忤癫痫，下血崩中，安胎漏，散痈肿。捣汁服，解巴豆、大戟毒。"

【科 属】为天南星科植物石菖蒲的干燥根茎。

【地理分布】生于海拔 20 ~ 2 600 米的溪涧旁石上或密林下湿地。分布于黄河以南各地区。

【采收加工】秋、冬两季采挖，除去须根及泥沙，晒干。

【药理作用】改善记忆；镇静，抗惊厥；抗心律失常；解痉等。

【化学成分】挥发油类：细辛醚、α-忽布烯、石菖醚等；其他：糖、氨基酸等。

【性味归经】辛、苦，温。归心、胃经。

【功能主治】开窍豁痰，化湿开胃，醒神益智。用于脘痞不饥、神昏癫痫、噤口下痢、健忘耳聋。

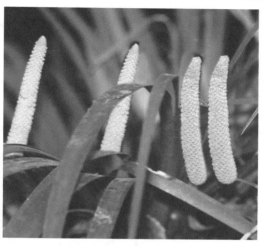

本草药方

◎ **1. 主治：神昏谵语，喉中痰鸣，烦躁不安，肢体抽搐。**

石菖蒲、粳米、郁金、甘草各 10 克，生石膏 150 克，大青叶 60 克，地丁、金银花、板蓝根各 30 克，菊花、泽兰各 15 克，麦门冬、生地黄各 12 克。加水煎沸 15 分钟，滤出药液，再加水煎 20 分钟，去渣，两煎药液兑匀，分服，每天 1 剂。高热不退加犀牛角、羚羊角、龙胆草、青黛；烦躁痉厥加羚羊角、地龙、僵蚕、蜈蚣、全蝎、朱砂；阴液枯竭加麦门冬、沙参、西洋参；昏迷加紫雪散、安宫牛黄丸、至宝丹。

◎ **2. 主治：高热，头痛，昏迷。**

石菖蒲、板蓝根、大青叶、远志、郁金各 10 克，川贝母 6 克，磁石、生石膏各 30 克，连翘、金银花、栀子、地龙、钩藤各 15 克。煎服法同 1。每天 2 剂。必要时加服安宫牛黄丸 1 粒，每天 2 次。

◎ **3. 主治：病毒性脑炎。**

鲜石菖蒲、鲜生地黄、水牛角粉各 28 克，胆南星、天竺黄、淡竹叶、郁金各 8 克，木通 2 克，羚羊角粉 0.6 克（冲），琥珀 1.5 克（冲），麝香 0.09 克（冲）。煎服法同 1。每天 2 剂。

药膳养生

◎ **菖蒲粳米粥**

石菖蒲 6 克，冰糖适量，北粳米 50 克。石菖蒲研末；米与冰糖入砂锅，加水 450 毫升，煮至米开汤未稠时，调入菖蒲末煮稠粥。每天 2 次，温热食。▶开窍宁神，芳香化湿。适用于湿浊阻滞中焦所致的不思饮食、胸脘闷胀及神情呆钝、耳聋不聪等症。

◎ **菖蒲羹**

石菖蒲 25 克，葱白 2 根，猪肾 1 对。菖蒲用米泔水浸 12 小时，刮去脂膜臊腺，切碎洗净。水 2.5 升煮菖蒲，取汁 2.2 升左右，去渣，放入猪肾片、葱白及五味调料来做羹，以羹煮粥服食。▶益肾开窍。适用于耳鸣如风水声、肾虚耳聋、腰痛膝软等症。

◎ **菖蒲浸酒**

菖蒲 1.2 克，木通（锉）80 克，磁石（捣碎水淘去赤汁）200 克，桂心、防风（去芦头）各 120 克，牛膝（去苗）120 克。上细锉，用生绢袋盛，用酒 1 瓶入药。浸 6 天。每天食前暖 1 小盏服。▶醒神益智。适用于虚劳耳聋。

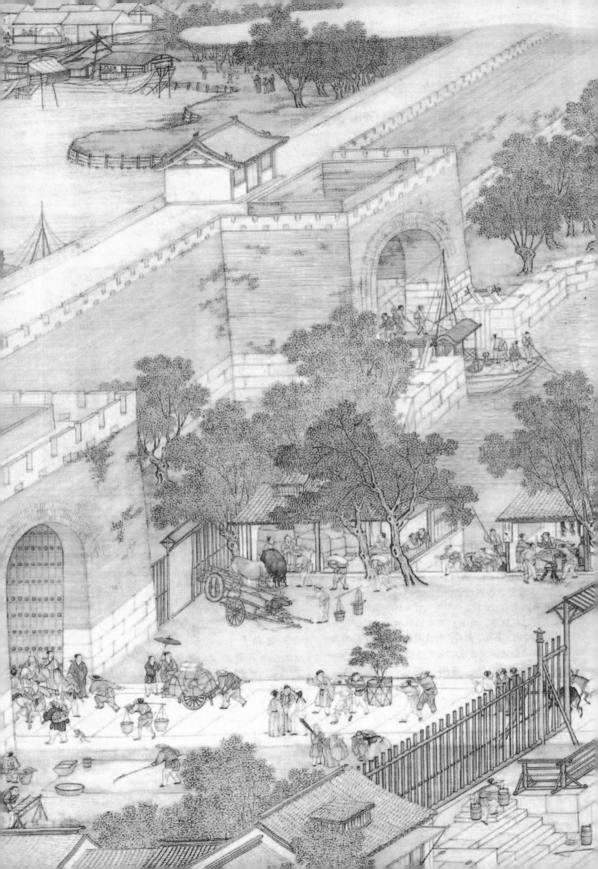

补气安神篇

养心安神

补肾抗癌

补气补血

平肝息风

心悸降压

涩肠止泻

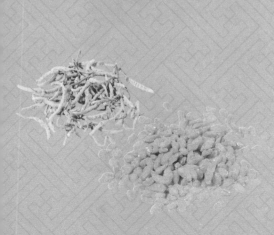
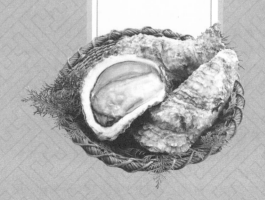

安　神　药

【概念】

在中医药理论中凡以镇静安神为主要作用，用治心神不安、失眠、惊痫、狂妄等症的药物，统称安神药。

【功效】

本类药物主入心经与肝经。《内经》曰"心藏神""肝藏魂"，人体的意识、精神、思维活动，与心、肝二脏的功能状态有着密切的关系。心神受扰或心神失养，都会导致神志的异常。本类药物有镇惊安神或养心安神的效用，因此能安定神志，使人的精神、意识、思维活动恢复正常。

【药理作用】

在中医药科学研究表明，安神药主要具有镇静、催眠、抗惊厥、抑制中枢神经系统等作用。某些药物还有强心、祛痰止咳、改善冠状动脉血循环、抑菌、提高机体免疫功能、防腐等作用。

【适用范围】

安神药主要用于治疗心火亢盛、惊则气乱、痰热扰心或心脾两虚、肝郁化火、阴血不足、心肾不交等原因引起的心悸怔忡、心神不宁、癫狂、失眠多梦及惊风等病症。某些安神药还兼有平肝、解毒、敛汗、祛痰、润肠等作用，还可用于治疗肝阳眩晕、热毒疮肿、自汗盗汗、痰多咳喘、肠燥便秘等症。

【药物分类】

安神药按性能、药物作用的不同，分为重镇安神药和养心安神药两类。

重镇安神药，属质重的矿石药及介类药，用于心神不宁、躁动不安、安神解毒、清心镇惊、心悸易惊、失眠多梦、小儿惊风、癫痫发狂等实证。主要用于痰火扰心、心火炽盛、肝郁化火以及惊吓等引起的心神不宁、心悸失眠及惊痫、肝阳眩晕、视物昏花、耳鸣耳聋、肾虚气喘等症。临床

常用的重镇安神药有朱砂、磁石、龙骨、琥珀等。本类药物有镇静安神的功效，能镇定浮阳，但不能消除导致浮阳的其他因素，因此在应用时应考虑配伍适当的药物。

养心安神药，多属于植物种子、种仁，具有甘润滋养的性味，因此有滋养心肝、交通心肾的作用。主要用于阴血不足、心脾两虚、心肾不交等所致的心悸怔忡、虚烦不眠、健忘多梦、遗精盗汗、宁心补肝、生津敛汗、惊悸多梦、体虚多汗、解郁安神、忧郁失眠、养血安神、祛风通络等症。中医验方、奇方、偏方常用的养心安神药有酸枣仁、柏子仁、合欢皮、首乌藤、远志、灵芝、缬草等药。

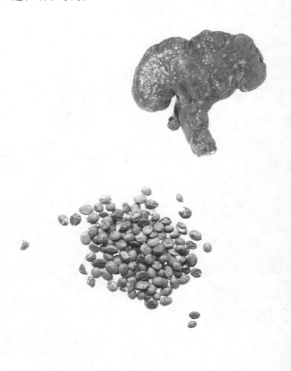

酸枣 学名：Ziziphus jujuba Mill. var. spinosus (Bunge) Hu ex H. F. Chou

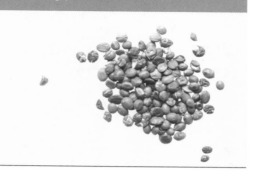

SEMEN ZIZIPHI SPINOSAE   Suanzaoren

《酸枣仁》

别名： 枣仁，酸枣核。

◎《本草纲目》记载酸枣仁：

"其仁甘而润，故熟用疗胆虚不得眠、烦渴虚汗之证，生用疗胆热好眠，系足厥阴、少阳药也。"

【科 属】为鼠李科植物酸枣的干燥成熟种子。

【地理分布】生于干燥的山坡或向阳的丘陵、山谷、平原、路旁以及荒地。常形成灌木丛，性耐干旱。分布于华北、西北及河南、辽宁、江苏、山东、湖北、安徽、四川。

【采收加工】秋末冬初采收成熟果实，除去果肉及核壳，收集种子，晒干。

【药理作用】镇静、抗惊厥、催眠；抗心律失常、抗心肌缺血；降血脂；降血压；增强免疫功能等。

【化学成分】黄酮类：黄酮苷、当药素等；脂肪油类：康酸甲酯、己酸甲酯等；皂苷类：白桦脂醇、白桦脂酸、酸枣仁皂苷 A、酸枣仁皂苷 B 等；其他：挥发油、蛋白质、糖类、氨基酸、有机酸、维生素 C、多种微量元素。

【性味归经】甘、酸，平。归肝、胆、心经。

本草药方

◉ **1. 主治：再障，心脾两虚。**

杜仲 60 克，何首乌、地榆各 12 克，续断、金毛狗脊、阿胶、当归、太子参、黄精、黄芪、丹参、天花粉、葛根、白及、山楂、山药、酸枣仁、麦门冬、生地黄、枸杞子各 8 克。加水煎沸 15 分钟，滤出药液，再加水煎 20 分钟，去渣，两煎药液调兑均匀，分服，每天 1 剂。

◉ **2. 主治：再障，心脾两虚。**

炒酸枣仁、赤茯苓、何首乌各 12 克，黄芪、党参、熟地黄、当归、生地黄、白芍、白术、鳖甲、阿胶、肉苁蓉各 8 克，五味子、山茱萸各 5 克。煎服法同 1。每天 1 剂。

◉ **3. 主治：再障，唇暗乏力，面色无光，耳鸣，多心悸。**

黄芪、白术各 30 克，炒酸枣仁、当归、龙眼肉、茯苓各 15 克，紫河车、红人参、远志、甘草各 8 克，广木香 5 克。煎服法同 1。每天 1 剂。

【功能主治】宁心，补肝，生津，敛汗。用于惊悸多梦、体虚多汗、虚烦不眠、津伤口渴。

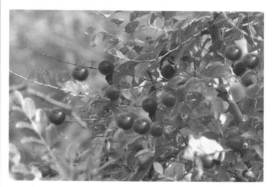

药膳养生

◉ **酸枣仁粳米粥**

酸枣仁 15 克（炒黄研末），粳米 100 克。粳米煮粥，稍熟，下酸枣仁末，再煮。空腹食用。▶宁心安神。适用于失眠、心悸、心烦、多梦。

◉ **酸枣仁蜂蜜饮**

炒酸枣仁 20 克，蜂蜜适量。炒酸枣仁研磨成细末，用蜂蜜水送服。▶补阴血、安神魂。适用于肝阴血不足的心悸失眠症。

◉ **酸枣仁酒**

酸枣仁 120 克，干葡萄 200 克，黄芪 120 克，天门冬 80 克，赤茯苓 120 克，防风（去芦）80 克，独活 80 克，大麻仁 300 克，桂心 80 克，羚羊角 120 克，五加皮 120 克，牛膝（去苗）200 克。上药锉，生绢袋装，用 30 升酒浸 6 天。饭前随意温热饮用。▶光泽肌肤，润养五脏。

◉ **酸枣仁散**

酸枣仁 10 克，白糖适量。酸枣仁研磨成细面，放入白糖调匀。睡前取少许（3 克）用温开水调服。▶养血安神。适用于失眠者。

赤芝 学名：Ganoderma lucidum (Leyss. ex Fr.) Karst.

GANODERMA Lingzhi

〖灵芝〗

别名：木灵芝，菌灵芝，灵芝草。

◎《本草纲目》记载灵芝：
"疗虚劳。"

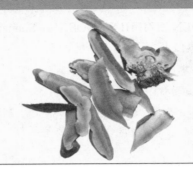

【科 属】为多孔菌科真菌赤芝或紫芝的干燥子实体。

【地理分布】**1.赤芝** 生于松科松属植物和向阳的壳斗科植物等的根际或枯树桩上。我国普遍分布，但以长江以南为多。**2.紫芝** 为我国特有种，分布于长江以南高温多雨地带。生于阔叶植物或松科松属植物的树桩上。

【采收加工】全年采收，除去杂质，剪除附有朽木、泥沙或培养基质的下端菌柄，阴干或在40～50℃烘干后可使用。

【药理作用】催眠，镇静，抗惊厥；镇咳；镇痛；增强心肌收缩力；降血糖；耐缺氧；增强机体免疫力；抗肝损伤；抗过敏；抗肿瘤等。

【化学成分】多糖类：灵芝聚糖A、灵芝聚糖B、灵芝聚糖C等；萜类：灵芝酸A–D等；氨基酸、蛋白质类：酸性肽、脂酶、天冬氨酸等；生物碱类：甜菜碱等；内酯类：孢子内酯A、孢子内酯B等；甾类：麦角甾醇、β–谷甾醇等；其他：苯甲酸、腺苷、α–海藻糖、廿四烷、甘露醇、镍、钴、钙、铁等微量元素。

【性味归经】甘，平。归心、肺、肝、肾经。

【功能主治】止咳平喘，补气安神。用于心悸气短、眩晕不眠、虚劳咳喘。

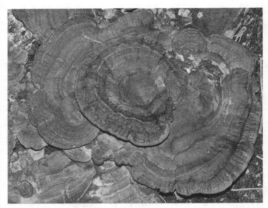

本草药方

◎ **1.主治：闭经，血瘀型。**

灵芝、川芎、白芍、厚朴、木香、桃仁各5克，当归、乌药、香附、川牛膝各8克，红花、桂枝各4克，甘草3克。加水煎沸15分钟，滤出药液，再加水煎20分钟，去渣，两煎药液调兑均匀，分服，每天1剂。

◎ **2.主治：慢性迁延性肝炎。**

灵芝15克，丹参、柴胡各30克，五味子10克。加水煎沸15分钟，滤出药液，再加水煎15分钟，去渣，两煎药液调兑均匀，每天1剂。

◎ **3.主治：慢性迁延性肝炎。**

灵芝6克，甘草5克。加水煎，去渣，分3次，每顿饭前服用。每天1剂。

药膳养生

◎ **灵芝肉桂卤鸭**

灵芝、肉桂、草果各10克，鸭子1只，调料适量。鸭子宰杀后，去毛桩、内脏，清洗干净；生姜、葱洗净，切片；放入灵芝、肉桂、草果水煎20分钟，取出汤汁，重复煎取2次，共取药汁3 000毫升。药汁放入锅内，加姜、葱、鸭子，最好药汁没过鸭子，小火煮至鸭熟，捞起稍晾凉，锅内再放入卤汁卤熟后，捞出，净浮沫。取适量的卤汁放入锅内，加食盐、冰糖屑、味精拌匀，调好色味，放入鸭子，在微火上边滚边浇其卤汁粘在鸭子上，颜色红亮时捞出装盘。▶益肾止咳，滋阴补肺。适用于支气管炎、肺虚咳嗽、哮喘等病症。

◎ **灵芝大枣汤**

灵芝25克，大枣50克，蜂蜜5克。灵芝、大枣放入锅加水共煎，取煎液共2次，合并后调兑入蜂蜜煮沸。▶对肿瘤细胞有抑制作用。适用于肿瘤防治。

珍 珠

MARGARITA Zhenzhu

〖珍 珠〗

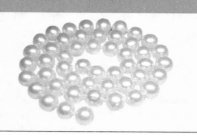

别名: 真珠，蚌珠，真珠子，药珠，珠子，濂珠。

◎《本草纲目》记载珍珠:

"安魂魄，止遗精白浊，解痘疗毒，生难产，下死胎胞衣。"

【科 属】为珍珠贝科动物马氏珍珠贝或蚌科动物三角帆蚌或褶纹冠蚌等双壳类动物受刺激形成的固体颗粒状物。

【地理分布】**1. 马氏珍珠贝** 分布于广东、广西沿海，尤以北部湾较为常见，广西合浦产量最高。栖息于风浪较为平静的海湾中，岩礁、泥沙或石砾较多的海底，用足丝固着生活于岩礁或石块上，以水质较肥、潮流通畅的海域生长较好。从低潮线附近至水深 10 米左右均有生长，通常在 5 米深处较多。**2. 三角帆蚌** 生活于淡水泥底稍带沙质的河湖中。**3. 褶纹冠蚌** 生活在湖泊、江河的泥底，行动迟缓。分布于全国各地。

【采收加工】自动物体内取出，洗净，干燥后使用。

【药理作用】促进创面肉芽生长；镇静；延缓衰老；抗氧化；抗肿瘤。

【化学成分】无机元素：镁、钙、锰、碳酸钙等；氨基酸类：苏氨酸、天冬氨酸、丝氨酸等；其他：糖类、类胡萝卜素、色素等。

【性味归经】甘、咸，寒。归心、肝经。

【功能主治】安神定惊，解毒生肌，明目消翳。用于惊悸失眠、目生云翳、惊风癫痫、疮疡不敛。

本草药方

◉ **主治：慢性喉炎，咽喉肿痛，喉蛾，鹅口疮，口腔炎症。**

大珍珠 1 克，冰片 18 克，西瓜霜 6 克，硼砂 2 克，牛黄、寒水石、麝香、朱砂各 1 克。首先研磨硼砂、冰片，其次放入西瓜霜、寒水石，最后放牛黄、珍珠、麝香、寒水石、朱砂，一同研磨极细调匀，外用。

药膳养生

◉ **珍珠菱角羹**

珍珠粉 2 克，菱角 100 克，冰糖 25 克。菱角洗净，煮熟，去壳，剁碎；冰糖打碎成屑。珍珠粉、冰糖、菱角同放炖锅内，加清水 300 毫升，置武火上烧沸，再用文火炖煮 25 分钟即成。以上为 1 个人的用量，2 次量。每 2 天 1 次，单独食用，坚持 1 个月。

▶安神定惊，解毒生肌，除烦止渴，润肤。

僵 蚕

BOMBYX BATRYTICATUS Jiangcan

〖僵 蚕〗

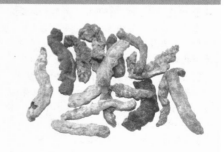

别名: 白僵蚕，天虫，僵虫，白僵虫。

◎《本草纲目》记载僵蚕:

"散风痰结核瘰疬，头风，风虫齿痛，皮肤风疮，丹毒作痒，痰疟症结，妇人乳汁不通，崩中下血，小儿疳蚀鳞体，一切金疮，疗肿风痔。"

【科 属】为蚕蛾科昆虫家蚕 4~5 龄的幼虫感染（或人工接种）白僵菌而致死的干燥体。

【地理分布】我国江南大部分地区都有饲养。

【采收加工】多于春、秋季生产，将感染白僵菌病死的蚕干燥。

【药理作用】催眠；抗惊厥；降血糖；抗凝血；抑菌；抗肿瘤等。

【化学成分】主要含脂肪、氨基酸、蛋白质、灰分等；体表白粉中含草酸铵；此外还含有镁、钙、铁、锌等微量元素。

【性味归经】咸、辛，平。归肝、肺、胃经。

本草药方

◉ **1. 主治：风湿性关节炎。**

僵蚕、地鳖虫、黄芪、蜣螂、鸡血藤、防风、石楠藤、姜黄、苍术、天仙藤、木瓜各12克，薏苡仁、秦艽各22克，忍冬藤15克，甘草5克，白花蛇1条，蜈蚣3条。加水煎沸15分钟，滤出药液，再加水煎20分钟，去渣，两煎药液调兑均匀，分服，每天1剂。

◉ **2. 主治：类风湿性关节炎。**

僵蚕、鹿角胶各10克，熟地黄、鬼箭羽各15克，白芥子、麻黄、桂枝、穿山甲珠、制草乌各5克，甘草3克。煎服法同1，每天1剂。

【功能主治】化痰散结，祛风定惊。用于咽喉肿痛、惊风抽搐、皮肤瘙痒；面神经麻痹、颏下淋巴结炎。

药膳养生

◉ **僵蚕糖藕**

僵蚕8个，藕500克，红糖100克。藕洗净，切厚片，与僵蚕、红糖加水煎煮。吃藕喝汤。每天1次，连服6天。▶补血止血。适用于痔疮便后大量出血，以致心悸乏力、慢性贫血、面色晄白、头晕耳鸣等。

◉ **僵蚕豆淋酒**

僵蚕250克，黑豆250克，酒1升。黑豆炒焦，酒淋，绞去渣，贮净瓶内，加入僵蚕，5天后取用。每温饮40毫升，白天2次，夜1次。▶化痰散结，祛风定惊。适用于产后中风诸病。

赛加羚羊 学名：Saiga tatarica Linnaeus

CORNU SAIGAE TATARICAE　Lingyangjiao

【羚羊角】

别名： 高鼻羚羊角，羚角，羚角。

◎《本草纲目》记载羚羊角：

"平肝舒筋，定风安魂，散血下气，辟恶解毒，治子痫痉疾。"

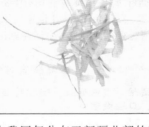

【科 属】本品为牛科动物赛加羚羊的头角。

【地理分布】习性喜欢干旱，栖息于荒漠及半荒漠的开阔地区。在我国仅分布于新疆北部的边境地区。

【采收加工】猎取后锯角，晒干后可使用。

【药理作用】抗惊厥；镇静；镇痛；解热；增强心肌收缩力；降血压；耐缺氧。

【化学成分】甾醇类：胆甾醇、豆甾醇等；氨基酸类：亮氨酸、异亮氨酸、苯丙氨酸等；磷脂类：神经鞘磷脂、溶血卵磷脂、磷脂酰肌醇等；其他：脂肪酸及其甘油酯，钠、锌、镁、钾等无机元素。

【性味归经】咸，寒。归肝、心经。

【功能主治】清肝明目，平肝息风，散血解毒。用于高热惊痫、子痫抽搐、神昏痉厥、头痛眩晕、癫痫发狂、瘟毒发斑、目赤翳障、痈肿疮毒。

本草药方

◉ **1. 主治：急性期再障。**

羚羊角（冲）1克，生地黄、茜草各22克，苍耳子12克，板蓝根、牡丹皮、辛夷、黄芩各10克，三七末（冲）、琥珀末（冲）各2克。加水煎沸15分钟，滤出药液，再加水煎20分钟，去渣，两煎药液调兑均匀，分服，每天2剂。

◉ **2. 主治：血热型血小板减少性紫癜。**

羚羊角3克，生石膏100克，生地黄60克，丹参、白芍、牡丹皮、玄参、知母各18克，黄芩、甘草各10克。煎服法同1，每天1剂。

◉ **3. 主治：急性扁桃体炎。**

羚羊角粉1克，斑蝥20克，麝香0.1克。一同研磨成极细末，加放凡士林适量调制药膏。用小膏药一贴（胶布也行）慢火烤开，取上药膏少量，搓成黄豆粒大药丸，放置膏药中央，贴于肿侧的外颈部（对准扁桃体）约4小时除掉。

药膳养生

◉ **羚羊菊花茶**

羚羊角3克，草决明25克，菊花20克，五味子15克。一同制成粗粉末，煎水，取汁。代茶多次饮。▶清肝明目，平肝息风，散血解毒。适用于肝胆风火导致的单纯性青光眼、头痛目痛等症状。

牛　学名：Bos taurus domesticus Gmelin

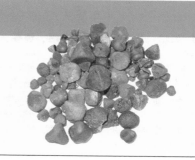

CALCULUS BOVIS　Niuhuang

〖牛黄〗

别名： 犀黄，丑宝，胆黄，西黄，天然牛黄。

◎《本草纲目》记载牛黄：

"痘疮紫色，发狂谵语者可用。"

【科　属】为牛科动物牛的干燥胆结石。

【地理分布】全国各地都有饲养。

【采收加工】宰牛时，若发现有牛黄，可滤去胆汁，将牛黄取出，除去外部薄膜，阴干后使用。

【药理作用】抗惊厥；镇静；镇痛；解热；降血压；增强心肌收缩力；抗炎；促进胆汁分泌；抗

本草药方

◎ **1. 主治：** 细菌性肺炎，高热，胸闷，咳嗽喘憋。

牛黄、麝香各0.6克，生石膏、川贝母各8克，朱砂、天竺黄各5克。一同制成细末。每次服5克。每天3次。

◎ **2. 主治：** 急性支气管炎，咳嗽喘憋，高热。

牛黄、麝香各0.6克，天竺黄、朱砂各5克，生石膏、川贝母各8克。一同制成极细末。分3次冲服，每天1剂。

◎ **3. 主治：** 慢性胰腺囊肿。

乳香、没药各30克，牛黄1克，麝香3克。各自制成细末，均匀调和，用稠的小米粥制成丸状。每次服3克，每天3次。

感染；兴奋呼吸；调节内分泌；提高机体免疫力；止血；降血脂，降血糖。

【化学成分】胆汁酸：胆酸、去氧胆酸等；胆色素：胆红素酯、胆红素等；脂类：脂肪酸、胆固醇、卵磷脂等；蛋白和氨基酸类：黏蛋白、亮氨酸、谷氨酸等；其他：钠、钾、镁、钙、铁等无机元素。

【性味归经】甘，凉。归心、肝经。

【功能主治】开窍，凉肝，清心，豁痰，息风，解毒。用于热病神昏、惊痫抽搐、中风痰迷、口舌生疮、癫痫发狂、咽喉肿痛、痈肿疔疮。

药膳养生

◎ **牛黄酒**

牛黄、钟乳（研）各3克，秦艽、麻黄（去节）、人参各3克，桂心3克，白术、龙角、当归、甘草、细辛各2克，杏仁1克，蜀椒、蜣螂（炙）各9枚。上切以绢袋盛，酒5升浸月余。每服25毫升，每天3次。▶开窍凉肝，清心豁痰，息风解毒。适用于小儿惊痫、经年小劳辄发。

玳瑁　学名：Eretmochelys imbricata (L.)

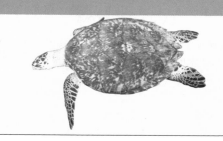

CARAPAX ERETMOCHELYTIS　Daimao

〖玳瑁〗

别名： 明玳瑁，文甲。

◎《本草纲目》记载玳瑁：

"解痘毒，镇心神，急惊客忤，伤寒热结，狂言。"

【科　属】降血压；镇静；解热。

【化学成分】脂肪酸类：棕榈酸、月桂酸、肉豆蔻酸、花生酸等；含有角蛋白、赖氨酸、组氨酸等多种氨基酸。

【性味归经】甘，咸，寒。入心、肝经。

【功能主治】息风定惊，镇心平肝，清热解毒。用

药膳养生

◎ **玳瑁肉汤**

玳瑁肉约500克。清炖，佐餐吃肉喝汤。▶息风定惊，镇心平肝，清热解毒，通行血脉。主治各种风毒、心惊失眠、痰热咳嗽、月经不调、二便不利等。

◎ **1. 主治**: 登革热，高热不退，神昏，发斑，衄血。

玳瑁 10 克，生石膏 120 克，生地黄 30 克，玄参 20 克，知母、栀子、黄芩、连翘、竹叶、黄连、牡丹皮、赤芍药各 15 克，羚羊角 5 克。加水煎沸 15 分钟，滤出药液，再加水煎 20 分钟，去渣，两煎药液调兑均匀，分服，每天 1 剂。同时服用安宫牛黄丸 1 粒，每天 2 次。

◎ **2. 主治**: 痔瘘症。

玳瑁 1 个（皮纸湿包，烧灰存性），血余炭 30 克，牛角䚡 1 只（烧灰存性），猪悬蹄 20 个（烧灰存性），苦参 60 克，木耳、石菖蒲、旧棕（烧存性）、枯矾各 30 克，槐角子、地榆、胡麻仁、防风、雷丸、漏芦、芜荑、麝香各 15 克。上为极细末，炼蜜为丸如桐子大，每服 3 克，每天服 3 次，白开水送下。

于神昏痉厥、眩晕、中风惊痫、疔疮肿毒、痘毒、瘟毒发斑。

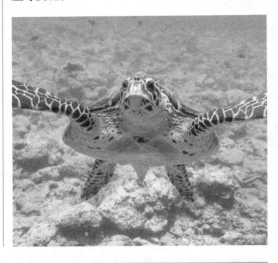

东亚钳蝎 学名：Buthus martensii Karsch

SCORPIO　Quanxie

《全蝎》

别名: 全虫，茯背虫，蝎子。

◎《本草纲目》记载全蝎：

"主治小儿惊痫风搐，大人痉症，耳聋，疝气，诸风疮，女人带下，阴脱。"

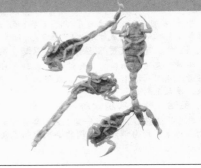

【科　属】为钳蝎科动物东亚钳蝎的干燥体。

【地理分布】喜栖于石底及石缝的潮湿阴暗处，主要分布于河北、辽宁、山东、河南、湖北、安徽等地。

【采收加工】春末至秋初捕捉，除去泥沙，放置沸水或沸盐水中，煮到全身僵硬后，捞出，放于通风处阴干。

【药理作用】抗惊厥；镇痛；抑制血栓形成及抗凝；抑菌；抗肿瘤；抑制猪囊尾蚴活性。

【化学成分】脂肪酸类：硬脂酸、棕榈酸、油酸等；其他：铁、砷、铜等微量元素。

【性味归经】辛，平；有毒。归肝经。

【功能主治】攻毒散结，息风镇痉，通络止痛。用于小儿惊风、中风半身不遂、抽搐痉挛、口眼㖞斜、偏正头痛、风湿痹痛、瘰疬、疮疡。

◎ **1. 主治**: 风湿性关节炎。

全蝎、地龙、地鳖虫各 3 克，马钱子 30 克（土炒至黄，并鼓起，再入麻油内炸至紫黑），朱砂 1 克。每味药均研磨为末状，泛为丸，每次服 1 克，每天 3 次。

◎ **2. 主治**: 骨质增生。

全蝎 3 克，白僵蚕、白芷各 5 克，蜈蚣 2 条。一同研磨成细末，撒于患处，用伤湿止痛膏固定，每天换 1 次。

◎ **全蝎酒**

全蝎、白附子、僵蚕各 30 克，65° 高粱酒 250 毫升。上药碎细，用酒浸于瓶中，4 夜后饮用。每次饮用 10 毫升。▶攻毒散结，息风镇痉。适用于口眼歪斜、中风、口目瞤动等症。

补虚药

在中医药理论中凡是能纠正人体气血阴阳虚衰，补虚扶弱，以治疗虚证为主要作用的药物，称为补虚药。

【功效】

补虚药大多具有甘味，能够补益精微、扶助正气，具有补虚作用。

【药理作用】

中医科学研究表明，补虚药主要具有促进蛋白质合成、增强机体免疫功能、促进造血功能、降低血脂、调节内分泌、提高学习记忆能力、抗氧化、延缓衰老、抗心肌缺血、增强心肌收缩力、改善消化功能、抗心律失常、抗应激、抗肿瘤等作用。

【适用范围】

补虚药主要用于久病、大病之后，正气不足或者先天不足，体质虚弱或者年老体虚出现的各种虚证；或用于疾病过程中正气已衰，邪气未尽，抗病能力下降，正虚邪实的病证。和祛邪药一起使用，可达到扶正祛邪的目的。

【药物分类】

根据药物功效及其主治证候的不同，将补虚药分为补阳药、补阴药、补气药、补血药四类。

补气药，药性甘温或甘平，具有补肺气、补脾气、补元气、补心气的作用。主治：脾气虚证，症见食欲不振、大便溏薄、面色萎黄、脘虚胀、体倦神疲，甚或脏器下垂、消瘦、血失统摄等。肺气虚证，症见气少喘促、动则益甚、声音低怯、咳嗽无力、体倦神疲、易出虚汗等。心气虚证，症见胸闷气短、心悸怔忡、活动后加剧。临床常用的补气药有人参、党参、太子参、西洋参、白术、黄芪、白扁豆、山药、刺五加、甘草、红景天、绞股蓝、沙棘、饴糖、大枣、蜂蜜。

补阳药，药味多甘、辛、咸，性多温热，主入肾经。咸以补肾，辛甘化阳，能补助一身元阳，肾阳之虚得补，其他脏得以温煦，从而消除或改善全身阳虚诸证。主要适应于肾阳不足的畏寒肢冷、腰膝酸软、阳痿早泄、性欲淡漠、精寒不育或尿频遗尿、宫冷不孕；脾肾阳虚的脘腹冷痛或阳虚水泛的水肿；肝肾不足，精血亏虚的眩晕耳鸣、筋骨痿软、须发早白或小儿发育不良、囟门不合、齿迟行迟；肾不纳气之虚喘，肺肾两虚以及肾阳亏虚、下元虚冷、崩漏带下等证。中医验方、奇方、偏方常用的补阳药有鹿茸、海狗肾、海马、淫羊藿、仙茅、核桃仁、巴戟天、补骨脂、冬虫夏草、菟丝子、益智仁、胡卢巴、沙苑子、紫河车、蛤蟆油、肉苁蓉、锁阳、杜仲、续断、羊红膻、蛤蚧、韭菜子、紫石英。

补血药，药性甘温质润，主入心肝血分，广泛用于各种血虚证，症见面色苍白或萎黄、唇爪苍白、心悸怔忡、眩晕耳鸣，或月经愆期、量少色淡、失眠健忘，甚则闭经、舌淡脉细等。补血药熟地黄、何首乌、当归、白芍、阿胶、龙眼肉、楮实子为临床常用药。

补阴药，药性以甘寒为主，治五脏之阴虚。肺阴虚证，可见干咳无痰或咳而少痰或声音嘶哑；胃阴虚证，可见口干咽燥、胃脘隐痛、不欲饮食，或脘痞不舒，或咽干呃逆等；脾阴虚证，可见食后腹胀、纳食减少、唇干燥少津、便秘、干呕、呃逆、舌干苔少等；肝阴虚证，可见头晕耳鸣、眼目干涩或爪甲不荣、肢麻筋挛等；肾阴虚证，可见头晕目眩、耳鸣耳聋、腰膝酸痛、遗精、牙齿松动等；心阴虚证，可见失眠多梦、心悸怔忡等。北沙参、明党参、玉竹、麦冬、南沙参、鳖甲、天冬、百合、黄精、石斛等为临床常用的补阴药。

人参 学名：Panax ginseng C. A. Mey.

RADIX GINSENG　Renshen

『人参』

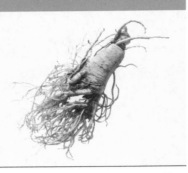

别名： 人衔，鬼盖，黄参，血参，神草，地精，棒锤。

◎《本草纲目》记载人参：

"治男妇一切虚证，发热自汗，眩晕头痛，反胃吐食，痎疟，滑泻久痢，小便频数淋沥，劳倦内伤，中风中暑，痿痹，吐血，咳血，下血，血淋，血崩，胎前产后诸病。"

【科 属】为五加科植物人参的干燥根。

【地理分布】生于海拔数百米的落叶阔叶林或针叶阔叶混交林下。野生于吉林、黑龙江、辽宁及河北北部，现今吉林、辽宁栽培很多，河北、北京、山西也有引种栽培。

【采收加工】多在秋季采挖，洗净，剪去小支根。用硫黄熏过后，放于日光下晒干，即称为生晒参；蒸2~2.5小时，取出后，烘干或晒干，就为红参。

【药理作用】抗休克；增强机体免疫功能；小剂量增强心肌收缩力，大剂量减缓心肌收缩力；延缓衰老；抗肿瘤；耐缺氧等。

【化学成分】挥发油类：γ-芹子烯、α-人参烯、β-榄香烯等；有机酸类：亚油酸、延胡索酸等；皂苷类：人参皂苷-Ra_1、人参皂苷-Ra_2、人参皂苷-Rb、人参皂苷-Rc、人参皂苷-Rd、人参皂苷-Rg_1、人参皂苷-Rh、西洋参皂苷-R_1、三七

皂苷等；甾醇类：β-谷甾醇、胡萝卜苷等；其他：黄酮、蛋白、人参多糖等。

【性味归经】甘、微苦，平。归脾、肺、心经。

【功能主治】补脾益肺，生津，大补元气，生脉固脱，安神。用于肢冷脉微、体虚欲脱、肺虚喘咳、脾虚食少、内热消渴、津伤口渴、惊悸失眠、久病虚羸、心力衰竭、阳痿宫冷；心源性休克。

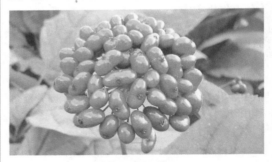

本草药方

◎ **1. 主治：** 溃疡性结肠炎，腹痛腹泻，脓血便，胸闷气短，舌淡苔白。

人参8克，茯苓、白术、甘草、白扁豆、陈皮各15克，砂仁5克。加水煎沸15分钟，滤出药液，再加水煎20分钟，去渣，两煎药液调兑均匀。分服，每天1剂。夹湿热如黄连、白头翁、连翘各10克，白芍、元胡各5克，薏苡仁30克。再加黄芪、苦参、白及各20克，云南白药0.5克煎汤灌肠。

◎ **2. 主治：** 慢性支气管炎。

人参、地龙各50克，丹参、胡桃肉、黄芪、补骨脂各100克，厚朴80克，肉桂、麻黄各40克，炙甘草30克，沉香22克，蛤蚧2对。一同研磨为细粉，炼蜜为丸。每次服12克。每天2次。

◎ **3. 主治：** 支气管扩张，咳嗽咯血。

人参4克，牡蛎、白术各15克，甘草、茯苓各5克。煎服法同上。每天1剂。

药膳养生

◎ **人参炖乌骨鸡**

人参150克，乌骨鸡2只，猪肘500克，母鸡1只，料酒、精盐、葱、姜及胡椒粉适量。母鸡、乌骨鸡宰杀后用沸水烫一下，去毛、去头、斩爪、去内脏，洗净。人参用温水洗净；猪肘用刀刮洗干净，洗净。葱切段，姜切片备用。砂锅放于旺火上，加水、放入猪肘、母鸡、葱段、姜片，沸后撇去浮沫，小火炖，到母鸡和猪肘五成烂时，将乌骨鸡和人参加入同炖，用精盐、料酒、胡椒粉调味，到鸡烂可食用。▶大补元气，益精血，益脾宁志。适用于老年性神经衰弱、体质虚弱、月经不调、功能性子宫出血、小儿体虚发育不良、病后体虚者等症。

◎ **人参茯苓汤**

人参、茯苓各50克，一同研磨为粗末，水煎取汁。代茶饮用。▶补脾益肺，生津，大补元气，生脉固脱，安神。适用于脚气水肿、脾虚水肿、便溏等症。

党 参 学名：Codonopsis pilosula (Franch.) Nannf.

RADIX CODONOPSIS Dangshen

【党 参】

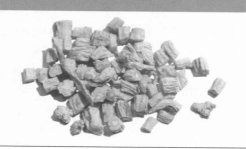

别名： 上党人参，防风党参，黄参，防党参，上党参，狮头参，台党参，五台参，中灵草。

◎《本草纲目》记载党参：
"能补脾肺，益气生津。"

【科 属】为桔梗科植物党参、素花党参或川党参的干燥根。

【地理分布】**1. 党参** 分布于东北、华北及宁夏、陕西、青海、甘肃、四川、河南、云南、西藏等地。生于山地灌木丛及林缘。**2. 素花党参** 生于海拔1 500~3 200米的山地林下、林边及灌木中。分布于陕西南部、山西中部、青海、甘肃及四川西北部。**3. 川党参** 生于海拔900~2 300米的山地林边灌木丛中，湖北、陕西、四川、湖南、贵州等地现有大量栽培。

【采收加工】秋季采挖，洗净，晒干。

【药理作用】提高机体应激能力；增强机体免疫功能；延缓衰老；抗肿瘤；抗溃疡等。

【化学成分】挥发油类：庚酸、己酸、蒎烯等；氨基酸类：苏氨酸、天冬氨酸、异亮氨酸等；甾醇类：豆甾醇、α-蒎甾醇等；生物碱类：党参酸、胆碱、烟碱等；三萜类：木栓酮、苍术内酯Ⅱ、苍术内酯Ⅲ、蒲公英萜醇等；其他：果糖，菊糖，锌、铁、铜等微量元素。

【性味归经】甘，平。归脾、肺经。

【功能主治】健脾益肺，补中益气。用于脾肺虚弱、气短心悸、虚喘咳嗽、食少便溏、内热消渴。

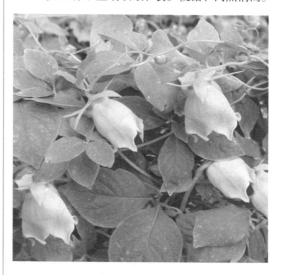

本草药方

◎ 1. 主治：慢性结肠炎。

党参、茯苓、白术、肉蔻、白芍、莲子肉、薏苡仁、补骨脂各12克，扁豆、山药各15克，吴茱萸、陈皮各8克，砂仁、炙甘草各5克，大枣3枚。加水煎沸15分钟，滤出药液，再加水煎20分钟，去渣，两煎药液调兑均匀，分服，每天1剂。

◎ 2. 主治：慢性结肠炎。

党参、赤芍、山楂、陈皮、白芍、木香、槐花各8克，白头翁15克，秦皮、地榆各12克，甘草、当归各5克，白术、炮姜各2克。煎服法同1。每天1剂。

◎ 3. 主治：慢性结肠炎。

党参、白术、黄芪、白芍各12克，补骨脂、诃子各8克，甘草、熟附子各5克，炮姜、肉桂各2克。煎服法同1。每天1剂。

药膳养生

◎ 党参小米粥

党参30克，升麻10克，小米50克。先煎党参、升麻，去渣后放入锅内煮为粥。空腹食用为佳。▶健脾益肺，补中益气。适用于气短乏力、子宫下垂。

◎ 党参百合猪肺汤

党参15克，百合30克，猪肺200克。将猪肺洗净、切块；党参与百合用布包好，放入砂锅内，适量加水，慢火煎煮，熟后调味。饮汤食肺。1天内分2次服完。▶益气养肺，补虚健脾。适用于肺结核、气短咳痰、纳差胸闷、语音低弱，面色发白等症。

◎ 党参粳米粥

党参、覆盆子各9克，大枣20克，粳米60克。加水煮做粥。每天1剂，连续服食6天。▶适用于气血虚弱导致的乳汁自出症。

薯蓣 学名：Dioscorea opposita Thunb.

RHIZOMA DIOSCOREAE　Shanyao
《山 药》

别名：署蓣，薯蓣，山芋，诸署，署豫，怀山药，九黄姜，野白薯。

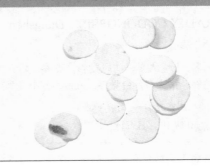

◎《本草纲目》记载山药：
"益肾气，健脾胃，止泻痢，化痰涎，润皮毛。"

【科 属】为薯蓣科植物薯蓣的干燥根茎。

【地理分布】生于山谷林下、山坡、路旁的灌丛或杂草中、溪边；也可人工栽培。分布于华北、西北、华东和华中地区。

【采收加工】每年冬季茎叶枯萎后采挖，切去根头，洗净，除去外皮及须根，用硫黄熏后，干燥，俗称为毛山药；选择肥大顺直的毛山药，放于清水中，浸泡到无干心，闷透，用硫黄熏后，用木板搓成圆柱形，切齐两端后，晒干，打光，即为光山药。

【药理作用】降血糖；增强免疫机体功能；耐缺氧等。

【化学成分】氨基酸类：赖氨酸、组胺酸、酪氨酸、甘氨酸等；皂苷类：薯蓣皂苷；维生素类：核黄素、烟酸、硫胺素、维生素C等；酚性成分：儿茶酚胺、多巴胺、盐酸山药碱等；其他：胆碱，蛋白，多糖，锌、钡、铜、铁等无机元素。

【性味归经】甘，平。归脾、肺、肾经。

【功能主治】补脾养胃，补肾涩精，生津益肺。用于脾虚食少、肺虚喘咳、久泻不止、带下、尿频、肾虚遗精、虚热消渴。

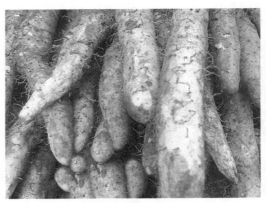

本草药方

◎ **1. 主治：肝硬化腹水。**
山药、白芍各100克，生甘草50克。加水煎沸15分钟，滤出药液，再加水煎20分钟，去渣，两煎药液调兑均匀，分服，每天1剂。

◎ **2. 主治：急性出血性小肠炎，腹胀隐痛，纳呆，面白神疲食少。**
山药、葛根、陈皮、党参、苍术、石斛、山楂、莲肉、神曲、茯苓、白术、甘草各10克。煎服法同1。每天1剂。

◎ **3. 主治：肾积水。**
山药、车前子、续断、生地黄、茯苓、牛膝、山茱萸、鸡血藤各15克，牡丹皮、桂枝、熟附子、枳实各10克。煎服法同1。每天1剂。血尿加旱莲草、白茅根各20克；小便不利加金钱草、海金沙、石韦、萹蓄、木通、瞿麦各10克；腰痛加杜仲、桑寄生各20克。

药膳养生

◎ **山药炖羊肚**
山药300克，羊肚300克，调料适量。羊肚洗净，切成3厘米长、2厘米宽的块；山药洗净，切成1厘米厚的片。同置锅内，加盐、水、姜、葱、黄酒，烧沸后转用小火炖熟。早晚空腹温热服食。▶滋肺肾，补脾胃。适用于消渴多尿症。

◎ **山药粉苡米粥**
山药粉40克，苡米30克。将上2味依常法共煮成粥。随意服食。每天2次。▶补脾养胃。适用于各类糖尿病。

◎ **山药枸杞粥**
山药50克，枸杞28克，粳米100克。前2味水煎取汁，与粳米煮成粥。早晚餐食用。▶滋补肝肾，益精明目，生津益肺。适用于肝肾不足的虚劳精亏、腰背酸痛、眼花头晕等症。

中华蜜蜂 学名：Apis cerana Fabricius

MEL　Fengmi

〖蜂蜜〗

别名：石蜜，石饴，食蜜，蜜，白蜜，白沙蜜，蜜糖，沙蜜，蜂糖。

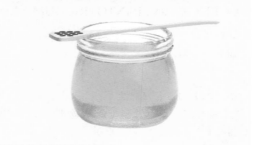

◎《本草纲目》记载蜂蜜：
"和营卫，润脏腑，通三焦，调脾胃。"

【科　属】为蜜蜂科昆虫意大利蜜蜂或中华蜜蜂所酿的蜜。

【地理分布】湖北、广东、河南、云南、江苏等地盛产，全国大部分地区都有出产。

【采收加工】多在春、夏、秋三季采收。

【药理作用】促进肠蠕动，促进排便；增强机体免疫功能；抗肿瘤；抗菌；解毒；促进生长发育等。

【化学成分】有机酸类：苹果酸、柠檬酸等；糖类：果糖、葡萄糖、蔗糖等；维生素类：维生素A、维生素B$_1$、维生素B$_2$、维生素B$_6$、维生素C、维生素K等；氨基酸类：谷氨酸、天冬氨酸、亮氨酸等；酶类：转化酶、淀粉酶、过氧化酶等；其他：蛋白质、色素，树胶，铁、钾、钙、铜等微量元素。

【性味归经】甘，平。归肺、脾、大肠经。

【功能主治】润燥，补中，止痛，解毒。用于脘腹虚痛、肺燥干咳、肠燥便秘；外治水火烫伤、疮疡不敛。

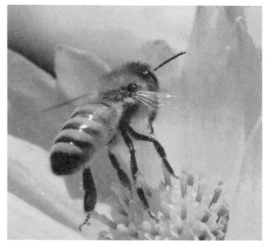

本草药方

◎ **1. 主治：胆道蛔虫症。**
蜂蜜、甘草各15克，粳米粉8克。加水煎甘草，去渣，入蜜及米粉，做成粥。顿服。每天2剂。

◎ **2. 主治：瘢痕疙瘩。**
蜂蜜18克，醋250毫升，五倍子78克，蜈蚣1条。后2药各为粉末，4药共熬成膏状，涂敷于患处，每天换1次。

◎ **3. 主治：痔瘘出血，肠燥便秘。**
蜂蜜、红糖、大枣肉、臭矾（研细）、破砂锅（研细）各120克，细白面150克，麻油90克。先将砂锅、臭矾、白面调匀，再放入红糖、麻油、枣肉、蜂蜜调匀，用铜锅盛放，放锅内蒸熟，趁热取出制为丸。饭前服8克，用温白开水送服，每日服1次，重症患者服2次亦可。

药膳养生

◎ **蜂蜜蛋**
蜂蜜50克，鸡蛋3只，适量黄酒。鸡蛋打成蛋液，倒入烧至五成热的20克菜籽油中翻炒，边加入蜂蜜、黄酒。每服3匙，每天3次。▶敛肺润燥，补中，解毒。适用于小儿久咳不愈、哮喘等。

◎ **蜂蜜芝麻膏**
蜂蜜200克，黑芝麻30克，黑芝麻研磨成粉状，调入蜂蜜，蒸熟。每天2次当点心食用。▶润燥补中，止痛，解毒，补虚润肠通便。适用于半身不遂患者见大便秘结者。

◎ **蜂蜜香油汤**
蜂蜜40克，麻油20克，开水900克。蜂蜜倒入碗内，搅拌到浓密时，加入麻油搅匀，再倒入约60℃的温开水，搅拌至3者均匀液。▶缓急解毒，润肠通便。适用于肠燥便秘。

梅花鹿 学名：Cervus nippon Temminck

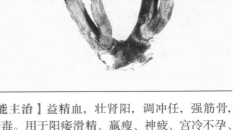

CORNU CERVI PANTOTRICHUM　Lurong

〖鹿 茸〗

别名：斑龙珠。

◎《本草纲目》记载鹿茸：

"生精补髓，养血益阳，强健筋骨。治一切虚损耳聋，目暗，眩晕，虚痢。"

【科 属】为鹿科动物梅花鹿或马鹿的雄鹿未骨化密生茸毛的幼角。

【地理分布】**1. 梅花鹿** 栖息于混交林、山地草原及森林近缘。分布于华北、东北、华东、华南。

2. 马鹿 栖息于混交林、高山的森林草原。分布于西北、东北及内蒙古等地。

【采收加工】每年采收两茬，夏、秋两季锯取鹿茸，头茬茸包括"二杠锯茸"和"三岔锯茸"。传统加工方法为"水煮法"，近年来又研究出"微波及远红外线法"，加工产品也分为"带血茸"和"排血茸"。

【药理作用】促进生长发育；增强机体免疫功能；性激素样作用；增加冠脉流量；延缓衰老；抗溃疡；促进创伤愈合等。

【化学成分】多糖类：酸性多糖、中性糖、葡萄糖胺、硫酸软骨素 A 等；氨基酸类：赖氨酸、色氨酸、组氨酸等；脂溶性成分：雌酮、雌二醇、卵磷脂、脑素、脑磷脂等；脂肪酸类：豆蔻酸、棕榈酸等；其他：脂肪族醇，镁、钙、铜、铁、锰等无机元素。

【性味归经】甘、咸，温。归肾、肝经。

【功能主治】益精血，壮肾阳，调冲任，强筋骨，托疮毒。用于阳痿滑精、羸瘦、神疲、宫冷不孕、畏寒、眩晕、耳鸣、耳聋、筋骨痿软、腰脊冷痛、崩漏带下、阴疽不敛。

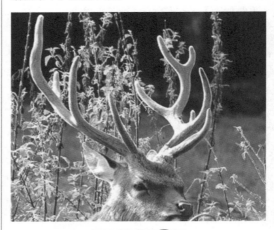

药膳养生

◎ **鹿角胶粳米粥**

1. 鹿角胶 30 克、粳米 150 克。煮粥。空腹食用。▶益精血，壮肾阳。适用于畏寒肢冷、肝肾阳虚、遗精、阳痿、腰脚酸软、阴疽疮疡、乳痈初起等症。

2. 鹿角胶 30 克，大米 150 克，生姜 10 克。大米煮粥，待沸后入鹿角胶、生姜煮稀粥。早晚餐食，连服 20 天。▶益精血，壮肾阳，强筋骨。适用于肾气不固、遗精。

◎ **鹿茸猪脬汤**

鹿茸 8 克，白果仁 25 克，山药 30 克，猪脬 1 具。猪脬洗净；诸药捣碎，纳入膀胱内，扎口，下锅炖烂，入盐调味。汤药同服。▶温肾健脾止带，益精血，壮肾阳，调冲任，强筋骨。适用于肾虚带下清冷、小便清长、面色晦暗、腰部酸痛；小腹冷感、舌质淡、脉沉迟等症。

本草药方

◎ **1. 主治：**慢性支气管炎、咳嗽、气短、乏力、畏寒、精神萎靡不振、腰脊冷痛。

鹿角、半夏各 10 克，生地黄、熟地黄各 15 克，党参、麦门冬、淫羊藿、锁阳各 12 克，桂枝、白芥子各 6 克，生甘草、麻黄各 5 克，细辛 3 克，蛤蚧粉 2 克（吞服）。加水煎沸 15 分钟，滤出药液，再加水煎 20 分钟，去渣，两煎药液调兑均匀，分服，每天 1 剂。

◎ **2. 主治：**早期乳痈。

鹿角 1 根。以刀或锉刮取粉末，用时每次取鹿角粉 5 克，清水煎沸 5 分钟，吞服，每早晚各 1 次。

补骨脂 学名：Psoralea corylifolia L.

FRUCTUS PSORALEAE　Buguzhi

【补骨脂】

别名： 婆固脂，破故纸，破故芷，胡韭子。

◎《本草纲目》记载补骨脂：
"治肾泄，通命门，暖丹田，敛精神。"

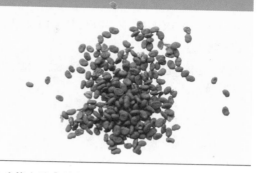

【科 属】为豆科植物补骨脂的干燥成熟的果实。

【地理分布】栽培或野生。分布于山西、河南、安徽、陕西、江西、浙江、广东、湖北、四川、贵州、云南等地。

【采收加工】秋季果实成熟时采收果序，晒干，搓出果实，除去杂质。

【药理作用】扩张冠脉，增加冠脉血流量；雌激素样作用；抗早孕；抗肿瘤；抗病原体。

【化学成分】呋喃香豆素类：补骨脂素（补骨脂内酯）、补骨脂定、异补骨脂素（异补骨脂内酯）等；黄酮类：补骨脂宁、补骨脂甲素、补骨脂乙素等；单萜酚类：补骨脂酚；其他：游离脂肪酸、甘油三酯、棉子糖、三十烷、葡萄糖、豆甾醇等。

【性味归经】辛，苦，温。归肾、脾经。

【功能主治】纳气，温肾助阳，止泻。用于阳痿遗精、遗尿尿频、肾虚作喘、腰膝冷痛、五更泄泻；外用治白癜风、斑秃。

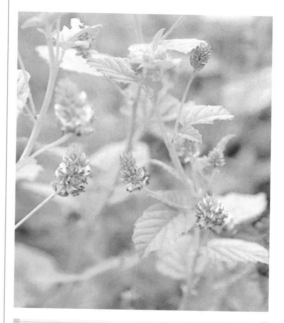

药膳养生

◎ **补骨脂蒸核桃肉**

补骨脂50克，核桃肉1千克，白糖各300克，甜杏仁30克，生姜4片。核桃肉用温水浸泡15分钟，滤干，微火烘干；铁锅内入精盐，炒热，再倒入核桃肉，炒香（10分钟），到核桃变黄，再翻炒3分钟，筛出核桃肉，将大块切成小块，吹去已脱下的部分核桃衣；补骨脂、甜杏仁速洗净，与核桃肉、白糖拌匀，部分成泥。另一部分成碎粒，装入瓷盆，放上生姜，覆盖一层100克白糖，旺火隔水蒸1小时，冷却后装瓶盖紧。每次1~2匙，细嚼成糊，温开水送服，日2次。▶纳气化痰，温补肺肾。适用于年老阳衰，受寒即发作的咳嗽、哮喘。

◎ **补骨脂鱼鳔汤**

补骨脂15克，鱼鳔20个。放入锅中一起煮，汤沸50分钟后，调味饮汤食鱼鳔。▶补肾壮阳，纳气止泻。用于腰膝酸痛、下元虚冷、夜尿多、尿频、遗尿、遗精等症。

本草药方

◎ **1.主治：** 再障，脾肾阳虚，气血双亏。

骨碎补、白术、补骨脂、阿胶、当归各8克，黄精、鸡血藤、党参、黄芪、肉苁蓉、枸杞子、荷叶、漏芦、丹参各15克，三七粉2克（冲服），大枣10枚。加水煎沸15分钟，滤出药液，再加水煎20分钟，去渣，两煎药液调兑均匀，分服，每天1剂。

◎ **2.主治：** 再障。

补骨脂、当归、何首乌各12克，白术、紫石英、磁石、鹿角胶、巴戟天、山药各15克，人参、肉桂各2克。煎服法同1。每天1剂。

巴戟天 学名：Morinda officinalis How

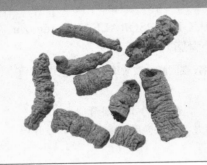

RADIX MORINDAE OFFICINALIS Bajitian

《巴戟天》

别名： 巴戟，巴吉天，戟天，巴戟肉，鸡肠风，猫肠筋。

◎《本草纲目》记载巴戟天：
"治脚气，去风疾，补血海。"

【科 属】为茜草科植物巴戟天的干燥根。

【地理分布】分布于江西、广东、福建、海南、广西等地。生于溪边、山谷、山地疏林或栽培。

【采收加工】在秋冬季采挖，挖出后，摘下肉质根，洗去泥沙，在阳光下晒到五六成干，用木棒轻轻打扁，再晒到全干。

【药理作用】促肾上腺皮质激素样作用；抗疲劳作用。

【化学成分】甾醇类：24-乙基胆甾醇、β-谷甾醇等；环烯醚萜苷类：四乙酰车前草苷、水晶兰苷等；糖类：苷露糖、葡萄糖、耐斯糖等；蒽醌类：1,6-二羟基-2,4-二甲氧基蒽醌、大黄素甲醚等；其他：棕榈酸，维生素C，锌、铁、镁、锰、钙等微量元素。

【性味归经】辛、甘，微温。归肾、肝经。

【功能主治】强筋骨，补肾阳，祛风湿。用于阳痿遗精、宫冷不孕、少腹冷痛、月经不调、风湿痹痛、筋骨痿软。

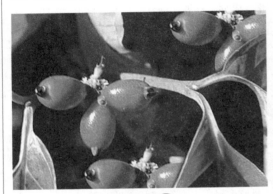

本草药方

◎ **1. 主治：更年期综合证。**

巴戟天、淫羊藿、炒知母、黄檗、菟丝子、生地黄、熟地黄、紫丹参各12克，炒白芍10克。加水煎沸15分钟，滤出药液，再加水煎20分钟，去渣，两煎药液调兑均匀，分服，每天1剂。肝肾阴虚偏于肝阳亢者去淫羊藿、巴戟天，加女贞子、菊花、枸杞子各12克，墨旱莲、钩藤各15克，生牡蛎、紫草各30克。脾肾阳虚偏于气不行水者去知母、黄檗，加黄芪20克，党参15克，泽泻、白术、茯苓各12克，肉桂5克。

◎ **2. 主治：泌尿系结石。**

巴戟天、滑石、鸡内金、白术、怀牛膝、王不留行、白芥子、冬葵子、鳖甲各15克，莱菔子、金钱草、海金沙、石韦各30克，茯苓、车前各20克，乌药、紫苏子、熟地黄各10克。煎服法同1。每天1剂。

药膳养生

◎ **巴戟熟地酒**

巴戟天、甘菊花各60克，枸杞子30克，熟地黄30克，制附子20克，蜀椒30克，白酒1500克。上药一同捣碎，放入干净容器，用酒浸泡，封口，6天后去渣备用。每次空心温饮2小杯，每天早晚各1次。▶强筋骨，补肾阳，祛风湿。适用于阳痿早泄、肾阳久虚、腰膝酸软等症。

◎ **巴戟炖猪大肠**

巴戟50克，猪大肠250克，放入适量调料。洗净猪大肠，将巴戟装入猪大肠，放入瓷碗，加姜、葱、盐及清水适量，隔水炖熟后，再加少许味精拌匀。每天1次，连续服用。▶固下元，温肾阳。适用于妇女子宫脱垂。

◎ **巴戟胡桃炖猪脬**

巴戟天30克，猪脬（猪膀胱）1个，胡桃仁20克。将巴戟天、胡桃仁放入洗净的猪脬，隔水炖熟后，调味服食。▶具有缩泉止遗、补肾助阳的功能。适用于肾气不足、小便频数（夜甚）、面色发白、神气虚弱等症。

蛤 蚧 学名：Gekko gecko Linnaeus

GECKO Gejie

〖蛤 蚧〗

别名：蛤解，蛤蟹，仙蟾，蚧蛇，大壁虎。

◎《本草纲目》记载蛤蚧：

"补肺气，益精血，定喘止嗽，疗肺痈，消渴，助阳道。"

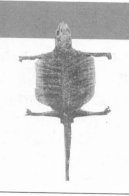

【科 属】为壁虎科动物蛤蚧的干燥体。

【地理分布】多栖息于山岩罅隙或树洞内，也见于人家屋间。以昆虫、小蜥蜴等为食。分布于福建、台湾、广西、广东、云南等地。

【采收加工】全年都可捕捉，除去内脏，拭净，用竹片撑开，使全体扁平顺直，低温干燥。

【药理作用】平喘；延缓衰老；提高机体免疫功能；激素样作用；抗炎；抗应激等。

【化学成分】氨基酸类：苏氨酸、天冬氨酸、组氨酸等；脂肪酸类：豆蔻酸、月桂酸、花生酸等；磷脂：磷脂酰胆碱、溶血磷脂酰胆碱等；其他：糖脂，胆固醇，性激素样物质，生物碱，胆碱，肌肽，磷、钙、镁等微量元素。

【性味归经】咸，平。归肺、肾经。

【功能主治】纳气定喘，补肺益肾，助阳益精。用于劳嗽咯血、肾虚气促、阳痿遗精。

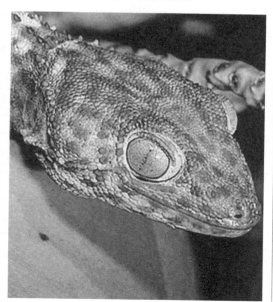

本草药方

◎ **1. 主治：肺痈，肺结核，吐脓痰臭痰、虚损劳嗽、喘嗽之症。**

蛤蚧1对（用黄酒120克浸透，阴阳瓦焙干，研磨成细面），川贝母（研极细面）、蜜蜡60克、蜂蜜各60克。将蜜、蜡化开和蛤蚧、贝母粉末制成小丸，像绿豆般大小，每次服8克，每天3次。

◎ **2. 主治：支气管炎合并肺气肿症。**

蛤蚧2对，丹参60克，生地黄、地龙、山茱萸肉各35克，泽泻、牡丹皮、人参、麦门冬、川贝母、菟丝子、茯苓、山药、胡桃仁、冬虫草各30克，五味子18克，沉香10克。研磨成细粉末，炼蜜为丸，每丸重10克。每次服1丸，每天3次。

药膳养生

◎ **蛤蚧糯米团**

蛤蚧粉25克，糯米250克。糯米洗净焙干为末，与蛤蚧粉混合均匀，加水适量，放入白糖20克，合均揉为面团，上笼蒸熟食之，每天1剂。▶纳气定喘，补肺益肾。具有补肺益脾止喘的功用。对于支气管哮喘等症有疗效。

◎ **蛤蚧炖龟肉**

蛤蚧1对，乌龟800克，火腿30克，瘦猪肉120克，鸡清汤1.5千克，花生油、盐、味精、胡椒面、绍兴黄酒、姜、葱各适量。将龟去掉硬壳、颈和爪尖，刮去黄皮，洗净切块，用开水余透捞出洗净，瘦猪肉亦用开水余好。龟肉与姜、葱一道炒片刻，加入绍兴黄酒，开锅后5分钟捞出龟肉，弃掉原汤。把龟肉放入锅内，把蛤蚧捣碎，与火腿、瘦猪肉共置于龟肉四周，加上鸡清汤、葱、姜、黄酒、盐，蒸烂后只留龟肉、火腿、猪肉，其余拣掉，加入胡椒面即可食用。味道清香。▶滋阴降火，补益肺肾，补阴血，降气平喘。用于劳嗽咯血、肾虚气促、阳痿遗精等症。

菟丝子 学名：Cuscuta chinensis Lam.

SEMEN CUSCUTAE Tusizi

【菟丝子】

别名： 菟丝实，吐丝子，黄藤子，龙须子，豆须子，缠龙子，黄丝子。

◎《本草纲目》记载菟丝子：

"治男女虚冷，添精益髓，去腰疼膝冷，消渴热中。久服去面䵟，悦颜色。"

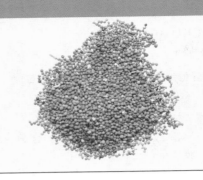

【科 属】为旋花科植物菟丝子的干燥成熟种子。

【地理分布】生于路边、田边、荒地、灌木丛、山坡向阳处。在菊科、豆科、藜科等草本植物上多有寄生。分布于全国大部分地区，以北方地区为主。

【采收加工】秋季果实成熟时采收植株，先晒干，然后打下种子，除去杂质。

【药理作用】增强机体免疫功能；增强性腺功能；抑制血小板聚集；抗肝损伤；抗肿瘤。

【化学成分】氨基酸类：甲硫氨酸、缬氨酸、异亮氨酸等；甾醇类：豆甾醇、胆甾醇等；黄酮类：紫石英苷、槲皮素、金丝桃苷等；其他：胡萝卜素，鞣质，叶黄素，淀粉，蛋白质，糖类，钾、钙、磷、硫、铁、铜等微量元素。

【性味归经】甘，温。归肝、肾、脾经。

【功能主治】固精缩尿，补益肝肾，明目，安胎，止泻。用于阳痿遗精、腰膝酸软、遗尿尿频、尿有余沥、目昏耳鸣、胎动不安、肾虚胎漏、脾肾虚泻；外治白癜风。

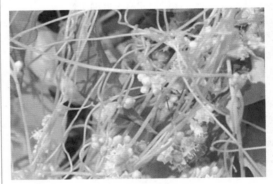

本草药方

◎ **1. 主治：单纯疱疹性角膜炎。**

菟丝子、女贞子、枸杞子各15克，黄芪、党参各30克，黄精18克，山茱萸肉12克，牡丹皮10克，五味子、川芎、升麻、陈皮、柴胡各8克。加水煎沸15分钟，滤出药液，再加水煎20分钟，去渣，两煎药液调兑均匀，分早晚两次服，每天1剂。连服3个月后改每周3剂。

◎ **2. 主治：单疱病毒性角膜炎。**

菟丝子、急性子各8克，黄精18克，枸杞子13克，金果榄10克，谷精草珠8克，密蒙花6克，炙甘草5克。煎服法同1。每天1剂。剩渣加菊花8克、枣蒺藜12克，煎汤熏洗患眼，每晚1次。

◎ **3. 主治：视网膜炎，中心性浆液性视网膜病变。胸闷不舒、脘痛胀满、头晕目眩、舌淡红、苔薄白、脉弦等病症也有疗效。**

菟丝子15克，生石决明24克，白芍药、当归、茯苓、枸杞子各12克，柴胡、白术各8克，薄荷、甘草各5克。煎服法同1，每天1剂。

药膳养生

◎ **菟丝子粥**

菟丝子30克，粳米100克，适量白糖。先煎菟丝子，去渣，后放米煮粥，等到粥熟后，加入白糖。▶补肾气，壮阳道，益精髓，养肝明目，固精缩尿，止泻。适用于腰膝酸痛、肾阳不足、尿有余沥等症，对阳痿滑精、目暗不明也有疗效。

◎ **菟丝枸杞麻雀**

菟丝子、枸杞子各15克，麻雀3只。将麻雀去毛、爪及内脏；二药混匀后放入麻雀腹内，用线缝好，放于砂锅内煮1小时。饮汤食麻雀。▶养肝明目，固精缩尿，补益肝肾，安胎，止泻。用于肾虚阳痿、遗精、早泄、尿频、夜尿多、头晕眼花等症。

◎ **菟丝子煎蛋**

酒制菟丝子10克，鸡蛋1个。鸡蛋打入碗内；菟丝子研磨成末，调入鸡蛋内搅匀，下锅煎熟。▶养肝明目。适用于视物模糊、肝血不足等症。

肉苁蓉 学名：Cistanche deserticola Y. C. Ma

HERBA CISTANCHES Roucongrong
〖肉苁蓉〗

别名： 苁蓉，大芸，肉松蓉，纵蓉，地精，金笋，寸芸。

◎《本草纲目》记载肉苁蓉：
"暖腰膝，健骨肉，滋肾肝精血，润肠胃结燥。"

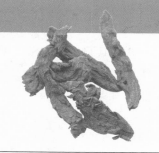

【科 属】为列当科植物肉苁蓉的干燥带鳞叶的肉质茎。

【地理分布】生于海拔 225～1 150 米的荒漠，寄生在藜科植物梭梭、白梭梭等的根上。分布于内蒙古、甘肃、青海、陕西、宁夏、新疆。

【采收加工】大多在春季苗未出土或刚出土时采挖，除去花序，切段，晒干后使用。

【药理作用】增强下丘脑－垂体－卵巢促黄体功能；缓泻；延缓衰老；增强机体免疫功能等。

【化学成分】苯丙苷类：海胆苷、麦角甾苷、肉苁蓉苷 A、肉苁蓉苷 B、肉苁蓉苷 C、肉苁蓉苷 H 等；挥发油类：3-甲基-3-乙基己烷、6-甲基吲哚、2,6-双（1,1-二甲基乙基）-4-甲基苯酚、十七烷等；其他：N,N-甲基甘氨酸甲酯、甜菜碱、蔗糖、咖啡酸糖脂等。

【性味归经】甘、咸，温。归肾、大肠经。

【功能主治】润肠通便，补肾阳，益精血。用于不孕、阳痿、筋骨无力、腰膝酸软、肠燥便秘。

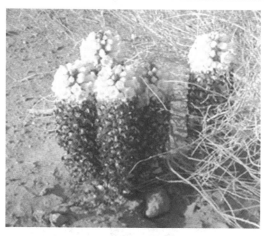

本草药方

◎ **1. 主治：缺乳，气血两虚型。**

肉苁蓉18克，何首乌、天花粉、天门冬各22克，生黄芪、山药各12克，瓜蒌仁、王不留行、穿山甲珠、党参各8克。加水煎沸15分钟，滤出药液，再加水煎20分钟，去渣，两煎药液调兑均匀，分服，每天1剂。

◎ **2. 主治：胆囊手术后发热。**

肉苁蓉、生地黄、决明子、蒲公英各30克，生白术60克，柴胡、菊花各15克，生大黄5克（后下）。煎服法同1。每天1剂。

◎ **3. 主治：再障，肾阳虚型，形寒肢冷，头晕乏力，大便溏稀，紫癜少有，舌淡。**

肉苁蓉、黄芪、补骨脂、仙茅、何首乌、枸杞子、巴戟天、菟丝子各25克，阿胶、鹿角胶、当归、鸡血藤各15克，鸡内金、白参、甘草各10克。煎服法同1。每天1剂。

药膳养生

◎ **肉苁蓉羊肉粥**

肉苁蓉30克，羊肉200克，大米40克，食盐10克。将羊肉洗净切片，放锅中加水煮熟，加大米、苁蓉煮粥，食盐、味精调味后服用。▶补肾益精，温里壮阳。适用于腰膝冷痛、阳痿遗精、肾虚面色灰暗等症。

◎ **肉苁蓉炖羊腰子**

肉苁蓉40克，羊腰子1对。羊腰子去脂膜膘腺，切片，和肉苁蓉一起煮熟；去除苁蓉，调味后服食。▶补肾壮阳，益精血。适用于肾虚阳痿、小便夜多、腰膝酸痛、便秘等症。

◎ **山茱苁蓉酒**

肉苁蓉60克，山蓟25克，五味子35克，炒杜仲40克，川牛膝、菟丝子、白茯苓、泽泻、熟地、山茱肉、巴戟天、远志各30克，醇酒2千克。上药共加工捣碎，用绢袋或细纱布盛之，放入净瓷坛或瓦罐内，倒入醇酒浸泡，封口。春夏5日，秋冬7日，既可开封，取去药袋，过滤澄清既成。每日早、晚各1次，每次空腹温饮服10～15毫升。▶滋补肝肾。适用于肝肾亏损、头昏耳鸣、耳聋、怔忡健忘、腰脚软弱、肢体不温等症。

韭菜 学名：Allium tuberosum Rottl.

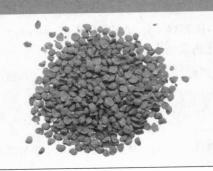

SEMEN ALLII TUBEROSI　Jiucaizi
【韭菜子】

别名：韭子，韭菜仁。

◎《本草纲目》记载韭菜子：
"补肝及命门，治小便频数、遗尿，女人白淫、白带。"

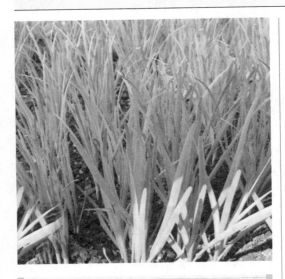

【科　属】为百合科植物韭菜的干燥成熟的种子。
【地理分布】全国各地都有出产。
【采收加工】秋季果实成熟时采收果序，晒干，搓出种子，除去杂质。
【药理作用】抗菌；祛痰等。
【化学成分】脂肪酸类：亚油酸、油酸、棕榈酸等；黄酮类：3-O-槐糖基-7-O-β-D 等；其他：生物碱，单萜芳樟醇，皂苷，硫化物，镁、钙、铁等微量元素。
【性味归经】辛、甘，温。归肝、肾经。
【功能主治】壮阳固精，温补肝肾。用于腰膝酸痛、阳痿遗精、遗尿尿频、白浊带下。

本草药方

◎ **1. 主治：急性腰扭伤，腰痛。**
　　韭菜30克，黄酒90毫升。加水一起煎，去渣，顿服，每天2剂。
◎ **2. 主治：男性不育症。**
　　韭菜子、枸杞子、怀牛膝、前胡仁、北沙参各15克，潼蒺藜、菟丝子各30克，五味子、覆盆子各10克。加水煎沸15分钟，滤出药液，再加水煎20分钟，去渣，两煎药液调匀均匀，分服，每天1剂。阴虚精少加鱼鳔、黄精、熟地黄各10克；阳虚精液清稀加附子、肉桂各5克，巴戟天、淫羊藿、鹿角胶各12克；气虚乏力加黄芪、党参各15克（或红参5克）；下焦湿热加黄檗、萆薢各10克；精液中有红白或脓细胞加黄檗、知母各10克，金银花、败酱草各20克。
◎ **3. 主治：阳痿。**
　　韭菜子、葱子各60克，蛤蚧1对。将以上各药焙脆研磨成细末，分成12包，夫妻同房前2小时服1包，用黄酒30毫升送服。

药膳养生

◎ **韭菜子面饼**
　　韭菜子9克，面粉适量。韭菜子研磨成粉末，调入面粉和匀，制成饼，然后蒸熟。每天分2次服用，连服4天。▶补肺健脾，温补肝肾，缩泉止遗。适用于小儿脾肺气虚、遗尿、食欲不振、自汗面白、肌肤不丰等症。

◎ **韭菜炒羊肝**
　　韭菜150克，羊肝200克，调料适量。韭菜洗净，切成约2.5厘米长的段；羊肝洗净，切成薄片；油烧到九成热时，放肝片翻炒到变色时，立即将韭菜下锅，并放姜、葱、盐各适量，再翻炒片刻，放味精炒匀。▶补肝明目，温肾固精。适用于男子阳痿、遗精；妇女月经不调、经漏带下；病后视蒙以及食欲不振、盗汗等症。

◎ **韭菜根汁**
　　韭菜根25克，洗净后放入干净纱布中绞汁。煮开温服。每天2次，连服10天。▶温肾壮阳。适用于小儿遗尿等症。

当归 学名：Angelica sinensis (Oliv.) Diels

RADIX ANGELICAE SINENSIS　Danggui

【当归】

别名：干归，马尾当归，秦归，马尾归，云归，西当归。

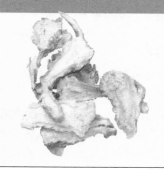

◎《本草纲目》记载当归：

"治头痛、心腹诸痛，润肠胃、筋骨、皮肤。治痈疽，排脓止痛，和血补血。"

【科 属】为伞形科植物当归的干燥根。

【地理分布】栽培于甘肃、陕西、四川、湖北、云南、贵州等地。

【采收加工】秋末采挖，除去须根及泥沙，待水分稍蒸发后，捆成小把，上棚，用烟火慢慢熏干。

【药理作用】促进血红蛋白、红细胞生成；抑制血小板聚集；对子宫有双向调节作用；抗血栓形成；抗心律失常；抑制心脏；降低心肌耗氧量；增加冠脉流量；降血压；扩张血管；抗动脉粥样硬化；降血脂；促进胃肠蠕动；抗肝损伤；抗变态反应；抗氧化等。

【化学成分】氨基酸类：蛋氨酸、缬氨酸等；糖类：蔗糖、当归多糖、果糖等；挥发油类：丁烯基苯酞、苯酚、邻苯二甲酸酐等；其他：异虎耳草素，花椒毒素，维生素 B12，维生素 A，尿嘧啶，阿魏酸，腺嘌呤，铜、钙、磷、锌、钾、铁等无机元素。

【性味归经】甘、辛，温。归肝、心、脾经。

【功能主治】调经止痛，补血活血，润肠通便。用于血虚萎黄、眩晕心悸、经闭痛经、跌扑损伤、月经不调、虚寒腹痛、风湿痹痛、肠燥便秘、痈疽疮疡。

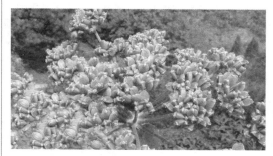

本草药方

◎ **1. 主治：大肠癌。**

黄芪30克，枸杞子、黄精、槐花、鸡血藤、马齿苋、败酱草、仙鹤草、白英各 15 克。加水煎沸15分钟，滤出药液，再加水煎20分钟，去渣，两煎药液调兑均匀，分服，每天1剂。脾肾两虚加党参15克，菟丝子、白术、女贞子各10克；脾胃不和加党参15克，白术、茯苓、陈皮、半夏各10克；心脾两虚加党参15克，当归、酸枣仁、茯苓各10克。同时应用西药的抗癌药物。

◎ **2. 主治：脾肿大，虚寒腹痛。**

藏红花、桃仁、血竭、川芎、当归各30克，麝香2克。研磨成细末。每次服5克，每天2次。

◎ **3. 主治：右下腹疼痛，急性阑尾炎。**

当归、川芎、白术各12克，白芍120克，茯苓、泽泻各30克，香附18克。煎服法同1。每天2剂。

药膳养生

◎ **当归煮鸡蛋**

当归10克，鸡蛋2个。当归加水3碗。放入煮熟去壳、用针刺10多个孔的鸡蛋，煮汤到1碗。吃蛋饮汤。每天2次。▶益气养血，和血止血。适用于血虚气滞的经闭。

◎ **当归生地煲羊肉**

当归30克，生地30克，羊肉300克。上3味一起煮到肉烂，加盐调味。食肉喝汤。▶益气养血，和血止血。适用于经血过多、崩漏等症。

◎ **当归炖母鸡**

当归30克，母鸡1只，醪糟汁60克。将鸡去毛并内脏洗净，当归洗去浮灰，将鸡放入砂锅，同时加水、醪糟汁、当归、姜、葱、盐，盖严锅口，先在旺火上烧开，再用小火炖3小时。出锅时撒胡椒面食用。▶补气养血，润肠，补血活血。适用于气血不足、眼花头昏、心悸耳鸣、盗汗无力等；妇女月经不调、痛经；老人及产后便秘。健康人食用能益寿延年，防治贫血。

驴 学名：Equus asinus Linnaeas

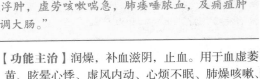

COLLA CORII ASINI　Ejiao

【阿胶】

别名： 傅致胶，盆覆胶，驴皮胶。

◎《本草纲目》记载阿胶：

"疗吐血、衄血、血淋、尿血，肠风下痢。女人血痛、血枯、经水不调、无子、崩中、带下、胎前产后诸疾。男子一切风病，骨节疼痛，水气浮肿，虚劳咳嗽喘急，肺痿唾脓血，及痈疽肿毒。和血滋阴，除风润燥，化痰清肺，利小便，调大肠。"

【科　属】马科动物驴的干燥皮或鲜皮经煎煮浓缩制成的固体胶，又称驴皮胶。

【地理分布】中国北部地区都有饲养。

【采收加工】10月至第二年5月为生产季节。先将驴皮放到容器中，用水浸软，除去驴毛，剁成小块，再用水浸泡使其白净，然后再放入沸水中，皮卷缩时捞出，再放入熬胶锅内熬炼，胶出尽后捞去驴皮，浓缩，倒入容器内，凝固后切成小块，晾干。

【药理作用】止血；耐缺氧；促进造血功能；抗寒冷；抗疲劳；抗休克；利尿；增强机体免疫功能；抗辐射等。

【化学成分】蛋白及氨基酸：精氨酸、骨胶原赖氨酸、组氨酸等；其他：糖，胺，聚糖类－硫酸皮肤素、钙、钾、硫、钠、镁等微量元素。

【性味归经】甘，平。归肺、肝、肾经。

【功能主治】润燥，补血滋阴，止血。用于血虚萎黄、眩晕心悸、虚风内动、心烦不眠、肺燥咳嗽、劳嗽咯血、便血、崩漏、吐血、尿血、妊娠胎漏。

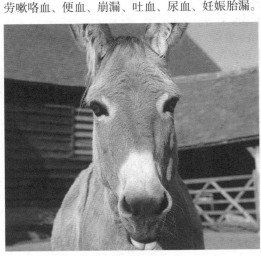

本草药方

◎ **1. 主治：支气管扩张，劳嗽少咯血。**

阿胶（另包，烊化）、白茅根、牛膝各10克，生地黄、仙鹤草各30克，赤芍、川芎、栀子、牡丹皮、柴胡、丹参、郁金、甘草各5克。加水煎沸15分钟，滤出药液，再加水煎20分钟，去渣，两煎药液调兑均匀，每天1剂。

◎ **2. 主治：粘连性肠梗阻。**

阿胶、厚朴、枳壳、党参、枸杞子、陈皮各10克，黄芪20克，白芍15克，当归、元胡各12克，乳香、肉苁蓉、没药各8克，儿茶6克，白豆蔻5克，广木香、生甘草各2克。共为细末。每次冲服10克，每天3次。

◎ **3. 主治：上消化道出血脾气虚弱，吐血便血量大。**

阿胶、白术、当归、艾叶炭各8克，党参15克，黄芪12克，炙甘草5克，炮姜炭2克。煎服法同1。每天2剂。

药膳养生

◎ **阿胶散**

阿胶6克，黄酒45毫升。阿胶用蛤粉炒，研磨成细末，黄酒兑温开水送服。▶润燥，补血滋阴。具有补血调经的功效。适用于血虚小腹空痛、经行后期、量少色淡、面色萎黄、身体瘦弱、头晕心悸等症。

◎ **阿胶羹**

阿胶、冰糖各250克，红枣500克，黄酒150毫升，桂圆肉、黑芝麻、核桃肉各150克，红枣去核，和桂圆、芝麻、核桃肉一起研磨为粉；阿胶浸于黄酒中泡10天，放入搪瓷容器隔水蒸到阿胶全部溶化时，将红枣等药粉、冰糖加入搅匀，蒸至冰糖溶化，冷却。每晨2匙，开水冲化食用。▶润燥，补血滋阴。用于健身、润肤，中老年妇女可加人参适量，在冬至前后服用。

龙 眼 学名：Dimocarpus longan Lour.

ARILLUS LONGAN Longyanrou

〖龙眼肉〗

别名：龙眼，益智，桂圆，荔枝奴，亚荔枝，圆眼，元眼肉，龙眼干。

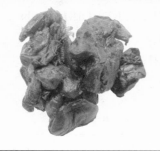

◎《本草纲目》记载龙眼肉：
"开胃益脾，补虚长智。"

【科 属】为无患子科植物龙眼的假种皮。

【地理分布】我国西南部至东南部以福建、台湾栽培最广，广东也有栽培，多植在堤岸和园圃，广东、广西南部及云南也见野生或半野生于疏林中。

【采收加工】夏、秋两季采收成熟的果实，干燥，除壳、核，晒到干爽不黏即可。

【药理作用】抗肿瘤；抗衰老；促进智力发育；增强机体免疫功能等。

【化学成分】黄酮类：槲皮素、槲皮苷等；维生素类；维生素 B_1、维生素 B_2、维生素 D、维生素 C 等；三萜类：龙眼三萜 A 等；其他：蔗糖、葡萄糖、鞣质、酒石酸等。

【性味归经】甘，温。归心、脾经。

【功能主治】养血安神，补益心脾。用于心悸怔忡、气血不足、血虚萎黄、健忘失眠。

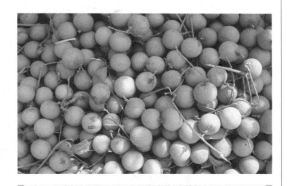

本草药方

◎ **1. 主治：**自身免疫性溶血性贫血，血虚萎黄，气血不足。

龙眼肉、当归、党参、黄芪、熟地黄各20克，白芍、远志、茯神、川芎、白术、酸枣仁各10克，甘草5克。加水煎沸15分钟，滤出药液，再加水煎20分钟，去渣，两煎药液调兑均匀，分服，每天1剂。

◎ **2. 主治：**贫血，气血不足。

龙眼肉、莲子、五味子、芡实、五加皮各10克。煎服法同上，每天1剂。

药膳养生

◎ **龙眼丹参远志汤**

桂圆肉30克，远志、丹参各15克，红糖适量。三药水煎，加红糖调服，每天2次。▶活血化瘀，补益心脾。适用于心脾两虚、心悸气短、气滞血瘀、食少便溏、胸痛头晕、面唇青紫等症；慢性冠心病出现、慢性心功能不全者。

◎ **龙眼沙参蜂蜜膏**

龙眼肉、沙参各200克，党参250克，蜂蜜30克。将党参、沙参切片，与龙眼肉同入13杯水中，煮沸1小时，过滤药液；加水2升，再煮沸30分钟，过滤药液；合并2次药液，慢火浓缩至稀流膏状；另取蜂蜜加热后过滤，并继续加热至沸，向稀流膏中边搅边加蜂蜜煮沸后，凉食用。每次服用15毫升，每天2次，温开水冲服。▶补元气，清肺热，适用于消瘦烦渴、体质虚弱、声音嘶哑、干咳少痰等症。

◎ **龙眼粥**

龙眼20克，大米150克，冰糖20克。龙眼肉洗净除去杂质，大米洗净，放入锅内，加水适量。冰糖熬成汁。锅置火上烧开，小火熬50分钟，加入冰糖汁即成。▶健脑益智，养心补血。适用于智力低下、反应较慢、血虚等症。

◎ **糖渍龙眼**

鲜龙眼500克，白糖300克。龙眼去皮和核，放入碗内加白糖，反复上笼蒸3次，晾3次，至色泽变黑。制好的龙眼肉拌少许白糖，装入瓶中即成。服用时，每次服龙眼4~5粒，每日2次。▶养心血，安心神，适用于病后体弱及心血不足的失眠、健忘等症。

环草石斛 学名：Dendrobium loddigesli Rolfe.

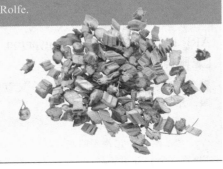

HERBA DENDROBII　Shihu

【石斛】

别名：林兰，杜兰，悬竹，吊兰花，千年竹。

◎《本草纲目》记载石斛：
"治发热自汗，痈疽排脓内塞。"

【科　属】为兰科植物环草石斛、马鞭石斛、黄草石斛、铁皮石斛或者金钗石斛的新鲜或干燥茎。
【地理分布】1.**环草石斛** 附生于树上或林岩石上。分布于广西、广东、贵州、云南等地。2.**马鞭石斛** 附生于树上或山谷岩石上。分布于云南、广西等地。3.**黄草石斛** 附生于树上和岩石上。分布于广西、贵州、云南、西藏等地。4.**铁皮石斛** 附生于树上。分布于贵州、广西、云南等地。5.**金钗石斛** 附生于高山岩石上或林中树干上。分布于台湾、湖北、广西、广东、贵州、四川、云南等地。
【采收加工】全年都可采收，鲜用者除去根以及泥沙；干用者采收后，除去杂质，烘软或用开水略烫，再边搓边烘晒，到叶鞘搓净，干燥。铁皮石斛剪去部分须根后，边炒边扭成螺旋形或者弹簧状，烘干后，习称"耳环石斛"。
【药理作用】减弱心肌收缩力；增强机体免疫功能；延缓衰老；双向调节肠道平滑肌等。
【化学成分】酚类：毛兰菲、毛兰素等；生物碱类：石斛氨碱、石斛碱、石斛碱星、石斛副碱等；其他：紫罗兰酮、柏醇、多糖、β-谷甾醇、氨基酸等。

【性味归经】甘，微寒。归胃、肾经。
【功能主治】滋阴清热，益胃生津。用于口干烦渴、阴伤津亏、病后虚热、食少干呕、目暗不明。

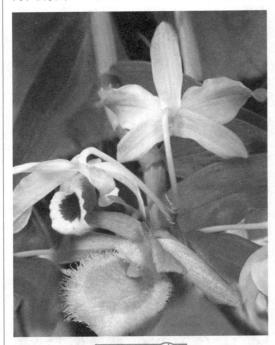

本草药方

◎ 1. **主治：肺炎，阴伤津亏。**
　　石斛15克，玄参、生地各24克，麦门冬12克，浙贝母、金银花、天花粉、黄芩各8克，菊花、甘草各5克，薄荷2克。加水煎沸15分钟，滤出药液，再加水煎20分钟，去渣，两煎药液调兑均匀，分服，每天1剂。

◎ 2. **主治：阴虚内热，口眼干燥，口角疼痛，大便干燥，舌红绛。**
　　石斛、菊花、枸杞子各10克，太子参、浮小麦各30克，淫羊藿、生地黄、全瓜蒌、天花粉、大红枣各15克，甘草5克。煎服法同1，每天1剂。

药膳养生

◎ **石斛茶**
　　石斛5克。用水煎后去渣，取汁。代茶徐徐饮。
▶滋阴清热，益胃生津。适用于肺胃虚弱、舌红口干，或者干咳无痰、呼吸短促等症。

◎ **石斛粥**
　　鲜石斛30克，北粳米50克，冰糖适量。鲜石斛水煮取汁（石斛久煮才有效），和粳米、冰糖一起放入砂锅煮粥。每天2次，稍温顿服。▶滋阴清热，益胃生津。适用于热病津伤、心烦口渴；虚热不退；病后津亏；胃虚隐痛兼有干呕、舌光苔少等症。

轮叶沙参 学名：Adenophora tetraphylla (Thunb.) Fisch.

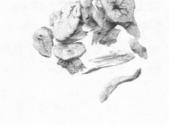

RADIX ADENOPHORAE　Nanshashen

〖南沙参〗

别名：白沙参，苦心，泡参，桔参，泡沙参，山沙参。

◎《本草纲目》记载南沙参：
"清肺火，治久咳肺痿。"

【科　属】为桔梗科植物轮叶沙参或沙参的干燥根。

【地理分布】**1. 轮叶沙参**　分布于华东、东北、华北、西南以及华南。生于灌木丛中或草地。**2. 沙参**　在低山草丛中和岩石缝内多有生长，也生于海拔600~700米的草地上或1 000~3 200米的开旷山坡及林中。江苏、安徽、浙江、江西、湖南等地多有分布。

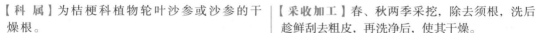

本草药方

◎ **1. 主治：系统性斑狼疮后期，脾肾亏虚，气阴不足。**
　　南沙参、黄芪、菟丝子、北沙参、石斛、女贞子、旱莲草、丹参各15克，秦艽、鸡血藤各30克，党参、白术、茯苓各10克。加水煎沸15分钟，滤出药液，再加水煎20分钟，去渣，两煎药液调兑均匀，分服，每天1剂。面部红斑加鸡冠花、凌霄花各10克；浮肿加车前子、冬瓜皮各15克；持续低热加地骨皮、银柴胡各15克；血瘀加红花、鬼箭羽各10克；肾阳不足加仙茅、淫羊藿各10克，附子、肉桂各5克。

◎ **2. 主治：系统性红斑狼疮，气阴不足。**
　　南沙参、北沙参、太子参各15克，党参、熟地黄、黄芪各20克，陈皮、白芍、麦门冬、甘草各10克。煎服法同1，每天1剂。

药膳养生

◎ **南沙参炖肉**
　　南沙参30克，瘦猪肉500克。炖熟后入味饮汤吃肉即可。▶清肺养血，滋阴。适用于产后虚弱和无乳症。

◎ **南沙参冰糖煎**
　　南沙参25克，冰糖15克。用水煎服。▶清肺养阴，肺热燥咳，阴虚劳嗽，气阴不足，干咳痰黏，烦热口干。适用于肺热咳嗽、痰黄黏稠、烦热口渴等症。

【采收加工】春、秋两季采挖，除去须根，洗后趁鲜刮去粗皮，再洗净后，使其干燥。

【药理作用】祛痰；强心；调节免疫功能；抗真菌。

【化学成分】磷脂类：磷脂酸、磷脂酰乙醇胺、磷脂酰胆碱、磷脂酰肌醇等；三萜类：蒲公英赛酮等；其他：胡萝卜苷，多糖，胡萝卜素，钙，铅等微量元素。

【性味归经】甘，微寒。归肺、胃经。

【功能主治】化痰，养阴清肺，益气。用于肺热燥咳、阴虚劳嗽、气阴不足、干咳痰黏、烦热口干。

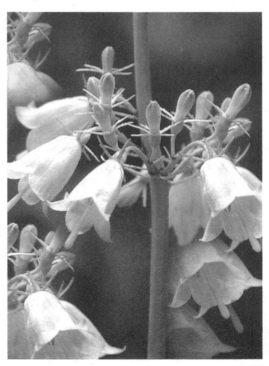

枸杞子 学名：Lycium barbarum L.

FRUCTUS LYCII　Gouqizi

【枸杞子】

别名：枸杞红实，甜菜子，西枸杞，地骨子，血枸子，枸杞豆，血杞子。

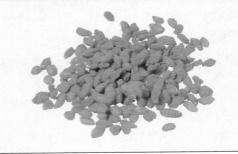

◎《本草纲目》记载枸杞子：
"滋肾，润肺，明目。"

【科　属】为茄科植物宁夏枸杞的干燥成熟果实。

【地理分布】沟岸以及山坡或灌溉地埂和水渠边等处多有生长。野生和栽培均有。分布于西北、华北等地。其他地区也有栽培。

【采收加工】夏、秋两季果实呈红色的时候采收，热风烘干，除去果梗；或晾到皮皱后，晒干，除去果梗。

【药理作用】延缓衰老；调节免疫功能；抗脂肪肝；降血脂；升高白细胞；抗肿瘤；抗遗传损伤等。

【化学成分】生物碱类：莨菪碱、阿托品、甜菜碱等；氨基酸类：苏氨酸、天冬氨酸、谷氨酸等；维生素类：硫胺素、胡萝卜素、核黄素等；其他：酸浆果红素，维生素 B_1，维生素 B_2，维生素 C，钙、钾、钠等无机元素。

【性味归经】甘，平。归肝、肾经。

【功能主治】益精明目，滋补肝肾。用于腰膝酸痛、虚劳精亏、内热消渴、眩晕耳鸣、血虚萎黄、目昏不明。

本草药方

◎ **1. 主治：大便下血。**
　　枸杞子25克。焙干制成粉末。以黄酒冲服10克，每天3次。

◎ **2. 主治：角膜溃疡。**
　　枸杞子8克，蒲公英30克，车前子15克，菊花、白芍药、天花粉各12克，蜂蜜30克为引。加水煎沸15分钟，滤出药液，再加水煎20分钟，去渣，两煎药液兑匀均匀，分服，每天1剂。

◎ **3. 主治：视网膜病变**
　　枸杞子、菊花、丹参各15克，车前子、白茯苓各12克，泽泻、黄连、黄芩、柴胡各10克，黄檗8克，甘草、大黄各5克。煎服法同2，每天1剂。

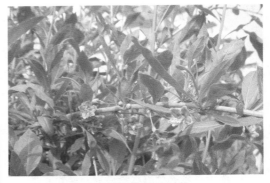

药膳养生

◎ **枸杞肉丝**
　　精猪肉500克，枸杞100克，青笋200克，调料适量。猪肉、青笋切丝，枸杞洗净。烧热锅，放猪油，热后下笋丝、肉丝，划散，加绍兴黄酒，加酱油、白糖、盐、味精各5克，放枸杞翻炒几下，淋上麻油，推匀起锅。▶养血明目，滋阴养肾。对于血虚眩晕、肝肾阴虚、心悸、视物模糊、腰痛、肾虚阳痿、以及体弱乏力、神疲等症有疗效。

◎ **枸杞子糯米粥**
　　枸杞子30克，白糖20克，糯米60克。将上3味一起放入砂锅，加水用小火烧到微滚到沸腾，待米开花，汤稠有油出现即停火，焖5分钟。每日早晚温服，可长期食用。▶益精明目，滋补肝肾。适用于肝肾阴虚、头晕目眩、视力减退、阳痿、遗精、腰膝酸软等症。

◎ **枸杞炖鲫鱼**
　　鲫鱼3尾在沸水中烫一下捞出，画十字花刀。油烧至八成热时用葱、姜炮锅，后放清汤、胡椒粉、料酒、盐煮沸，将鱼、枸杞子15克下入汤锅，烧沸后用文火炖至鱼熟，加味精、香油调味即成。
▶健脾益胃，适用于慢性胃炎、消化不良、糖尿病等症，健康人常食更佳。

桑椹 学名：Morus alba L.

FRUCTUS MORI　Sangshen

〖桑椹〗

别名： 桑仁，桑实，桑果，乌椹，桑枣，桑葚子，桑粒。

◎《本草纲目》记载桑葚：

"捣汁饮，解中酒毒。酿酒服，利水气，消肿。"

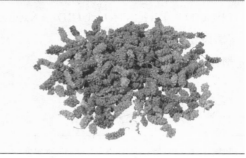

【**科 属**】为桑科植物桑的干燥果穗，通称桑果。

【**地理分布**】丘陵、村旁、山坡、田野等处多有生长，多为人工栽培，分布于全国各地。

【**采收加工**】4—6月果实变红时采收，晒干或略蒸后晒干。

【**药理作用**】增强免疫功能。

【**化学成分**】脂肪酸类：琥珀酸、亚油酸、油酸、硬脂酸等；维生素类；胡萝卜素、维生素 B_1、维生素 B_2、维生素 C；其他：鞣酸、糖、苹果酸。

【**性味归经**】甘、酸，寒。归心、肝、肾经。

【**功能主治**】生津润燥，补血滋阴。用于眩晕耳鸣、心悸失眠、津伤口渴、须发早白、血虚便秘、内热消渴。

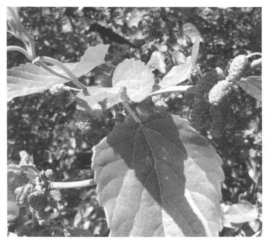

本草药方

◉ **1. 主治：胆囊炎。**

桑椹子、知母、西洋参各10克，龟板30克，麦门冬、枸杞子、生地黄、石斛各15克，甘草5克。加水煎沸15分钟，滤出药液，再加水煎20分钟，去渣，两煎药液调兑均匀，分服，每天1剂。

◉ **2. 主治：脑动脉硬化症，头痛眩晕，震颤，情绪波动，平衡失调。**

桑椹子、女贞子、熟地黄、何首乌、枸杞子、补骨脂、鹿角胶、石菖蒲、益智仁、山茱萸、山药、白芍、龟板、远志、丹参、当归、桃仁、赤芍、川芎、红花、牡丹皮、山楂、虎杖、生地黄、三七、鳖甲各10克。煎服法同1，每天1剂。阴虚加玄参、沙参、麦门冬各10克；痰湿加半夏、苍术、茯苓、厚朴各10克；肝阳上亢加羚羊角、石决明、天麻、白蒺藜、钩藤各10克；气虚加党参、黄芪、黄精、五味子各10克；阳虚加肉苁蓉、仙茅、淫羊藿各10克；气滞加木香、砂仁、陈皮各10克；心神不宁加柏子仁、酸枣仁、朱茯苓、浮小麦、珍珠量各10克。

药膳养生

◎ **桑椹芝麻散**

鲜桑椹30克，黑芝麻15克。将桑椹捣烂，芝麻研末，和匀服用。每天2次。▶生津润燥、补血滋阴，补肾益精。适用于糖尿病见腰膝酸软、口渴喜饮、尿频量多等症。

◎ **桑椹茶**

鲜桑椹果1千克（干品500克），蜂蜜300克。桑椹果洗净，水煎，每隔半小时取汁，再加水煎煮，共2次，合并药液，小火熬浓，到黏稠时加入蜂蜜，到沸停火，待冷，装瓶。每次1汤匙，沸水冲饮，每天3次。▶生津润燥，补血滋阴，补肾益精。适用于高血压引起的耳鸣、头晕、健忘、目暗、便秘、烦渴等症。

◎ **桑椹饼干**

桑椹50克，白糖150克，面粉400克。将桑椹洗净，放铝锅中，加适量水，用慢火煮熬20分钟去渣取汁。把白糖与面粉混匀，用药汁揉和成面团，做成饼干，烘烤熟。▶润肠胃，补肝肾。适用于气血不足的头晕目眩、肝肾阴虚、皮肤干燥、大便干结等症。

女贞 学名：Ligustrum lucidum Ait.

FRUCTUS LIGUSTRI LUCIDI　Nvzhenzi

《女贞子》

别名：女贞实，冬青子，白蜡树子。

◎《本草纲目》记载女贞子：

"强阴，健腰膝，变白发，明目。"

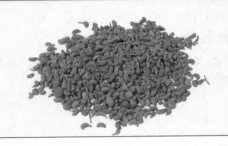

【科 属】为木樨科植物女贞的干燥成熟果实。

【地理分布】海拔 2 900 米以下的疏林或密林中多有生长，也多栽培于路旁或庭院。分布于甘肃、陕西及长江以南各地。

【采收加工】冬季果实成熟时采收，除去枝叶，稍蒸或置于沸水中略烫后，干燥；或者直接干燥。

【药理作用】升高白细胞；增强免疫功能；抗肝损伤；降低眼内压；抗炎；降血糖；抑制变态反应；抗诱变等。

【化学成分】磷脂类：溶血磷脂酰胆碱、磷脂酰肌醇、磷脂酰乙醇胺等；挥发油类：丙硫酮、乙醛等；有机酸类：齐墩果酸、女贞子酸、乙酰齐墩果酸、2α–羟基齐墩果酸等；其他：萜类、苷类、甾类、糖、多种微量元素、多种氨基酸。

【性味归经】甘、苦，凉。归肝、肾经。

【功能主治】明目乌发，滋补肝肾。用于腰膝酸软、眩晕耳鸣、目暗不明、须发早白。

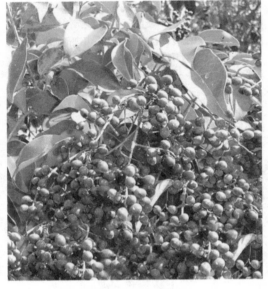

本草药方

◎ **1. 主治：视网膜静脉周围炎，急性出血期。**

女贞子、黑地榆、当归各 10 克，连翘、白芍药、白茅根各 20 克，生地黄、藕节各 15 克，牡丹皮、茜草根、墨旱莲各 12 克，川芎 3 克，三七粉（冲服）、甘草各 2 克。加水煎沸 15 分钟，滤出药液，再加水煎 20 分钟，去渣，两煎药液调兑均匀，分服，每天 1 剂。

◎ **2. 主治：神经性耳聋。**

女贞子、北沙参、生地黄各 30 克，枸杞子、麦门冬、白芍药各 20 克，川楝子、全当归、牡丹皮、佛手片、甘菊花各 10 克。煎服法同 1。每天 1 剂。

◎ **3. 主治：高血压病，头晕目眩，胸闷心悸，头痛耳鸣，肝肾两虚，失眠多梦，腰酸肢麻，夜尿频。**

女贞子、旱莲草、珍珠母各 30 克，桑椹子、白芍、丹参各 15 克，苊蔚子、钩藤、杜仲、牛膝各 12 克，地龙 10 克。煎服法同 1。每天 1 剂。

药膳养生

◎ **女贞决明子汤**

女贞子 20 克，桑椹子、黑芝麻、草决明各 15 克，泽泻 10 克。水煎，代茶饮，每天 1 剂。▶滋补肝肾，润肠通便，清养明目。适用于肝肾阴虚所致的便秘、头晕目花及动脉硬化症。

◎ **女贞子黄酒**

女贞子 250 克，黄酒 500 毫升。药洗净，放入酒中浸泡 4 周。每次饮 1 小杯，每天 2 次。▶明目乌发，滋补肝肾。适用于治疗腰腿酸软疼痛，肾阴虚腰痛，腰膝肢体乏力，久立累痛增，卧则减轻，以及心烦失眠、口燥咽干、面色潮红、手足心热、舌红、脉弦细数。

◎ **女贞子高粱酒**

女贞子 250 克，65º 高粱白酒 500 毫升。女贞子研碎后，放入酒中，密封 5 天后使用。每次空腹饮 2 小杯，每天 2 次。▶明目乌发，滋补肝肾。适用于腰膝酸软、阴虚内热、头晕目眩、须发早白等症。

鳖 学名：Trionyx sinensis Wiegmann

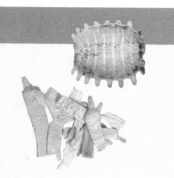

CARAPAX TRIONYCIS　Biejia

【鳖甲】

别名： 上甲，鳖壳，甲鱼壳，团鱼壳，团鱼盖，团鱼甲，别甲。

◎《本草纲目》记载鳖甲：

"除老疟疟母，阴毒腹痛，劳复，食复，斑痘烦喘，妇人经脉不通，产难，产后阴脱，丈夫阴疮，石淋，敛溃痛。"

【科 属】为鳖科动物鳖的背甲。

【地理分布】生活于河流、湖泊、池塘及水库等水域。除宁夏、新疆、西藏、青海等地外，广泛分布于全国各地。

【采收加工】全年均可捕捉，以秋、冬两季为最佳，捕捉后杀死，放于沸水中烫到背甲上的硬皮剥落时，取出，剥取背甲，除去残肉，晒干。

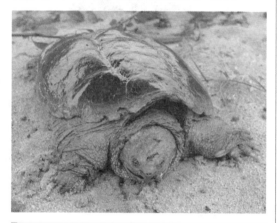

本草药方

◎ **1. 主治：长期低热。**

鳖甲15克，青蒿、地骨皮、当归、生地黄、白芍、知母、何首乌、竹叶、党参各10克，川芎5克。加水煎沸15分钟，滤出药液，再加水煎20分钟，去渣，两煎药液调兑均匀，分服，每天1剂。

◎ **2. 主治：胰腺囊肿。**

鳖甲30克，浙贝母、赤芍各20克，当归、白芍各15克，三棱、茵陈、郁金、大黄炭、红花、莪术、鸡内金各10克，甘草5克。煎服法同1。每天1剂。

◎ **3. 主治：肝硬化，肝肾两虚。**

鳖甲、沙参、麦芽、猪苓各12克，生地黄15克，枸杞子、麦门冬、当归、郁金各8克，川楝子、丹参各5克，黄连2克。煎服法同1。每天1剂。

【药理作用】抗肿瘤；补血等。

【化学成分】角蛋白，骨胶原，维生素D，碘质，多糖，钛类，铁、钙、镁等无机元素。

【性味归经】咸，寒。归肝、肾经。

【功能主治】软坚散结，滋阴潜阳，退热除蒸。用于阴虚发热、劳热骨蒸、经闭、虚风内动、症瘕、久疟疟母。

药膳养生

◎ **鳖甲粥**

鳖甲15克，佛手9克，薏米、桃树枝各30克，蜂蜜适量。将鳖甲、佛手、桃树枝加水煎汤，去渣后入薏米煮做粥，用蜂蜜调食。每天或隔天1剂，连续服食25剂。▶软坚散结，滋阴潜阳，退热除蒸。适用于肝郁痰阻导致的鼻咽癌。

◎ **鳖甲炖白鸽**

甲鱼（鳖）50克，白鸽1只。白鸽除去毛桩、内脏。甲鱼洗净，捶成碎块，放入白鸽腹内，再装入搪瓷碗中，加姜、葱、黄酒、清水，隔水炖熟。食用。▶散结通经，滋肾益气，退热除蒸。适用于妇女体虚经闭。

◎ **大枣鳖甲汤**

鳖甲15克。辅料：大枣10枚。调料：食醋5克，白糖适量。将鳖甲拍碎，大枣洗干净，二者共放入锅中，放水适量，放置小火上慢炖1时，放进白糖、食醋稍炖便可以。▶滋阴润阳，软坚散结。适用于肝硬化初期病人食用。但忌食动物油，绝对禁烟、酒。

◎ **鳖甲滋肾汤**

鳖鱼1只（300克以上）入沸水锅烫死，取出后去头、爪、鳖甲、内脏，切小块。鳖块再入锅，入枸杞子30克、熟地15克，加水600毫升，文火炖熟透。每日1次。▶补肝肾滋阴。适用于肝肾阴虚型高泌乳素血症；症见月经过多，或阴道出血不止、腰膝酸痛、烦躁易怒、失眠多梦、溢乳质稠，或有午后潮热、手足心热。

乌龟 学名：Chinemys reevesii (Gray)

CARAPAX ET PLASTRUM TESTUDINIS Guijia

〖龟甲〗

别名：龟壳，龟下甲，龟板，龟底甲，乌龟壳。

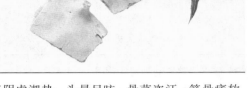

◎《本草纲目》记载龟甲：

"治腰脚酸痛。补心肾，益大肠，止久痢久泄，主难产，消痈肿。烧灰敷臁疮。"

【科 属】为龟科动物乌龟的背甲及腹甲。

【地理分布】河北、陕西、河南、江苏、山东、浙江、安徽、台湾、江西、广东、广西、湖北、湖南、贵州、云南等地均有分布。

【采收加工】一年均可捕捉，以秋、冬两季最佳，捕捉后杀死，或用沸水烫死，剥取背甲及腹甲，除去残肉，晒干。

【药理作用】延缓衰老；增强机体免疫功能；兴奋子宫等。

【化学成分】氨基酸类：天冬氨酸、苏氨酸、谷氨酸等；其他：铁、钙、镁等无机元素，骨胶原，钙盐，脂类，甾类化合物。

【性味归经】咸、甘，微寒。归肝、肾、心经。

【功能主治】益肾强骨，滋阴潜阳，养血补心。用于阴虚潮热、头晕目眩、骨蒸盗汗、筋骨痿软、虚风内动、心虚健忘。

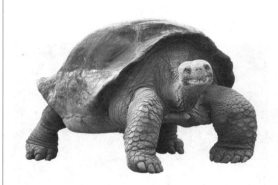

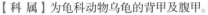

本草药方

◎ **1. 主治：尿失禁。**

龟板30克，补骨脂、黄芪、杜仲、菟丝子、益智仁、枸杞子、锁阳、知母、黄檗、当归各20克，陈皮、牛膝、白芍、虎骨各10克。加水煎沸15分钟，滤液，再加水煎20分钟，去渣，两煎药液调兑均匀，分服，每天1剂。

◎ **2. 主治：肾结核。**

龟板、地骨皮、枸杞子、白薇、阿胶（烊化）各12克，糯米根40克，夜交藤30克，龙骨、牡蛎、肉苁蓉、桑螵蛸、生地黄、熟地黄、山药各15克，煅人中白、山茱萸肉各8克，甘草2克。煎服法同1。每天1剂。同时，冲服海狗肾、黄狗肾粉各5克。

◎ **3. 主治：肾阴虚型慢性再障，手足心热或低热，紫癜，头晕乏力，四肢躯干有散血点，肝肾两虚。**

黄芪、枸杞子、山药、生地黄、何首乌各25克，当归、白芍各20克，熟地黄、龟板胶、阿胶各15克，陈皮、鸡内金各10克。煎服法同1。每天1剂。

药膳养生

◎ **龟肉曲酒**

2只龟肉，米、曲各适量。龟肉切细，装入纱布袋，扎口，和曲置于缸底，蒸熟后盖在上面，密封酿酒饮。▶益肾强骨，滋阴潜阳，养血补心。适用于多年久咳不愈，或咯血、劳瘵骨蒸等症。

◎ **龟血炖冰糖**

拳大乌龟3只，冰糖适量。取乌龟血加冰糖、清水，隔水炖熟服食。每天1次，7次为1疗程。▶益肾强骨，滋阴潜阳，养血补心，养血通脉。适用于卒中后遗症的半身不遂，肢体麻痹等症。

◎ **龟胶桂术煎**

龟肉30克，土炒白术60克，肉桂15克。各味药平均分成5份，每取1份。先用肉桂、白术水煎取汁，再乘热烊化龟胶服。▶温阳散寒，益气养血。适用于气血亏虚、久疟不止、脾胃虚弱、寒热久发等症。

收涩药

【概念】

在中医药理论中凡以收敛固涩为主要功用，用来治疗各种滑脱病症的药物称为收涩药，又叫作固涩药。

【功效】

收涩药大多味酸涩，性温平，主入脾、肺、肾、大肠经，分别具有止汗固表、敛肺肠、缩尿止带、收敛止血等功效。

【药理作用】

中医科学研究表明，收涩药物主要具有抑制腺体分泌、收敛、止泻、抗菌作用。

【适用范围】

适用于久病体虚、正气不固的自汗、盗汗，遗精、滑精，尿频、遗尿，久泻、久痢，久咳虚喘，以及崩带不止等滑脱不禁的病证。

【药物分类】

收涩药物根据中医临床应用及药性的不同，分为固表止汗药、敛肺止咳药、涩肠止泻药、涩精缩尿止带药四类。

固表止汗药，性收敛，味多甘平。多入心、肺经。能行肌表，调节卫分，顾护腠理而有固表止汗的功效。气虚肌表不固，虚热不退、腠理疏松、津液外泄的自汗阴虚不能制阳、阳热迫津外泄的盗汗多为临床应用。临床常用的固表止汗药有浮小麦、麻黄根、糯稻根须。

敛肺止咳药，具有敛肺止咳的功能，主入肺经。对肺虚喘咳久治不愈、呕吐腹痛、胆道蛔虫、梦遗滑精、便血脱肛、久泻久痢、痈肿疮毒、外伤出血、皮肤湿烂，或肺肾两虚、摄纳无权的虚喘证有主要功效。临床中药方常用的敛肺止咳药有乌梅、五味子、罂粟壳、诃子、五倍子。

涩肠止泻药，具有涩肠止泻、收敛止血、温中行气的功效。主入大肠经。多用于大肠虚寒不能固摄或脾肾虚寒导致的久痢、久泻、脘腹胀痛、食少呕吐、月经不调、便血、崩漏。禹余粮、赤石脂、肉豆蔻、石榴皮为临床中药方常用的涩肠止泻药。

涩精缩尿止带药，主入膀胱经、肾经。具有缩尿、止带、补益肝肾、涩精固脱的功效。某些药物甘温，还兼有补肾的功效。适用于肾虚不固所致的阳痿、遗精、遗尿、尿频、大汗虚脱、脾虚久泻、便血、痔血以及带下清稀等症。临床中药方常用的涩精缩尿止带药有山茱萸、金樱子、桑螵蛸、芡实、覆盆子、刺猬皮、莲子、鸡冠花、海螵蛸、椿皮。

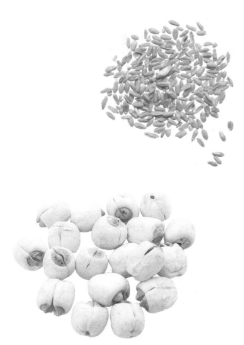

小麦 学名：Triticum aestivum L.

FRUCTUS TRITICI LEVIS　Fuxiaomai

〖浮小麦〗

别名：浮麦。

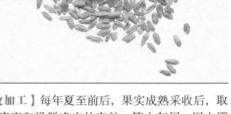

◎《本草纲目》记载浮小麦：

"益气除热，止自汗、盗汗，骨蒸虚热，妇人劳热。"

【科 属】为禾本科植物小麦的干燥轻浮瘦瘪的果实。

【地理分布】全国产麦区均有生产。

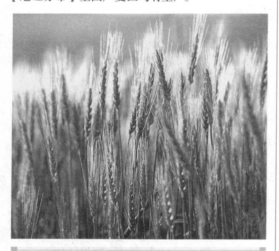

本草药方

◉ **1. 主治：更年期综合征（忧郁烦躁型）。**

浮小麦、大枣各70克，甘草10克。加水浓煎后，去掉甘草（药渣）后1次服下，大枣及浮小麦淡食。

◉ **2. 主治：更年期综合征，轰热汗出，肝肾两虚，不能自控者。**

浮小麦30克，煅牡蛎、煅龙骨各15克，白芍、淫羊藿、钩藤各12克，黄芩、柴胡、当归各9克，川黄檗、桂枝、五味子、甘草各5克。加水煎沸15分钟，滤出药液，再加水煎20分钟，去渣，两煎药液调兑均匀，分服，每天1剂。

◉ **3. 主治：甲状腺功能减退，心肾阳衰，水气上泛。**

浮小麦50克，白芍20克，茯苓、生姜、人参、附子、甘草、白术、陈皮、枳壳、大红枣各15克。煎服法同2。每天1剂。

【采收加工】每年夏至前后，果实成熟采收后，取轻浮瘪瘦和没脱净皮的麦粒，筛去灰屑，用水漂洗，然后晒干。

【药理作用】抑制汗腺分泌等。

【化学成分】糖类、粗纤维、淀粉、蛋白质、谷甾醇、卵磷脂、尿囊素、淀粉酶、精氨酸、蛋白分解酶、微量元素、维生素B、维生素E等。

【性味归经】甘，凉。归心经。

【功能主治】固表止汗，除热，益气。用于盗汗、自汗、骨蒸劳热。

药膳养生

◉ **小麦山药粥**

小麦100克，淮山药50克，白糖20克。将上2味一起捣成碎末，加水煮成粥状，用白糖调味。随意服食即可。▶补气虚。适用于脾胃虚弱所致的胃脘冷痛、大便溏薄、消化不良等症。

◉ **小麦稻根茶**

浮小麦、糯稻米根各40克，大枣20枚。水煎数沸，去渣。不限时间，代茶多次饮用。▶补气虚。适用于气虚不固、自汗、形寒肢冷者。

◉ **小麦糯米粥**

小麦仁60克，糯米30克，大枣15枚，白糖少许。将前3味洗净，共煮做粥，入白糖使其溶。每天2次。▶适用于病后脾虚、盗汗、自汗等症。

◉ **小麦黄芪牡蛎汤**

小麦30克，黄芪、生牡蛎各18克。将牡蛎先煎，30分钟后下黄芪、小麦同煎，再煎60分钟，饮汤。每天1剂。▶益气固表止汗。适用于气虚自汗症。

◉ **浮小麦羊肚汤**

浮小麦30克，装干净小布袋内，羊肚50克，洗净切块。将上述二者加水适量，慢火煮至烂熟，捞去布袋，调味，食肚饮汤，一天内分次吃完。连用5~10天。▶健脾益气，固表止汗，对虚汗均有效。

糯 稻
学名：Oryza sativa L. var. glutinosa Marsum.

RADIX ORYZAE GLUTINOSAE　Nuodaogenxu

【糯稻根须】

别名：糯稻根，稻根须，糯谷根，糯稻草根。

◎《本草纲目》记载糯稻根须：
"止盗汗。"

【科 属】为禾本科草本植物糯稻的干燥根及根须。

【地理分布】我国水稻产区均产。

【采收加工】每年夏、秋两季，糯稻收割后，挖取根茎和须根，除去残茎，洗净，晒干。

【药理作用】益胃生津，固表止汗，退虚热。用于自汗、盗汗、骨蒸潮热、虚热不退。

【化学成分】氨基酸类：异亮氨酸、亮氨酸、缬氨酸、蛋氨酸、门冬氨酸、苏氨酸、赖氨酸、丝氨酸、酪氨酸、甘氨酸等；其他：维生素B、多糖、无机盐等。

【性味归经】甘，平。归心，肝经。

【功能主治】固表止汗，益胃生津，退虚热。用于自汗、盗汗、骨蒸潮热、虚热不退。

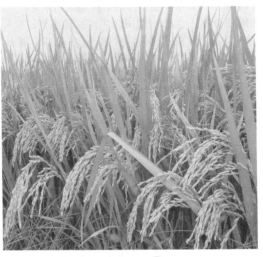

本草药方

◎ **1. 主治：**肺气不足，汗出怕风，易感冒咳嗽，体倦乏力，虚热不退，脉细弱，苔薄白。

糯稻根须、浮小麦、大枣各15克，黄芪、碧桃干、白术、党参、山药各9克，煅牡蛎30克，防风、五味子各6克。水煎服，每天1剂。

◎ **2. 主治：**血丝虫，乳糜尿，尿痛，尿频，尿急。

糯稻根250克。水煎服，每天1剂。

◎ **3. 主治：**慢性肝炎，肝肾两虚。

糯稻根须6克，丹参30克，黄精25克。水煎服，每天1剂。

◎ **4. 主治：**百日咳，症盗汗，自汗，尿频尿急，肝炎。

糯稻根须、浮小麦各30克。水煎服，每天1剂。

◎ **5. 主治：**神经衰弱。

糯稻根60克，薏苡仁30克，红枣8枚，同煮食。

◎ **6. 主治：**虚汗，盗汗，多汗症。

糯稻根30~60克，红枣4~6枚。水煎服。

药膳养生

◎ **糯稻根泥鳅汤**

糯稻根25克，泥鳅80克。将泥鳅宰杀洗净，然后用食油煎至金黄色。糯稻根用清水2碗煎至1碗时，入泥鳅煮汤，调味。吃鱼饮汤。每天1剂。▶补气固表止汗。适用于气虚自汗及产后汗出较多症。

◎ **糯稻根茶**

陈年糯稻根100克，冰糖适量。水煎，去渣，入冰糖令溶。代茶饮。▶固表止汗，益胃生津，退虚热。适用于小儿百日咳。

◎ **糯稻草饮**

糯稻草60克。洗净后切成约1寸长，加水500克，煎取250克，每天2次服用。▶固表止汗，益胃生津，退虚热。主治黄疸型肝炎。

◎ **复方浮小麦饮**

糯稻根50克，浮小麦50克，麦冬12克，地骨皮9克，加水2碗，共煎至1碗，去渣，加红糖适量，每日分2~3次服。▶适用于小儿阴虚出汗。

乌梅 学名：Gekko gecko Linnaeus

FRUCTUS MUME　Wumei

〖乌梅〗

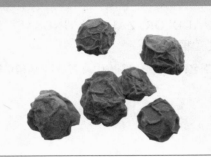

别名： 梅实，山梅，盐海，杏梅，熏梅，橘梅肉，酸梅。

◎《本草纲目》记载乌梅：

"敛肺涩肠，治久嗽，泻痢，反胃噎膈，蛔厥吐利，消肿，涌痰，杀虫，解鱼毒、马汗毒、硫黄毒。"

【科属】为蔷薇科植物梅的干燥近成熟果实。

【地理分布】主产于四川江津，福建永泰，贵州修文、息烽，湖南郴州、常德，浙江长兴、萧山，湖北襄阳、房县，广东番禺、增城。以四川产量最大，浙江长兴质量最佳。此外，云南、陕西、广西、江西、安徽、江苏、河南等地也出产。

【采收加工】当果实呈黄白或青黄色，尚未完全成熟时摘下，按大小分开，分别炕焙，当梅子焙至六成干时，需要上下翻动，使它干燥均匀，到果肉呈黄褐色起皱皮为可。焙后再闷3日，等到变成黑色即成。

【药理作用】驱蛔；抗病原微生物等。

【化学成分】酯类：三酯甘油、甾醇酯、硬脂酸酯等；氨基酸类：天冬氨酸、丝氨酸、甘氨酸等；有机酸类：游离脂肪酸、苹果酸、琥珀酸等；挥发性成分：正己醛、正己醇、苯甲醇等；其他：黄酮、碳水化合物、谷甾醇、蜡醇、多糖等。

【性味归经】酸、涩，平。归肝、脾、肺、大肠经。

本草药方

◉ **1. 主治：龋齿牙痛。**

乌梅12个。将乌梅含在口中。

◉ **2. 主治：慢性咽炎，咽喉干燥疼痛，胸脘痞胀，嗳气泛恶，纳呆神倦。**

乌梅、白术、陈皮、法半夏、茯苓、桔梗、麦门冬各10克，党参20克，砂仁（后下）、广木香（后下）、甘草各5克。加水煮沸15分钟，滤出药液，再加水煎20分钟，去渣，两煎药液调兑均匀，分服，每天1剂。

◉ **3. 主治：梅核气，肺虚久咳。**

乌梅、厚朴、桔梗、半夏、陈皮、枳壳各10克，苏梗、香附各12克，甘草5克，生姜2片。煎服法同2。每天1剂。

【功能主治】敛肺，涩肠，生津，安蛔。用于肺虚久咳、久痢肠滑、蛔厥、虚热消渴、呕吐腹痛；胆道蛔虫症。

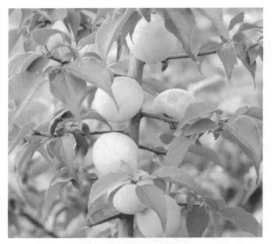

药膳养生

◎ **乌梅红枣汤**

乌梅8枚，蚕茧壳1个，红枣（大枣）6枚。各洗净水煎服。每天1剂，代茶饮。▶温肾缩泉。适用于小儿肾阳不足、肢冷畏寒、夜间遗尿或出而不禁、小便清长等症。

◎ **乌梅清暑饮**

乌梅15克，石斛10克，莲子心6克，竹叶卷心30根，西瓜翠衣30克，冰糖10克。各味洗净，石斛入砂锅先煎，后下各味一起煎取汁，调入冰糖。代茶多次饮用。▶清热祛暑，生津止渴。适用于感受暑热、身热息高、心烦溺黄、口渴汗出等症。

◎ **乌梅白糖汤**

乌梅8枚，白糖80克。煎汤，代茶饮。▶生津止渴，养阴敛汗。适用于温病口渴，以及夏季烦热、汗出、口渴等症。

盐肤木 学名：Rhus chinensis Mill

GALLA CHINENSIS　Wubeizi

〖五倍子〗

别名： 百仓虫，文蛤，木附子，漆倍子，红叶桃，旱倍子，乌盐泡。

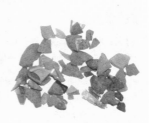

◎《本草纲目》记载五倍子：

"敛肺降火，化痰饮、止咳嗽、消渴、盗汗、呕血、失血、久痢、黄病、心腹痛、小儿夜啼，治眼赤湿烂，消肿毒、喉痹，敛溃疮、金疮，收脱肛、予肠坠下。"

【科 属】为漆树科植物盐肤木、青麸杨或红麸杨叶上的虫瘿，主要由五倍子蚜寄生而形成。

【地理分布】1. **盐肤木** 我国大部分地区有分布。

2. 青麸杨 生于向阳山坡、山谷的疏林或灌木丛。分布于河南、河北、陕西、山西、江西、甘肃、浙江、湖北、福建、湖南、四川、贵州等地。**3. 红麸杨** 生于山坡灌木丛。分布于湖北、湖南、贵州、四川、云南等地。

【采收加工】于9～10月间采摘，将虫瘿浸入沸水内煮，杀死内中的寄生虫，干燥。生用或煅用。

【药理作用】收敛；抗肿瘤；抗菌；抗肝损伤；杀精子等。

【化学成分】鞣质类：五倍子鞣质、缩合没食子鞣质等；其他：脂肪、树脂、蜡质、乌苷酸等。

【性味归经】酸、涩、寒。归肺、大肠、肾经。

【功能主治】敛肺降火，敛汗止血，涩肠止泻，收湿敛疮。用于肺虚久咳、久泻久痢、肺热痰嗽、盗汗、消渴、痔血、便血、外伤出血、痈肿疮毒、皮肤湿烂。

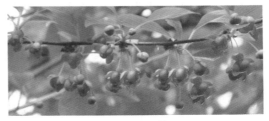

本草药方

◎ **1. 主治：脱肛。**

五倍子5克，黄芪30克，党参20克，白术、升麻、当归各10克，乌梅、小茴香各6克。加水煎沸15分钟，滤出药液，再加水煎20分钟，去渣，两煎药液调兑均匀，分服，每天1剂。

◎ **2. 主治：痢后脱肛。**

鳖头灰、五倍子、伏龙肝、生白矾、赤石脂、诃子肉各15克。上药均晒干，共为极细末，葱汤洗净，掺于肠头上，多次更换，以愈为止。

◎ **3. 主治：急慢性口腔炎，齿龈炎，急慢性咽炎和扁桃体炎。**

五倍子适量。煎水，每天用以漱口3～4次。

◎ **4. 主治：消炎活血，祛风止痒。适用于水田皮炎。**

五倍子15克，蛇床子30克，韭菜子、白明矾各9克，烧酒120毫升。将前4味共研粗末，置玻璃瓶中，注入烧酒，塞紧瓶盖，浸泡3日后（浸泡时，每日早、晚各摇动1次，通常振动可使药性加速渗透）即可取用。用棉签蘸液涂擦患处，每日早、中、晚各涂擦1次，以愈为度。

药膳养生

◎ **九子回春汤**

五倍子、蛇床子、破故纸各8克，菟丝子、覆盆子、枸杞子、淫羊藿各25克，金樱子、韭菜子、石莲子各15克，大熟地、淮山药各50克。水煎服，每天1剂，分3次服用。▶有补益、敛肺降火的功效。主治性欲低下、阳痿、遗精。对于耳鸣、耳聋、头目眩晕、盗汗、腰膝酸软，或久病气衰神疲、畏寒肢冷等症有疗效。

◎ **痔疮调养方**

五倍子、射干、炮山甲、火麻仁、乌梅各10克，苦参15克，煅牡蛎30克。水煎服，每天1剂，每天服2次。▶补益涩肠，敛肺降火，清热解毒，润肠通便。适用于痔疮。

◎ **五倍子绿茶**

五倍子500克，绿茶30克，酵糟120克。五倍子捣碎，研末，同余药同拌匀，做成10克重的块饼，待发酵至表面长白霜时晒干，贮于干燥处。用开水冲泡代茶饮。▶适用于久咳痰多。

罂粟 学名：Papaver somniferum L.

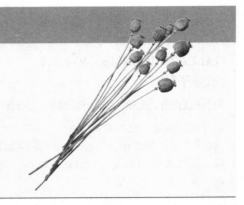

PERICARPIUM PAPAVERIS Yingsuqiao
《罂粟壳》

别名：米壳，粟壳，烟斗斗，鸦片烟果果，罂子粟壳。

◎《本草纲目》记载罂粟壳：
"止泻痢，固脱肛，治遗精久咳，敛肺涩肠，止心腹筋骨诸痛。"

【科 属】为罂粟科植物罂粟的干燥成熟果壳。

【地理分布】我国部分地区的药物种植场有少量栽培，原产于欧洲南部及亚洲。

【采收加工】于夏季采摘已除去浆汁的果实，破开，除去蒂以及种子，晒干。

【药理作用】抑制呼吸中枢；镇痛，镇静，催眠；镇咳；止泻等。

【化学成分】糖类：天庚糖、D-甘露庚酮糖等；生物碱类：罂粟碱、吗啡、罂粟壳碱、可待因、那碎因等；其他：内消旋肌醇、甲基转移酶等。

【性味归经】酸、涩、平；有毒。归大肠、肺、肾经。

【功能主治】敛肺，涩肠，止痛。用于久咳、久泻、脱肛、脘腹疼痛。

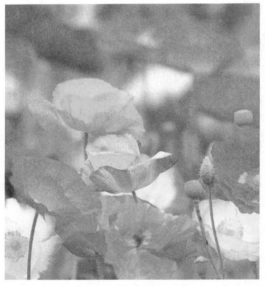

药膳养生

◎ 罂粟山药粥
白罂粟米100克，人参末10克，生山药30克（切细研磨）。煮粥，入生姜汁及盐花少许，搅匀，分2次服用，不计早晚食用。▶敛肺止咳，涩肠止呕。适用于反胃饮食不畅、腹痛及久咳、久泻、久痢、脱肛。

◎ 罂粟壳健脾和胃汤
罂粟壳4克，炒苍术、茯苓、山楂炭、车前子（包煎）、泽泻、鸡内金各6克，木香、槟榔各5克，砂仁、炙甘草各3克。诸药水煎浓缩成200毫升，每天1剂，代茶饮。▶敛肺止咳，涩肠止呕。适用于婴幼儿消化不良。对于泄泻、呕吐、发热等症有疗效。

◎ 罂粟壳调养汤
罂粟壳60克，龙骨、牡蛎、莲子、芡实、金樱子、赤石脂各60克，莲须、白蒺藜、补骨脂、五味子、石菖蒲、淮山药、核桃仁各40克。研成细末为丸，每次6克，早晚各服1次。忌房事7天。▶健脾益气，肃肺化痰。适用于肾虚精亏、肺虚咳嗽。

本草药方

◎ 1. 主治：坐骨神经痛。
罂粟壳、延胡索各15克，白芍、炙甘草各50克。加水煎沸15分钟，滤出药液，再加水煎20分钟，去渣，两煎药液兑匀，分服，每天1剂。

◎ 2. 主治：烫伤。
罂粟壳、连翘、当归、乳香、没药、大黄、黄连、栀子、白芷、儿茶、海螵蛸各等份，冰片为上药总量的5%。以上各药都研为细末状，用麻油调成糊状，敷于患处，流水者可撒干粉，前2天每天换药1次，以后隔天1次。有感染症状的人，加入0.5%红升丹。

◎ 3. 主治：喘咳痰嗽。
罂粟壳（炙）、杏仁（炒）各120克，麻黄（炙）、五味子各150克（炒），胡桃仁、法半夏各60克，干姜30克（炒）。共为极细面，炼蜜成药丸，每丸8克重。每天1丸，早晚分2次服，白开水送下。

石榴 学名：Punica granatum L.

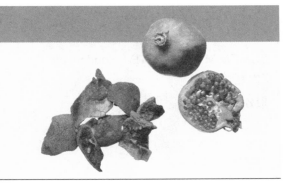

PERICARPIUM GRANATI Shiliupi

〖石榴皮〗

别名： 石榴壳，酸石榴皮，酸榴皮，西榴皮。

◎《本草纲目》记载石榴皮：

"止泻痢，下血，脱肛，崩中、带下。"

【科 属】为石榴科植物石榴的干燥果皮。

【地理分布】主产于湖南、江苏、四川、山东、湖北、云南等地。全国大部分地区都出产。

【采收加工】秋季果实成熟，顶端开裂时采摘，除去种子以及隔瓤，切成瓣，晒干，或者用微火烘干。

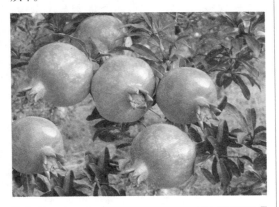

本草药方

◎ **1. 主治：疝气。**

石榴皮、枳壳、乌梅肉、橘核仁、川楝子、小茴香、向日葵秆瓢各10克，吴茱萸、肉桂各5克。加水煎沸15分钟，滤出药液，再加水煎20分钟，去渣，两煎药液调兑均匀，分服，每天1剂。

◎ **2. 主治：泄泻。**

石榴皮适量。焙干为末。每次服9克，每天3次。

◎ **3. 主治：驱绦虫。**

石榴皮30克，槟榔120克，水煎，早晨空腹一次服完，一小时后再服芒硝15克或大黄6克。

◎ **4. 主治：肺结核咳嗽及老年慢性支气管炎。**

未成熟鲜石榴1个，每晚临睡前取种子嚼服。

◎ **5. 主治：月经过多。**

白石榴皮一个，白莲蓬一个，水煎服。

【药理作用】收敛；驱虫；抗菌，抗病毒等。

【化学成分】石榴皮亭A、石榴皮亭B、安石榴林；有机酸类：没食子酸、苹果酸、熊果酸等；苷类：安石榴苷、异槲皮苷等；其他：鞣质、树脂、甘露醇、糖等。

【性味归经】酸、涩，温。归大肠经。

【功能主治】涩肠止泻，止血，驱虫。用于久泻、久痢、便血、脱肛、崩漏、白带、虫积腹痛。

药膳养生

◎ **石榴皮炖鸡肉**

石榴皮8克，鸡肉120克。将石榴皮洗净，鸡肉洗净切块，二者同装于陶罐内，用旺火隔水炖熟。吃鸡肉喝汤，每天1次，连服4次。▶健脾止带，涩肠止泻，止血，驱虫。适用于脾虚带下、清稀量多、脸色萎黄、体弱乏力等症。

◎ **石榴皮茶**

石榴皮30克。洗净，切片，煎汤或沸水冲泡。代茶多次饮用，连用6天。▶健脾止带，涩肠止泻，止血，驱虫。适用于慢性菌痢、阿米巴痢疾及慢性结肠炎。

◎ **石榴皮蜜膏①**

鲜石榴皮干品500克，蜂蜜300毫升。石榴皮洗净，加水煎煮2次，每次15分钟，合并2次煎液，文火浓缩至较稠时，加入蜂蜜，搅匀至沸停火，待冷，装瓶备用。每服10毫升，开水冲服，每天3次。▶涩肠止泻，杀虫止血。适用于久泻、久痢、脱肛、消化不良性腹泻、肠炎、细菌性痢疾。慢性胃炎病人不用。

◎ **石榴皮蜜膏②**

石榴皮30克，粳米100克，白糖适量。先将石榴皮洗净，放入砂锅，加水适量煎煮，取汁去渣，再入粳米煮粥，待粥将熟时，加入白糖稍煮即可。每日1~2次，3~5日为1个疗程。▶适用于脾肾虚弱、带下绵绵、腰酸腹痛等症。

肉豆蔻 学名：Myristica fragrans Houtt.

SEMEN MYRISTICAE   Roudoukou

〖肉豆蔻〗

别名：豆蔻，肉果，玉果。

◎《本草纲目》记载肉豆蔻：
"暖脾胃，固大肠。"

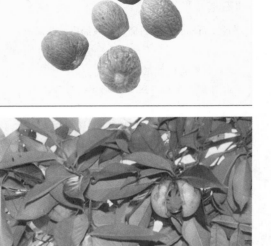

【科 属】为肉豆蔻科植物肉豆蔻的干燥种仁。

【地理分布】原产马鲁古群岛，热带地区广泛栽培。我国台湾、云南、广东等地引入栽培。

【采收加工】采摘成熟果实，除去果皮，剥去假种皮，使种仁在45℃环境中慢干，经常翻动，当种仁摇晃有声响时即可。如果高于45℃，脂即溶解，失去香味，质量下降。

【药理作用】小剂量促进胃液分泌及胃肠蠕动，大剂量则抑制；镇静；抗肿瘤；抗炎等。

【化学成分】苷类：肉苁蓉苷A–F等；挥发油类：α–蒎烯、肉豆蔻醚、龙脑、丁香酚等；脂肪油类：肉豆蔻甘油酯、油酸甘油酯等；氨基酸类：天门冬氨酸、谷氨酸、丝氨酸等；其他：淀粉、色素、胡萝卜素、雌二醇、果酸、钙、钾、钠等无机元素。

【性味归经】辛，温。归脾、胃、大肠经。

【功能主治】涩肠止泻，温中行气。用于脾胃虚寒、脘腹胀痛、久泻不止、食少呕吐。

本草药方

1. 主治：肠结核，腹脐周阵发性绞痛，腹泻，便秘。

肉豆蔻、诃子、石榴皮各20克，薏苡仁、沙参、山药各30克，百合、六月霜各22克，白扁豆、百部、肉桂、茜草各15克，大蓟、小蓟各10克。加水煎沸15分钟，滤出药液，再加水煎20分钟，去渣，两煎所得药液调兑均匀，分服，每天1剂。

2. 主治：月经不调，气血两虚。

肉豆蔻炭、党参、黄芪、白术各8克，仙鹤草15克，赤石脂（包煎）、淮山药、补骨脂各12克，远志4克，炙甘草、升麻各2克。煎服法同1。每天1剂。

3. 主治：小儿消化不良，腹泻。

苍术、白术、泽泻、防风、甘草各3克，陈皮、厚朴、茯苓、猪苓、升麻、肉豆蔻各6克，水煎服，每日2次。

药膳养生

◎ **豆蔻粥**

肉豆蔻8克，生姜2片，粳米30克。粳米如常法煮粥，沸后加入捣碎的肉豆蔻末和生姜，继续煮沸。早晚温服。▶可开胃消食，温中行气。对于脘腹隐痛、嗳气、呕吐、泄泻等症有疗效。

◎ **丁香肉蔻奶**

肉豆蔻3克，丁香2克。上药一起放入锅内，加水适量，煎30分钟，去渣取汁，兑入熟牛奶150毫升，以白糖少许调味，即可喂服。▶主治小儿夜啼。

◎ **豆蔻饼**

肉豆蔻40克，面粉200克，红糖100克，生姜120克。先把肉豆蔻去壳，然后研为极细粉末，生姜洗净后刮去外皮，捣烂后加入冷开水约300克，后绞取生姜汁；将面粉同肉豆蔻粉末以及红糖，一同用生姜水和匀后，如常法做成小饼约30块，然后放入平底锅，烙熟即可。每天3次，每次嚼食2小块，直至痊愈。▶温中行气，健脾，消食，止泻。对于小儿脾虚腹泻或受凉后所致的水泻均有疗效。热痢和湿热泻不用。

芡 学名：Euryale ferox Salisb.

SEMEN EURYALES　Qianshi

〖芡 实〗

别名：鸡头米，刺莲蓬实，鸡头果，苏黄，鸡头苞。

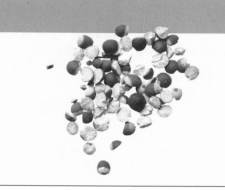

◎《本草纲目》记载芡实：
"止渴益肾，治小便不禁，遗精白浊带下。"

【科　属】为睡莲科植物芡的干燥成熟种仁。

【地理分布】生于湖沼、池塘及水田。分布于华北、东北、华东、华中及西南地区。

【采收加工】在9—10月间分批采收。先用镰刀割去叶片，然后再收获果实。并用竹篓捞起自行散浮在水面的种子。采回果实后用棒击破带刺外皮，取出种子洗净，晒干。或者用草覆盖10天左右等到果壳沤烂后，淘洗出种子。搓去假种皮，放锅内微火炒，大小分开，磨去或者用粉碎机打去种壳，簸净种壳杂质即成。

【药理作用】收敛。

【化学成分】淀粉，脂肪，蛋白质，粗纤维，碳水化合物，硫胺素，糖苷，核黄素，烟酸，胡萝卜素，维生素 B_1，维生素 B_2，维生素 C，磷、钙、钡、铁、铝、铜等无机元素。

【性味归经】甘、涩、平。归脾、肾经。

【功能主治】益肾固精，祛湿止带，补脾止泻。用于梦遗滑精、脾虚久泻、遗尿尿频、白浊、带下。

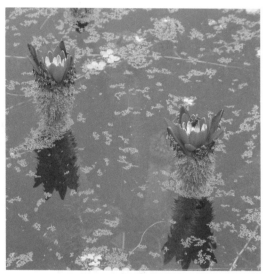

本草药方

◎ **1. 主治：尿崩症，小便次数增多，夜间严重，尿量大。身体消瘦，口干渴，舌淡。**

芡实、山药、黄芪各30克，陈皮、党参、当归各15克，益智仁、升麻、补骨脂、金樱子、白蒺藜各10克。加水煎沸15分钟，滤出药液，再加水煎20分钟，去渣，两煎所得药液调兑均匀，分服，每天1剂。

◎ **2. 主治：尿崩症。**

芡实、山茱萸各10克，五味子、益智仁各5克。煎服法同1。每天1剂。

◎ **3. 主治：糖尿病。**

芡实15克，生石膏60克，黄芪、山药各20克，人参、知母、麦门冬、天花粉、葛根、银花、玄参各10克，乌梅、五味子各5克。煎服法同1。每天1剂。

药膳养生

◎ **芡实八珍糕**

芡实、山药、茯苓、白术、莲肉、薏苡仁、扁豆各30克，人参15克，米粉600克。每味药都研为细末状，与米粉均匀调和蒸制。每取6克，倒入开水，调均服用，加糖调味，每天3次。▶健脾，止泻，祛湿。适用于脾虚不运、久泻不止、食少乏力、消瘦等症。

◎ **芡实白果糯米粥**

芡实30克，白果10枚，糯米30克。煮粥。每天1次，10天为1疗程。间歇服用4疗程。▶益肾固精，祛湿止带。适用于肾虚遗精、小便失禁、白带日久等症。

◎ **芡实金樱糯米粥**

芡实30克，糯米100克，金樱子20克，白糖20克。金樱子去内核，与芡实同入砂锅水煎，去渣取汁，放米煮粥，粥熟加白糖。▶补肾固精，健脾止泻。适用于肾虚遗精、白带过多、遗尿、脾虚泄泻等症。

刺猬　学名：Erinaceus europaeus L.

CORIUM ERINACEI　Ciweipi

〖刺猬皮〗

别名： 猬皮，仙人衣。

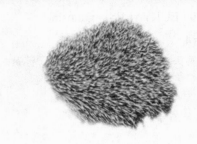

◎《本草纲目》记载刺猬皮：
"主治五痔阴蚀、下血赤白、五色血汁不止，阴肿痛引腰背，酒煮杀之。"

【科　属】为刺猬科动物刺猬或者短刺猬的干燥带刺毛的皮。

【地理分布】主产山东、河北、河南、江苏、甘肃、陕西、浙江、内蒙古、安徽等地。

【采收加工】多在春、秋季捕捉，杀死，剥皮，刺毛向内，先除去油脂、残肉等，然后用竹片将皮撑开，悬挂并放置在通风处阴干。

【药理作用】止血；收敛等。

【化学成分】刺猬皮上层的刺的主要成分为角蛋白；下层的真皮层含有弹性蛋白、骨胶原、脂肪。

【性味归经】苦、涩，平。归肾、胃、大肠经。

【功能主治】固精缩尿，收敛止血，化瘀止痛。用于遗精滑精、便血、痔血、遗尿尿频、呕吐、胃痛。

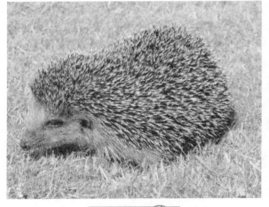

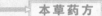
本草药方

◎ **1. 主治：反胃吐食。**
刺猬皮（以沙炒）、高良姜各等份。研为细末，研和蜜丸，每次服6克，每天2次，饭前服用。

◎ **2. 主治：银屑病。**
乌梢蛇、荆芥穗、防风、浮萍、生地黄、川芎、桃仁、蛇床子、白鲜皮、连翘、刺蒺藜各9克，地肤子、红花各5克，丹参15克。加水煎沸15分钟，滤出药液，再加水煎20分钟，去渣，两煎所得药液调匀均匀，分服，每天1剂。久病气虚加黄芪10克，痒甚加花椒2克。上面的药方显效后再服下个方子：刺猬皮、土荆皮、乌蛇皮、黄牛皮各等份。各药研细混匀，每次服10克，每天3次，连服3天。

◎ **3. 主治：肠红下血，久痢脱肛。**
刺猬皮烧存性。研成细末，每服3克，米汤送服，每天2次，饭前服用。

◎ **4. 主治：食物中毒。**
刺猬皮10克。焙焦，研末，用水冲服。

药膳养生

◎ **参茸多鞭酒**
刺猬皮（烫制）、地骨皮、川牛膝、巴戟天、天冬、肉苁蓉（制）各300克，鹿茸片2千克，红参2千克，淫羊藿（制）、砂仁、杜仲（炭）、海马（制）各150克，补骨脂（盐炒）250克，锁阳、麻雀、韭菜子各200克，阳起石（煅）、菟丝子（炒）、肉桂、附子（制）各1.5千克，枸杞子、熟地黄、石燕（煅）各750克，大青盐600克，硫黄（制）25克，驴鞭（制）13克，狗鞭（烫制）100克，貂鞭（烫）6克，牛鞭（烫制）30克，甘草80克，丁香200克。将麻雀去掉羽毛及内脏，洗净，用硫黄蒸熟，烘干，其余药材碎断，与麻雀共投入加盖罐，加入65°高粱酒至淹没药材为度，密封，加热回流（80℃），在罐内保持12小时，待自然降温后，取上清液，再加入适量高粱白酒，取白糖5千克溶解后，加入上述溶液中，再加高粱酒至总量为50千克，充分混合搅拌，静置于冷却，滤过分装，即得密封，置阴凉处。本品为淡黄色透明液体；气香味辛、微甜。口服，每次25毫升，每天2次。▶补血生精，健脑增髓，滋阴壮阳，固精缩尿，收敛止血，化瘀止痛。对于神经衰弱、贫血头晕、腰酸背痛、阳虚气弱、阳痿早泄、肾亏等症有疗效。

无针乌贼或金乌贼
学名：Sepiella maindroni de Rochebrune & Sepia esculenta Hoyle

OS SEPIELLA ESEU SEPIAE　Haipiaoxiao
〖海螵蛸〗

别名：乌贼鱼骨，乌贼骨，墨鱼骨，墨角盖。

◎《本草纲目》记载海螵蛸：

"主女子血枯病，伤肝，唾血下血；治疟，消瘿。研末敷小儿疳疮，痘疮臭烂，丈夫阴疮，汤火伤，跌伤出血。"

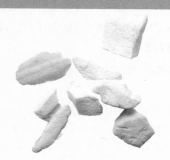

【科　属】为乌贼科动物无针乌贼或金乌贼的干燥内壳。

【地理分布】1.**无针乌贼** 主产于福建、浙江等地沿海。2.**金乌贼** 主产于山东、福建、辽宁、广西、江苏、广东等地沿海。

【采收加工】于4—8月间，将漂浮在海边或者积于海滩上的乌贼骨捞起，剔除杂质，用淡水漂洗后晒干。

【药理作用】促进骨缺损的修复；抗胃溃疡；抗辐射；抗肿瘤等。

【化学成分】氨碳酸钙、壳角素、黏液质；基酸类：天冬氨酸、苏氨酸、丝氨酸等；其他：大环内酯类物质A，大环内酯类物质B，硅、铝、钛、锰、铜、钙、镁、钠等无机元素。

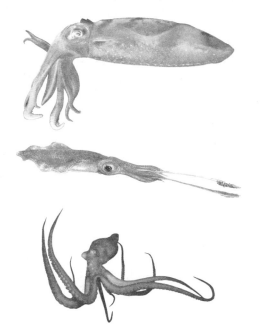

【性味归经】咸、涩，温。归脾、肾经。

【功能主治】收敛止血，制酸，涩精止带，敛疮。用于胃痛吞酸、崩漏、便血、吐血、衄血、赤白带下、遗精滑精；溃疡病。外治损伤出血、疮多脓汁。

本草药方

◎ **1. 主治**：**上消化道出血，吐血，大便黑**。
海螵蛸、代赭石粉各30克，大黄、牡丹皮、黄芩、丹参、白及、藕节各10克，三七（为末，冲服）3克。加水煎沸15分钟，滤出药液，再加水煎20分钟，去渣，两煎药液调兑均匀，分服，每天2剂。

◎ **2. 主治**：**上消化道出血，胃脘痛，吐血**。
海螵蛸、大黄各30克。共为细末，装入胶囊。每次服用3克，每天3次。

◎ **3. 主治**：**上消化道出血，面色苍白，四肢欠温，脘腹隐痛，心悸神倦，呕血便血量少**。
海螵蛸、白及各5克。共为末，加水煮为糊状。顿服，每天2剂。

◎ **4. 主治**：**食管炎**。
海螵蛸60克，黄连、砂仁、半夏各10克，干姜1克。加水煎，去渣。分次徐徐服下。每天1剂。

药膳养生

◎ **海螵蛸粉**
海螵蛸以沙炒后研粉120克。每日服6克，以醋调服，饭后用。▶收敛止血，制酸，涩精止带，敛疮。对赤白带下、遗精滑精、腰膝痿软有效。

◎ **乌贝散**
乌贼骨100克，浙贝母30克。共研细粉，每日服6克，饭前服。▶收敛止血，制酸，涩精止带，敛疮。主治胃酸过多、十二指肠溃疡。有明显的吸附胃蛋白酶及中和胃酸作用，所以能保护溃疡面。

鸡冠花 学名：Celosia cristata L.

FLOS CELOSIAE CRISTATAE　Jiguanhua
〖鸡冠花〗

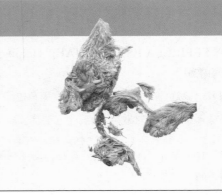

别名： 鸡冠，鸡髻花，鸡公花。

◎《本草纲目》记载鸡冠花：
"主治痔漏下血，赤白下痢，崩中；赤白带
下，分赤白用。"

【科 属】为苋科植物鸡冠花的干燥花序。

【地理分布】主产于天津郊区，北京郊区，河北保
定、安国，山东济南、青岛郊区，江苏苏州、南
京、镇江，上海郊区，湖北孝感，河南郑州、禹
县，辽宁绥中、凤城、锦西、桓仁等地。多为栽
培，也有野生。全国大部分地区均产。

【采收加工】8—9月采收。将花序连一部分茎秆
割下，捆成小把晒或者晾干后，剪去茎秆即成。

【药理作用】杀阴道滴虫；引产等。

【化学成分】苋菜红素、山柰苷、硝酸钾、松醇；
其他：多种氨基酸、维生素 B_1、维生素 B_2、维生
素 C、维生素 E、胡萝卜素，以及钙、镁、钠等无
机元素。黄色花序中含微量苋菜红素、甜菜黄素。
红色花序中含苋菜红素、异苋菜红素、鸡冠花素、
异鸡冠花素。种子含脂肪油。

【性味归经】甘、涩，凉。归肝、大肠经。

【功能主治】收敛止血，止痢，止带。用于吐血、
崩漏、便血、赤白带下、痔血、久痢不止。

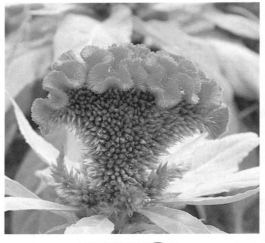

本草药方

◎ **1. 主治**：急性肠炎。
红鸡冠花80克，红糖适量。加水煎，去渣，顿
服，每天1剂。

◎ **2. 主治**：赤白带下。
鸡冠花30克，山药、茯苓、金樱子各15克，
白果10个。加水煎沸15分钟，过滤取液，渣再加
水煎20分钟，去渣，两次滤液调兑均匀，分早晚两
次服，每天1剂。

◎ **3. 主治**：赤白带下。
白鸡冠花30克。煎服法同2。每天1剂。

◎ **4. 主治**：赤白带下。
白鸡冠花60克，金樱子、白果仁各15克。煎
服法同2。每天1剂。

药膳养生

◎ **鸡冠花猪肺汤**
鲜白鸡冠花20克，猪肺1具。猪肺冲洗干净，
切块，与鸡冠花加水一起炖约1小时。酌量佐餐，
每天2次。▶补肺止咳，凉血，收敛止血。适用于
肺虚久咳、咯血等症。

◎ **鸡冠花炖猪肚**
白鸡冠花30克，猪肚1具。鸡冠花洗净；猪
肚用食盐里外搓洗干净，把鸡冠花纳入猪肚，炖熟
服食。▶健脾除湿补虚，补肺止咳，凉血止血，收
敛止带。适用于脾虚湿盛，带下色白、黏稠，面色
发白，精神不振，四肢不温，舌质淡，食少便溏，
苔白腻等症。

◎ **鸡冠花鸡蛋汤**
红鸡冠花30克，鸡蛋3个。加水2碗一起煮，
鸡蛋熟将鸡蛋取出去壳，放回锅再煮，直到汤液1碗。
吃蛋喝汤，每天1次，连服3次。▶凉血，补肺止咳，
收敛止血。适用于鼻衄、痔疮出血、咯血、月经过
多等血症。

攻毒杀虫止痒药

【概念】

在中医药理论中凡以解毒疗疮、攻毒杀虫、燥湿止痒为主要作用的药物，称为攻毒杀虫止痒药。

【功效】

主要具有杀虫止痒、攻毒疗疮作用。

【药理作用】

中医科学研究表明，攻毒杀虫止痒药物大都具有杀菌、消炎、抗肿瘤作用。

【适用范围】

攻毒杀虫止痒药物主要适用于某些外科、皮肤及五官科病证，如疥癣、疮痈疔毒、湿疹、聤耳、梅毒及癌肿、虫蛇咬伤等。

【药物分类】

攻毒杀虫止痒药在中医药方经常使用的种类有雄黄、硫黄、蛇床子、土荆皮、大蒜、木鳖子、蟾酥、樟脑、白矾、蜂房。

雄黄功能主治：解毒杀虫，燥湿祛痰，截疟；痈肿疔疮、蛇虫咬伤、虫积腹痛、惊痫、疟疾。

硫黄内服补火助阳；外用解毒杀虫疗疮。外治用于秃疮、疥癣、阴疽恶疮；内服用于阳痿足冷、虚喘冷哮、虚寒便秘。

蛇床子功能主治：燥湿，温肾壮阳，祛风，杀虫。用于阳痿、宫冷、妇人阴痒、湿痹腰痛、寒湿带下；外治外阴湿疹、滴虫性阴道炎。

土荆皮功能主治：止痒，杀虫。用于疥癣瘙痒。

大蒜功能主治：消肿，解毒杀虫，行气消滞，止痢，暖胃健脾。用于疥癣、痈肿疮毒、泄泻、痢疾、顿咳、肺痨、钩虫病、蛲虫病。

木鳖子功能主治：解毒，开窍醒神，止痛。用于痈疽疔疮、咽喉肿痛、腹痛吐泻、中暑神昏。

蟾酥功能主治：攻毒疗疮，散结消肿。用于疮疡肿毒、乳痈、瘰疬、干癣、痔漏、秃疮。

樟脑温散止痛，除湿杀虫，开窍避秽。用于疥癣瘙痒、湿疮溃烂、牙痛、跌打损伤、痧胀腹痛、吐泻神昏。

白矾功能主治：燥湿止痒，外用解毒杀虫；内服止血止泻，祛除风痰。外治用于疥癣、湿疹、聤耳流脓；内服用于久泻不止、崩漏、便血、癫痫发狂。

蜂房功能主治：攻毒，祛风，止痛，杀虫。用于龋齿牙痛、疮疡肿毒、瘰疬、乳痈、鹅掌风、皮肤顽癣等。

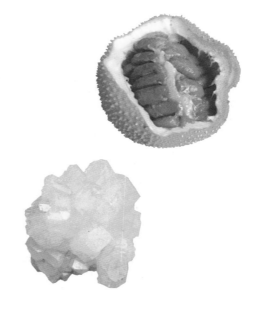

蛇 床　学名：Cnidium monnieri (L.) Cuss.

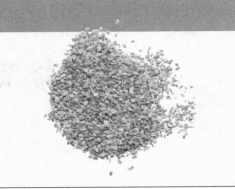

FRUCTUS CNIDII　Shechuangzi
〖蛇床子〗

别名： 蛇米，蛇珠，蛇栗，蛇床仁，蛇床实。

◎《本草纲目》记载蛇床子：

"暖丈夫阳气，助女人阴气，治腰胯酸疼，四肢顽痹，缩小便，去阴汗，湿癣，齿痛，赤白带下，小儿惊痫，扑损瘀血；煎汤浴大风身痒。"

【科 属】为伞形科植物蛇床的干燥成熟果实。

【地理分布】生于低山坡、路边、田野、河边、沟边、湿地。分布全国。主产于山东、河北、浙江、江苏、四川、内蒙古、陕西、山西也出产。

【采收加工】夏、秋两季果实成熟时采收，摘下果实晒干，或割取地上部分晒干，然后打落果实，筛净或者簸去杂质。

【药理作用】抗真菌、滴虫、病毒；杀精；祛痰平喘；抗心律失常；性激素样作用；抗诱变；局部麻醉；延缓衰老等。

【化学成分】香豆素类：蛇床子素、欧前胡脑、白芷素等；挥发油类：莰烯、蒎烯、异龙脑等；其他：β–谷甾醇、棕榈酸、铜、锰、锌等无机元素。

【性味归经】辛、苦，温；有小毒。归肾经。

【功能主治】燥湿，温肾壮阳，祛风，杀虫。用于阳痿、宫冷、妇人阴痒、湿痹腰痛、寒湿带下；外治外阴湿疹、滴虫性阴道炎。

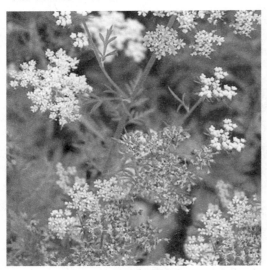

本草药方

◎ **1. 主治：阴囊湿疹。**

蛇床子（研末）15克，苦参60克，黄檗（研末）、银花各30克。水煎2遍，去渣兑匀，分2次服，每天1剂。

◎ **2. 主治：湿疹。**

蛇床子、苦参、地肤子各60克，百部30克。加水煎汤，外洗患处，分3天洗，1天洗1次，1次洗20分钟。

◎ **3. 主治：男性不育症。**

蛇床子、肉苁蓉各20克，淫羊藿30克，巴戟天、红花、穿山甲、王不留行、丹参、枣仁各10克，川芎6克。加水煎沸15分钟，滤出药液，再加水煎20分钟，两煎药液调兑均匀，分服，每天1剂。心烦失眠、手脚心热加生地黄、何首乌、白芍药各12克；食欲缺乏、腹胀、神疲、体倦加党参15克，白术、陈皮各10克；小便频繁、淋沥白浊加公英、野菊花、败酱草、黄檗各15克，去巴戟天、肉苁蓉。

◎ **4. 主治：性欲低下，阳痿。温肾助阳，敛精安神。**

蛇床子、肉苁蓉、五味子、菟丝子、远志各等份。将药研成粉末，每天睡前空腹服6克，黄酒送服。

药膳养生

◎ **蛇床子茶**

蛇床子100克，碾碎，水煎。代茶多次饮用。
▶燥湿祛风，温肾。适用于高血压病。

◎ **海马蛇床子酒**

蛇床子15克，枸杞子、韭子、菟丝子各10克，海马2对，65º高粱白酒1.5升。将诸药放入白酒中，密封浸泡10天后饮服。每次服30毫升，每晚1次。
▶温肾益气。对于肾虚阳痿、关节冷痛、腰膝酸软等症有疗效。